Colección
**Justicia transicional, derechos humanos
y violencia de masa**

dirigida por **Sévane Garibian**

Adam **ROSENBLATT**

En busca de los desaparecidos
CIENCIA FORENSE DESPUÉS DE ATROCIDADES

Prólogo por Mark Goodale

MIÑO y DÁVILA
◆ E D I T O R E S ◆

Edición original en inglés: DIGGING FOR THE DISAPPEARED: FORENSIC AFTER ATROCITY by Adam Rosenblatt published in English by Stanford Universtiy Press. Copyright © 2015 by the Board of Trustees of the Leland Stanford Jr. University. All rights reserverd. This translation is published by arrengement with Stanford University Press, www. sup.org.

Traductoras: Ángela Schikler y Silvia Tenconi
Cuidado de la edición: Itzel Delgado González
Composición: Eduardo Rosende
Imagen de portada: Paula Allen

Edición: Primera. Agosto de 2019

ISBN: 978-84-17133-79-5

Lugar de edición: Buenos Aires, Argentina

MIÑO y DÁVILA
◆ E D I T O R E S ◆

Miño y Dávila srl
Tacuarí 540
(C1071AAL)
tel-fax: (54 11) 4331-1565
Buenos Aires, Argentina
e-mail producción: produccion@minoydavila.com
e-mail administración: info@minoydavila.com
web: www.minoydavila.com

Índice

A mis abuelos:
Jean y David Bialer, que reconstruyeron el mundo
David y Frances Regenbogen, amados sobre y bajo tierra

Prólogo

*E*n busca de los desaparecidos, de Adam Rosenblatt, es un excepcional y conmovedor trabajo de investigación. Su estudio de lo que Rosenblatt llama el "oscuro rincón de la práctica de los derechos humanos" es analítico en el mejor y más perdurable de los aspectos. Al aplicar una variedad de herramientas metodológicas a la historia, las prácticas y los dilemas de la ciencia forense luego de la atrocidad en masa, su libro revela nuevas posibilidades, incluso radicalmente nuevas, para reconciliar las tensiones entre los diferentes grupos que están profundamente involucrados con la investigación, la búsqueda de justicia, la construcción de significado y las posturas políticas después de graves violaciones de los derechos humanos. Al mismo tiempo, Rosenblatt está profundamente inmerso en la esencia del libro, no solo como erudito, sino como alguien cuya historia de vida y sus experiencias de investigación en el campo dan forma a su análisis incisivo dentro de una más amplia ética de compromiso. Esta ética se expresa en la escritura clara y libre de jerga de Rosenblatt; en las cuestiones en que se siente obligado a continuar; y, en última instancia, en el persistente, incluso inquietante, efecto que el libro tiene en el lector. Como argumenta Rosenblatt, el informe interdisciplinario pero inmersivo que desarrolla es una orientación necesaria para contar la historia de cómo una "pequeña revolución científica" –el uso de técnicas científicas innovadoras para separar los hechos de la dolorosa complejidad de la atrocidad en masa y sus secuelas– se convirtió en un proyecto global. Sus experiencias de campo con los Médicos por los Derechos Humanos, que representaron un papel fundamental en el desarrollo global de las investigaciones forenses de derechos humanos, le dieron una perspectiva ventajosa exclusiva desde la cual observar la fusión de lo que él describe como los cuatro principios morales que distinguen, de todos los demás, a este "campo en red". Antes, ya fue hecha la observación de que la ciencia es la práctica de una específica, y privilegiada, forma de verdad. Pero, en manos de Rosenblatt, se nos muestra cómo esta práctica se estremece cuando se enfrenta al dolor colectivo, a la exigencia espiritual y a las prácticas culturalmente diferentes de la muerte. En segundo lugar, su perspectiva privilegiada como investigador "críticamente generoso" abre el estrecho mundo de las investigaciones forenses y demuestra que los profesionales presentan una muy necesaria insistencia en la autonomía política para procesos muchas veces trágicamente politizados. Tercero, la síntesis innovadora de Rosenblatt revela el sorprendente hecho de que los investigadores forenses de derechos humanos están, a su manera y en términos bastante diferentes, tan preocupados por las implicaciones universalistas de su trabajo como lo están los activistas políticos y legales humanitarios con cuyas investigaciones científicas contrastan claramente. Y, finalmente, el libro muestra cómo las investigaciones forenses, después de la atrocidad en masa, se centran en las víctimas de una manera elemental, inmediata y absolutamente única. Una cosa es presentar un caso ante los tribunales en busca de responsables por las víctimas de atrocidades, y otra muy distinta es pasar horas y días entre los restos en descomposición de las propias víctimas en una búsqueda enfocada en establecer un registro fáctico de la perpetración, y su consecuencia, que no se pueda refutar de manera confiable.

Y es aquí –cuando *En busca de los desaparecidos* retoma la pregunta, aparentemente obvia pero a menudo ignorada, sobre la función, el significado y la materialidad de las víctimas muertas– que el estudio de Rosenblatt trasciende el género del análisis académico, toma su lugar entre la literatura que nos enseña, de manera similar, nuevas formas de entender y de preocuparnos por la mortalidad de aquellos de entre nosotros que han sido quebrantados, violados, torturados, desechados. En muchos sentidos, el libro de Rosenblatt hace por los derechos humanos lo que el elegíaco y galardonado libro *This Republic of Suffering*[1], de Drew Gilpin Faust, hizo por nuestra comprensión de la Guerra Civil Estadounidense. Al igual que Faust, Rosenblatt también revela el hecho preocupante, pero a menudo negado, de que los muertos están en el centro de la violencia de masa. Pero en muchos aspectos Rosenblatt va más allá que Faust. Como las víctimas muertas por las atrocidades en masa todavía están con nosotros, bajo nuestros pies, continuarán hablándonos solo si estamos dispuestos a escuchar. Y si escuchamos, si acudimos a ellos y los tratamos con el cuidado que les fue negado en vida, los hacemos, en palabras de Rosenblatt, "valiosos nuevamente".

Mark Goodale
Editor de la serie

---

1.   N. de las T.: *This Republic of Suffering* (Esta república de sufrimiento).

Prefacio

Mi abuelo murió cuando yo tenía catorce años. Después de su servicio fúnebre, el cual siguió la tradición judía, los familiares y amigos fueron de la funeraria a su tumba, dijeron algunas bendiciones y comenzaron a colocar piedras en la tapa de su ataúd. Una vez que lo bajaron a la tumba, se iban turnando para palear tierra dentro de ella. El entierro judío es una cuestión de comunidad. Como Samuel Heilman observa en su etnografía, *When a Jew dies*,[1] "el funeral [judío] afirma repetidamente que, en medio de la muerte, la vida todavía continúa y no estamos solos. La mortalidad de una persona no presagia ni garantiza la muerte y la desintegración de todo".[2] Al hacer que los dolientes comiencen el trabajo de sepultura, el ritual está destinado a fomentar un sentido de compañerismo, así como a llevar a casa la realidad física de la muerte: el ataúd, el cuerpo, la tierra. Como muchas otras costumbres judías, es una extraña mezcla de calidez humana y la dura realidad.

No pude hacerlo. En ese momento, para un adolescente que perdía a su primer familiar cercano, palear tierra en la tumba de mi abuelo parecía morboso. Sin embargo, después de la ceremonia, mi madre ofreció esta explicación de lo que el ritual significaba para ella: "Quería ayudar a hacer la manta que lo cubriría". Al verlo de esta manera, inmediatamente lamenté la oportunidad que me había perdido de enviar un último pequeño mensaje de ternura al hombre que me había dejado trepar a su cama temprano en la mañana, despertarlo, contarle historias y cantarle canciones.

Mi abuela murió más recientemente, cuando yo tenía veintinueve años, y esta vez no perdí la oportunidad de ayudar a poner una capa de tierra sobre ella. Fue conmovedor ver el decreciente número de sus amigos, muchos de ellos frágiles y temblorosos, que se esforzaron por palear hasta la última pizca de tierra sobre su tumba. Antes del funeral y la ceremonia junto a la tumba, y a diferencia del funeral de mi abuelo, se invitó a la familia inmediata a ver el cadáver descubierto de mi abuela en su ataúd, una desviación

---

1. N. de las T.: *When a Jew dies* (Cuando muere un judío).
2. Heilman 2001, 74.

de la costumbre judía.[3] Mi instinto, como cuando se me ofreció la pala en el funeral de mi abuelo, era no querer formar parte de eso. Mi abuela era una mujer intensamente preocupada por su dignidad, que iba al salón de belleza antes de cada visita nuestra. Siempre era una anfitriona perfecta: incluso en las habitaciones que ocupó en hospitales y centros de rehabilitación hacia el final de su vida, nos ofrecía a mi esposa y a mí las pequeñas latas de jugo de arándano y de naranja que acompañaban sus comidas. Pensé que querría que mi último recuerdo de ella fuera el de una mujer viva, no de un cadáver y, de hecho, esta suposición acerca de la dignidad de los muertos es, precisamente, lo que algunos rabinos invocan al explicar por qué los funerales judíos no tienen los ataúdes abiertos.

Sin embargo, esta vez era consciente del arrepentimiento que podría sentir en el caso de reconsiderar, más tarde, el sentimiento de que en la tumba de mi abuelo yo había perdido una oportunidad que nunca se repetiría. Así que fui a ver a mi abuela. Ella había sido embalsamada (otra desviación de la costumbre judía) y lucía relativamente normal, aunque un poco hundida, delgada y cenicienta. El problema fue que cuando fui a tocar su frente, ella estaba fría. Claro que lo estaba. Sin embargo, lo que la mente sabe que es lógico puede conmocionar al cuerpo, y sentí las puntas de mis dedos retroceder de la carne que no tenía la temperatura que se supone que debe tener, carne que se sentía más como tela que como piel.

Una decisión que tomé por temor al remordimiento terminó más como un sentimiento de traición. Había hecho exactamente lo que mi abuela no hubiera deseado: me había dado a mí mismo un último recuerdo de ella como algo pasivo en vez de la mujer intensa, cálida y ocurrente que había sido: la fuerza de la naturaleza en un cuerpo menudo.

En el tiempo transcurrido entre las muertes de mi abuelo y de mi abuela, trabajé para una organización, Médicos por los Derechos Humanos, que investigó las fosas comunes después de las masacres, los genocidios y las desapariciones forzadas. Fui así aún más consciente, luego de perder a mi abuela, del milagro que eran todos los pequeños indicadores de dignidad e identidad para los cuerpos de mis abuelos: un funeral, una parcela propia, una lápida y un nombre para escribir en ella.

Mis dos abuelos fueron sobrevivientes del Holocausto nacidos en Polonia (tengo tres abuelos sobrevivientes del Holocausto, pero nunca conocí a mi abuelo biológico, que murió joven de una enfermedad cardíaca relacionada con la fiebre reumática que contrajo mientras estaba preso en Treblinka).

---

3. Según Heilman (2001), la lógica de los rituales funerarios judíos sostiene que "mirar directamente la cara y el cuerpo de los muertos" (...) es estar duramente afectado por la innegable pasividad del cadáver, lo que hace difícil creer que un pasaje a otro tipo de existencia ha comenzado. Así que los muertos judíos son traídos un breve período antes del entierro, colocados en un ataúd o envueltos en un catafalco ante todos los que están reunidos en el funeral, un inequívoco muerto aunque no completamente visible" (pp. 76-77).

El abuelo que conocí, el abuelo David, había sido separado de su primera esposa y de su hija de tres años, Miriam, cuando el ghetto de Lödz fue "liquidado". Aunque nunca habló de esto con sus hijos o nietos, mi abuela dijo que la esposa de David y Miriam habían recibido un disparo justo en frente de él. Finalmente, terminó en Alemania, en el campo de concentración de Sachsenhausen, utilizando sus habilidades de grabado para ayudar a los nazis a falsificar moneda extranjera y así fue como sobrevivió a la guerra.

Mi abuela perdió a su primer marido y a toda su numerosa familia, a excepción de un hermano. Pasó por varios campos de concentración nazis, incluido Auschwitz, donde Josef Mengele, el "Ángel de la muerte" de los nazis, la dirigió hacia la línea de duchas que funcionaban, en lugar de hacia las cámaras de gas. Mengele, un icono de la pseudociencia racista, tendría sus propios restos identificados, décadas más tarde en Brasil, por un equipo de científicos expertos que incluía a Clyde Snow, fundador del programa forense de Médicos por los Derechos Humanos y un gigante en el campo de la antropología forense, que murió justo cuando se estaba completando este libro.[4]

Crecí sabiendo que mis abuelos habían sufrido cosas que nunca podría imaginar. Pero fue mucho más recientemente, y después de mi tiempo en Médicos por los Derechos Humanos, que se me ocurrió considerar, entre esos sufrimientos, el hecho de que mis abuelos nunca hubieran podido visitar las tumbas de la familia que perdieron. Sus seres queridos no solo fueron asesinados, sino que se *habían ido*. Estos son los "desaparecidos" de mi familia.

Pero con unos pocos giros del destino, los cuerpos de mis abuelos fácilmente podrían haber sido cenizas sobre Polonia, o podrían haber estado con los otros miles de judíos que todavía yacían en fosas comunes por toda Europa. Pero, en cambio, ellos habían sobrevivido, habían venido a los Estados Unidos, habían sido padres y abuelos, y habían muerto en un lugar donde podían ser individualizados, lamentados y cuidados.

***

Mis experiencias con la ciencia forense se caracterizaron por dos reacciones igualmente fuertes al trabajo que hacen los expertos forenses: por un lado, miedo y, por el otro, admiración, en parte alimentada por mi propia historia familiar.

Cuando me convertí en asistente de investigación del Programa Forense Internacional de Médicos por los Derechos Humanos en 2004, en Cambridge, Massachusetts, tenía experiencia en organizaciones de derechos humanos, pero no había tenido contacto con la investigación forense. Al principio, mi trabajo me mantuvo aislado de la realidad material de las fosas y de los cuerpos: supervisaba los informes de seguridad en nombre de mi supervisor, Bill Haglund, que viajaba por Irak recopilando información sobre fosas

---

4. Joyce y Stover 1992, 143–91.

comunes mientras la guerra todavía se desarrollaba furiosamente. Editaba sus comunicados escritos apresuradamente y organizaba archivos llenos de fotografías de cuerpos contorsionados en pozos fangosos, etiquetados con nombres extraños pero que pronto serían conocidos: Ovčara, Nova Kasaba, Kibuye, etc.

Finalmente, ingresé al mundo físico del científico forense en un viaje a Ciudad Juárez, México, en que acompañé a Bill y a un patólogo forense para una evaluación de la capacidad forense local. La razón por el viaje fue la controversia acerca de las investigaciones sobre los femicidios, las violaciones brutales y los homicidios de mujeres en Juárez y en otras partes de México. Algunas de estas víctimas fueron conservadas en una morgue que visitamos, situada fuera de la ciudad, donde se les hizo la autopsia. Mientras seguíamos a nuestro guía turístico charlatán por los laboratorios, cerca de donde yo sabía que estaban los cadáveres, busqué la oportunidad de retirarme: encontré un escritorio vacío donde podía escribir un correo electrónico a la sede central mientras Bill y el patólogo inspeccionaban los cuerpos. Pero yo era el único hispanohablante de nuestra delegación que hablaba con fluidez, y Bill quería hacer algunas demostraciones improvisadas de enseñanza para los jóvenes antropólogos forenses que trabajaban en la morgue. Así que terminé traduciendo mientras Bill y los otros antropólogos examinaban un conjunto de restos. Era un esqueleto, un hombre, no una de las víctimas del femicidio. El olor se quedaría conmigo: principalmente provenía de los productos químicos utilizados para limpiar el cuerpo y quitarle la carne restante, pero justo debajo de esos olores percibí el hedor de la muerte. Durante las siguientes semanas en Cambridge, cada vez que entraba al baño en el trabajo y olía el líquido limpiador del conserje, me daban pequeños ataques de pánico. Podía volver a oler la muerte.

Mientras traducía para Bill, de pie sobre los restos, también supe que al otro lado de las puertas que tenía frente a mí había una habitación refrigerada con restos de carne de las mujeres y niñas que habían muerto en los femicidios. Ellas habían sido violadas, brutalizadas, asesinadas, abandonadas como basura en los terrenos baldíos y los desagües cloacales de Juárez luego de salir de la escuela, o después de tomar el autobús a casa desde sus trabajos en las fábricas fronterizas llamadas maquilas, con sus cintas de cassette y sus cuadernos llenos de garabatos en sus mochilas. Sus cuerpos, en las bandejas de la morgue, tendrían caras reconocibles, con moretones y cortadas. Estarían desnudas, tan vulnerables a mi mirada en la muerte como lo habían estado en vida con sus violadores.

Ahí es donde puse límites: bastaba con el mediocre español del patólogo. Yo no había tenido ningún entrenamiento previo a la partida, ninguna preparación para enfrentar los cuerpos en ese refrigerador gigante. Yo era, otra vez, ese niño de catorce años en el funeral de mi abuelo, negándome a tirar tierra sobre una tumba, pensando: *sé que esto podría ser importante, sé que todos los demás lo están haciendo, pero no puedo.*

A lo largo de este libro, exploro este oscuro rincón de la práctica de los derechos humanos: estos expertos que se reúnen en lugares de muerte y devastación para buscar cadáveres y, junto con los cuerpos, sus historias, así como las esperanzas que quedan en este mundo de encontrar algún tipo de justicia en su nombre. En los Estados Unidos, estamos en medio de una larga fascinación cultural con la ciencia forense. Podemos elegir entre *CSI*, *Huesos* o una serie de otros programas de televisión y novelas de temática forense. También vivimos en lo que para muchos observadores de la política internacional es "la era de los derechos humanos", con una conciencia cada vez mayor de las causas de los derechos humanos (enseño en una universidad donde se requiere que todos los estudiantes hagan un curso semestral de derechos humanos) y una proliferación, a veces vertiginosa, de organizaciones de derechos humanos, de instrumentos legales y de invocaciones. Extrañamente, pocas personas parecen saber sobre la intersección de estos dos campos: las investigaciones forenses de derechos humanos.

La ciencia forense es tanto el pasado como el futuro de los derechos humanos. Desempeña un papel importante en la documentación de fosas comunes y atrocidades, desde Argentina hasta Sudáfrica y Bosnia, que han impulsado el movimiento mundial de derechos humanos y el aumento del discurso sobre los derechos humanos. Las formas únicas en que la investigación forense combina las nuevas tecnologías con el activismo internacional también la colocan a la vanguardia de la práctica de los derechos humanos.

Además de hacer que este tipo de trabajo en derechos humanos sea más visible, también deseo que sea mejor entendido por el público en general, los académicos, los defensores de los derechos humanos, los científicos y por mí mismo como alguien que está tanto atormentado como conmovido por mi encuentro con este trabajo. Los científicos forenses y las organizaciones en las que trabajan no necesariamente comparten la misma visión de activismo en derechos humanos, ética científica o política internacional. Trabajan en todo el mundo en entornos destrozados por el conflicto, atrapados por el gobierno corrupto y en el faccionalismo étnico y político. No todos estos lugares se encuentran en el "Sur global"; en la ciudad de Nueva York después de los ataques del 11 de septiembre de 2001, y en Nueva Orleans después del huracán Katrina, entre otros lugares, el desastre repentino dejó al descubierto los huecos de una democracia rica al lidiar con un gran número de personas desaparecidas o para tratar a todas esas personas desaparecidas como de importancia igual. Los expertos forenses también tienen contacto con culturas cuyas actitudes sobre el cuerpo muerto pueden diferir radicalmente entre ellas y también con los procedimientos estándar y suposiciones de la ciencia forense. La investigación forense internacional, en otras palabras, no es una búsqueda científica pura de la verdad y de la justicia, sino una forma de asistencia humanitaria que, como cualquier otra, es enteramente política.

Cuento las historias sobre mis abuelos y sobre mi visita a la morgue en Juárez para registrar un sentimiento de admiración que ninguna de mis investigaciones me ha quitado. La mayoría de nosotros no posee ni las habilidades ni el valor para unir carne y huesos humanos en descomposición, a fin de encontrar nombres, pruebas e historias. Los que llevan a cabo este trabajo están haciendo algo profundamente ético: llegar a la historia y hacer contacto con aquellos que han sufrido algunas de las peores cosas que se pueden sufrir en esta vida y al abandonar este mundo. Sin embargo, ahora he pasado el tiempo suficiente con estos expertos como para saber que la mayoría de ellos no desea que se le coloque en un pedestal heroico ni se lo deje habitar en una zona vulnerable no examinada del proyecto internacional de derechos humanos. Quieren hablar, contar historias, resolver problemas y pensar juntos.[5] En las páginas que siguen, busco proporcionar información y puntos de referencia que inviten a nuevas personas a unirse a esta conversación, a la vez que ofrezco enfoques de mi propio campo de especialización, las humanidades, que los profesionales pueden usar para reencontrar su propio trabajo a través de una perspectiva diferente.

Estudiar fosas comunes cambia la forma en que uno ve el mundo. He llegado a percibir la tierra como un lugar salpicado de legados de violencia justo debajo de su superficie, pero también como un repositorio dinámico de *cuerpos amados* y las preguntas apremiantes y urgentes que nos plantean a todos. Ningún avance tecnológico, ningún esfuerzo concertado, volverán jamás a hacer este espacio que está en sí mismo en un proceso constante de decaimiento, absorción, cambio y regeneración, completamente transparente y comprensible. Me permitiré una comparación entre mi propia ocupación de profesor y el trabajo de los investigadores forenses: como una buena enseñanza en el aula, una buena investigación forense es un ciclo continuo de hacer preguntas, descubrir respuestas y usar esas respuestas para producir nuevas preguntas, mejores y, a menudo, más difíciles. Hasta el esperado día en que los cuerpos ya no se abandonen en las fosas comunes, y todos los dolientes que buscan a los seres queridos perdidos hayan encontrado lo que están buscando, estas preguntas permanecerán allí, justo debajo de nuestros pies.

---

5. El proyecto Fosas Comunes de la Universidad de Tennessee y el proyecto de Identificación de ADN Post Conflicto y Post desastre de Carnegie Mellon (en los que participé) son ejemplos de programas multidisciplinarios orientados a problemas con la participación significativa de expertos forenses.

Agradecimientos

En los años en que trabajé en este proyecto, la gente, a menudo, me preguntaba cómo podía pasar día tras día pensando en fosas comunes, violaciones de los derechos humanos y otros horrores. La respuesta es que, cuando terminaba de trabajar, al final del día, yo podía regresar a reunirme con mi feliz y hermosa familia. Nadie ha sido mejor apoyo para este libro que Amanda Levinson, mi esposa, que ilumina cada rincón con su inteligencia lúcida, su amor incansable y la mejor sonrisa del mundo. Y nada podría disipar los pensamientos sobre la muerte, tan rápida y plenamente, como "andar juntos entre las diez mil cosas"[1] con mis amados muchachos, Leo y Sal, hechiceros de lo común, voces que hablan y cantan, cabezas que deben ser besadas.[2]

Estoy agradecido a Michelle Lipinski, una extraordinariamente reflexiva y concienzuda editora, y a Mark Goodale por creer en este libro y trabajar para mejorarlo, así como a los dos revisores anónimos de Stanford University Press. Elaine Scarry plantó la semilla de este libro mucho antes de que yo tuviera la fortuna de conocerla, cuando leí *The Body in Pain: The Making and Unmaking of the World*[3] y, a través de él, adquirí un nuevo sentido de lo que era posible para un estudio en humanidades. Mi amiga y colega Sarah Wagner fue otra de mis interlocutoras más generosas y respetadas. Jay Aronson, Marguerite Bouvard (cuyos trabajos sobre las Madres de Plaza de Mayo, obtenidos en el Instituto Internacional de Historia Social de Amsterdam, fueron un preciado recurso para escribir este libro), Joshua Cohen, Zoë Crossland, Antoon De Baets, Ewa Domanska, Daniel Engster, Terry Karl, Adrienne Klein, Tshiamo Moela, Celeste Perosino, Lindsay Smith y Helen Stacy, todos han influido en este libro tanto personalmente como a través de sus estudios. Para esta edición en español, estoy agradecido a Gerardo Miño de la editorial Miño y Dávila, Sévane Garibian, las traductoras Ángela

---

1. N. de las T.: "*We will walk out together among / the ten thousand things*", palabras de Galway Kinnell, en su poema "Little Sleep's-Head Sprouting Hair in the Moonlight".
2. Kinnell 1971, 52.
3. N. de las T.: El cuerpo dolorido: el hacer y deshacer del mundo.

Schikler y Silvia Tenconi, y mi exalumna y amiga Itzél Delgado-Gonzalez por su ayuda con el lenguaje del texto.

Gran parte de este libro trata sobre escuchar, sintetizar y, ocasionalmente, contrastar las voces de los propios expertos forenses. Estoy en deuda con los Médicos por los Derechos Humanos por contratarme para el Programa Forense Internacional e introducirme en este tema, con sus muchas capas de complejidad y de posibilidades. Bill Haglund, el director del Programa Forense Internacional en Médicos por los Derechos Humanos durante muchos años, fue mi primera conexión personal con este campo y continuó compartiendo información y reflexiones conmigo a lo largo de la redacción de este libro. Clyde Snow, la querida y brillante figura fundadora de la investigación forense internacional, me permitió visitar su casa y hablar por horas con un café tostado de por medio y (para él) muchos cigarrillos. Cristián Orrego y Eric Stover, quienes han desarrollado largas e históricas trayectorias interconectando la experiencia científica con el trabajo en derechos humanos, también han sido tremendamente útiles. Clea Koff, autora de *El lenguaje de los huesos*[4] ha sido extraordinariamente generosa con su tiempo, su estímulo y su disposición para debatir ideas que eran importantes para ambos, pero difíciles de articular; Derek Congram también ofreció conocimientos fundamentales. Otros expertos de Médicos por los Derechos Humanos y organizaciones colegas que contribuyeron con sus puntos de vista son José Pablo Baraybar, Andreas Kleiser, Thomas Parsons, Stefan Schmitt y Susannah Sirkin. Por las múltiples perspectivas sobre la identificación forense de los desaparecidos en Chile, estoy en deuda con Eugenio Aspillaga, Iván Cáceres, Luis Ciocca, Viviana Díaz, Elias Padilla, Pamela Pereira, Isabel Reveco, María Luisa Sepúlveda, y con mi amigo y mentor desde hace mucho tiempo, Pepe Zalaquett. Miembros del Grupo de Tareas de *South Africa's Missing Persons* como Claudia Bisso, Kavita Chibba, Kundisai Dembetembe y Madeleine Fullard, me permitieron participar de una exhumación en el cementerio de Soweto, una experiencia memorable. Por su ayuda para entender las incompletas investigaciones forenses de Jedwabne y las objeciones religiosas que se habían despertado allí, estoy agradecido a Joanna Michlich, el rabino Joseph Polak, Antony Polonsky y Jonathan Webber. Por último, pero no menos importante, los organizadores y los asistentes a la reunión *"Ethics of Post-Conflict and Post-Disaster DNA Identification"*[5] que se realizó en 2011 en Carnegie Mellon, la Reunión Anual 2012 de la Academia Americana de Ciencias Forenses y el Simposio *"Disasters, Displacement, and Human Rights"*[6] que tuvo lugar en 2013 en la Universidad de Tennessee, Knoxville, me han proporcionado oportunidades

---

4. N. de las T.: El título original en inglés es *The Bone Woman*.
5. N. de las T.: Ética de la identificación del ADN luego de conflictos y desastres.
6. N. de las T.: Desastres, desplazamiento y derechos humanos.

invaluables para compartir mi investigación y aprender de otros estudiosos y profesionales.

Este proyecto ha recibido un importante apoyo, en varios puntos, del *Programa de Pensamiento Moderno y Literatura* de Stanford, una Beca de Finalización de Tesis del Consejo Americano de Sociedades Académicas de Mellon, una Beca de posgrado y subsidio de investigación Ric Weiland, una beca Andrew W. Mellon en Estudios Humanísticos y, para mi investigación en Chile, de los Institutos Nacionales de Salud de EE.UU. También estoy agradecido a la Decana Betsy Beaulieu de la División Principal del Champlain College por su apoyo activo a mis estudios.

Entre los muchos amigos queridos que me alientan con su afecto y amplían mis horizontes intelectuales, Thomas Bacon, Colin Cheney, mi "hermano chileno" Robert Alejandro Correa Cabrera y Julie Weise han dejado marcas especialmente profundas en estas páginas. En Vermont, Erik Shonstrom y Mike Kelly me hacen un más feliz y más reflexivo estudioso, maestro y padre.

Por último, pero no menos importante, agradezco a mis padres, Patty y Mike Rosenblatt, a mi hermana, Mia Rosenblatt Tinkjian, y a su maravillosa familia y a mi familia política, Kay, Rock y Lisa Levinson. La devoción artística y personal de mi madre por lo táctil y lo material, y por la ética del cuidado, inspiró la discusión que incluyo al final de este libro. En cuanto a mi padre pienso que, sin él, no podría haber pasado estos años estudiando a un grupo particular de científicos y el trabajo poderoso que hacen cambiando la vida y cambiando la muerte.

Introducción
Empezó en las fosas.
Un movimiento de derechos humanos toma forma

De la fosa a la cuna

Las abuelas necesitaban de la ciencia

Los primeros años de la década de 1970 fueron un período de inestabilidad explosiva en Argentina, exacerbado por el regreso del exilio del carismático populista Juan Perón y de su tercer período presidencial. Perón, con problemas de salud, demostró ser incapaz de controlar a la oposición, cada vez más violenta, entre diferentes grupos de derecha e izquierda: cada lado afirmaba ser el heredero ideológico del "peronismo". Perón murió en julio de 1974 y su tercera esposa, Isabel, asumió la presidencia, dando, en su intento de reafirmar el orden, carta blanca a las organizaciones paramilitares de derecha. El 24 de marzo de 1976, un golpe militar destituyó a Isabel Perón, con el apoyo de gran parte del pueblo "exhausto".[1] Como en los vecinos Chile, Brasil, Uruguay, Paraguay y otros países de la región, la nueva junta de líderes militares se presentó como la defensora de la seguridad nacional contra los grupos armados de izquierda, y también en contra de un cáncer "subversivo" mucho más vagamente definido que, supuestamente, había echado raíces en la sociedad. Un documento del "constante torrente de discursos, proclamaciones y entrevistas" que la junta argentina publicó, explica: "El cuerpo social del país está contaminado por una enfermedad que, al corroer sus entrañas, produce anticuerpos. Estos anticuerpos no deben ser considerados de la misma manera que el [original] microbio. Como el gobierno controla y destruye a la guerrilla, la acción del anticuerpo desaparecerá (…) Esta es justamente la reacción natural de un cuerpo enfermo".[2]

Mientras la política de la Guerra Fría se desarrollaba en América del Sur, la junta argentina pudo compartir inteligencia, prisioneros y técnicas de tortura con las vecinas dictaduras de derecha. Recibió un importante

---

1. Feitlowitz 1998, 6–7.
2. *Ibid.*, 20, 33.

apoyo moral, táctico y económico de los Estados Unidos y las corporaciones multinacionales.[3]

La innovación más infame de esta red de regímenes fue el uso programático, contra sus propios ciudadanos, de la "desaparición": una visión del borrado total del enemigo, inspirada en el programa nazi de "Noche y Niebla" (*Nacht und Nebel*) llevado a cabo contra presos políticos en los territorios de Europa ocupados por los nazis. En Argentina, los izquierdistas y otros presuntos subversivos solían ser arrestados en sus casas, conducidos en el temido automóvil favorito de las fuerzas de seguridad –un Ford Falcon sin matrícula– y ubicados en una red de campos de tortura sin ningún registro de su arresto, usualmente con pocas posibilidades de ser vistos nuevamente.

Algunas de las organizaciones más famosas e influyentes en la historia del activismo de los derechos humanos –y de los movimientos sociales dirigidos por mujeres– se formaron en Argentina como resultado del delito de desaparición forzada.[4] Las Abuelas de Plaza de Mayo, o también conocidas como las Abuelas de los Desaparecidos. Al igual que sus colegas, las Madres de Plaza de Mayo, el grupo lleva el nombre de la plaza pública más importante de Buenos Aires donde, durante la dictadura y más allá, realizaban marchas semanales, con fotografías de sus seres queridos desaparecidos sujetas a sus ropas o impresas en carteles, y pañuelos blancos en sus cabezas.

El activismo de las Abuelas es, específicamente, una reacción a una variante de la popular "desaparición" en Argentina. Focalizándose en los jóvenes activistas e idealistas, en ocasiones las fuerzas de seguridad secuestraban a los padres jóvenes con sus hijos, así como a las mujeres embarazadas.[5] A las parejas desaparecidas se les arrebataban los hijos. Mientras tanto, las mujeres embarazadas eran sometidas a torturas especiales y llevadas a instalaciones clandestinas donde, finalmente, daban a luz (un campo de tortura incluso tenía su propia "sala de maternidad"), a veces supervisadas por médicos o enfermeras que realizaban cesáreas o hacían uso de otros métodos artificiales para acelerar el proceso. En los campos, los padres y madres jóvenes casi siempre eran asesinados; pareciera que estar embarazada era uno de los indicadores más seguros de que una prisionera nunca saldría con vida.[6] Bajo la "teoría de los gérmenes" promovida por la junta,[7] los hijos de estas personas desaparecidas podrían ser "purificados", alejados de la subversión, si eran criados por familias relacionadas con el ejército o por la

---

3. McSherry 2005; Klein 2007, 87–128.
4. Véase Kaplan 2004; Bouvard 2002.
5. Según "Nunca Más", el informe de la Comisión Nacional sobre la Desaparición de Personas (CONADEP) de Argentina, el 3% de todas las mujeres desaparecidas estaban embarazadas en el momento de su arresto. Citado en King 2011, 542n34.
6. Arditti 1999, 21–26.
7. Feitlowitz 1998, 33.

elite económica de derecha.[8] En algunos casos, los niños fueron llevados a vivir con las mismas personas que habían torturado y asesinado a sus padres.

En su mayoría, las Abuelas de Plaza de Mayo eran mujeres cuyos hijos estaban entre los "desaparecidos", pero que sospechaban que, en algún lugar, todavía podrían tener un nieto perdido, que estaba creciendo sin tener ningún conocimiento sobre su verdadera familia biológica. Además de la angustia de perder a sus hijos, tenían la sensación de que cada día que pasaba, sus nietos (y con frecuencia su única esperanza de tener una familia) se perderían más para ellas, tanto física como psicológicamente, al adaptarse a sus nuevos hogares y a las identidades que les fueron suministradas.

En 1977, las Abuelas se separaron de las Madres de Plaza de Mayo y comenzaron sus propias marchas alrededor de la Plaza de Mayo. La historia de las Abuelas, así como una descripción más detallada de la represión y el activismo por los derechos humanos en Argentina, aparece aquí en el Capítulo 2. A través del trabajo de ambos grupos y sus aliados, la desaparición en Argentina atrajo gradualmente una significativa atención internacional. Durante un viaje a los Estados Unidos en 1982, algunas de las Abuelas se pusieron en contacto con un exiliado argentino, el pediatra y genetista Victor Penchaszadeh, consultándole sobre la posibilidad de desarrollar una nueva prueba genética para ayudarlas en su búsqueda de nietos desaparecidos. En lugar de probar la paternidad, un procedimiento ya establecido, la prueba usaría marcadores genéticos en la sangre, especialmente antígenos leucocitarios humanos (HLA), para proporcionar coincidencias altamente confiables entre los niños y sus abuelos biológicos sin requerir ninguna información de la generación desaparecida en el medio: los padres que habían desaparecido en campos de tortura y fosas anónimas.[9]

Mientras se llevaban a cabo estas discusiones, la junta argentina, acosada por reveses económicos y una vergonzosa derrota militar contra los británicos en las Islas Malvinas, finalmente perdió el control del poder. En 1983, el país celebró elecciones democráticas. El nuevo presidente electo, Raúl Alfonsín, permitió la exhumación de fosas anónimas que se creía que contenían miles de desaparecidos argentinos. Sin embargo, estas exhumaciones iniciales fueron esfuerzos poco sistemáticos, ya que tanto las autoridades forenses como los trabajadores del cementerio que los llevaban a cabo, tenían poco conocimiento de las técnicas apropiadas de exhumación arqueológica y antropológica. En su mayor parte, destruyeron más evidencia de la que recuperaron. Las Abuelas intervinieron y se pusieron en contacto con Eric Stover, entonces director del programa de Ciencia y Derechos Humanos de la Asociación Estadounidense para el Avance de la Ciencia,[10] quien había

---

8.   *Ibid.*, 67 68; Klein 2007, 114.

9.   Arditti 1999, 69–71; Keck y Sikkink 1998, 94; Lonardo et al. 1984.

10.   Stover luego se desempeñó como director ejecutivo de Médicos para los Derechos Humanos y, actualmente, es el director del claustro docente del Centro de Derechos Humanos en la Universidad de California, Berkeley.

sido brevemente detenido por las fuerzas de seguridad en Argentina. Interesado, pero no sintiéndose seguro con respecto a la ciencia forense, Stover se contactó con la Academia Estadounidense de Ciencias Forenses.[11] La Academia trasladó la solicitud de Stover a Clyde Snow, un famoso antropólogo forense conocido por identificar los restos del fugitivo nazi Josef Mengele ("el Ángel de la Muerte") en Brasil –y por muchos otros casos de alto perfil, tanto contemporáneos como históricos–,[12] y a Marie-Claire King, una genetista interesada en desarrollar las pruebas entre los niños y los abuelos.

Las Abuelas sabían que las exhumaciones científicamente sólidas podían proporcionar pruebas para eventuales juicios contra los torturadores, asesinos, violadores y secuestradores. Sin embargo, era aún más urgente para ellas la posibilidad de que los cuerpos de las desaparecidas pudieran decirles quiénes habían dado a luz antes de ser ejecutadas. En ese momento, se creía que las "cicatrices pélvicas" (marcas de movimiento impresas en los huesos de la pelvis de una mujer) eran una señal confiable de que una mujer había dado a luz.[13] Mediante las exhumaciones, las Abuelas también podían averiguar si el esqueleto de un bebé o de un feto había sido enterrado junto con su madre. Cuando se encontraba a una mujer que se sabía estaba embarazada, sin un feto o un niño en la fosa con ella, se suponía que el niño desaparecido había sido capturado vivo como "botín de guerra".[14] Así, su búsqueda revirtió la línea de tiempo habitual de una vida: las pistas encontradas en los cementerios las llevarían a las cunas y a los dormitorios de sus nietos robados.

En junio de 1984, Stover visitó la Argentina junto con una delegación de expertos estadounidenses invitados por el gobierno de Alfonsín para asesorar tanto sobre la exhumación como sobre la identificación de los niños desaparecidos: la búsqueda de los vivos y la recuperación de los muertos.[15] Los compañeros de Stover eran Snow, King, el genetista chileno Cristián Orrego, el patólogo forense Leslie Lukash y el odontólogo forense Lowell Levine.[16] En una historia que ahora tiene un lugar célebre en la historia de los derechos humanos, Snow se comprometió profundamente con la causa de exhumar a los desaparecidos, pasando años yendo y viniendo entre su casa en Oklahoma y Buenos Aires. Reclutó a varios jóvenes estudiantes argentinos y los entrenó en su oficio: Patricia Bernardi, Mercedes (Mimi)

---

11. Weizman y Keenan 2011.

12. Véase Joyce y Stover 1992.

13. Esta técnica en particular ha sido desacreditada desde entonces. Resulta que las cicatrices pélvicas están más relacionadas con el rango de movimiento de un individuo particular que con el parto. Mientras que las mujeres generalmente tienen pelvis más flexibles que los hombres, los hombres también pueden exhibir cicatrices pélvicas (B. Anderson 1986).

14. King 2011, 542.

15. Arditti 1999, 71.

16. Cohen Salama 1992, 120.

Doretti, Luis Fondebrider, Alejandro Inchaurregui, Darío Olmo y Morris Tidball (ahora Tidball-Binz). Estos estudiantes pasaron a formar el Equipo Argentino de Antropología Forense: la primera organización de derechos humanos dedicada exclusivamente a la investigación forense, y –con la misma precisión, con la misma importancia– el primer grupo de expertos forenses dedicados exclusivamente al trabajo de los derechos humanos.[17]

La colaboración entre las Abuelas y los expertos forenses conduciría a una pequeña revolución científica, estimulando el desarrollo de los métodos de pruebas de ADN que, luego, serían utilizados para identificar personas desaparecidas en diferentes entornos, desde genocidios y otros conflictos hasta desastres naturales como el tsunami del Océano Índico en 2004 y el huracán Katrina en 2005. También originó un poderoso nuevo modelo para el activismo de los derechos humanos. El equipo argentino fue requerido por otros países a causa de su experiencia y, eventualmente, trabajó junto con Snow para entrenar y formar equipos forenses en otros países de América Latina. En la década de 1990, tuvieron lugar horribles genocidios en la ex-Yugoslavia y en Ruanda; el número total de civiles muertos y el tamaño de las fosas comunes donde fueron enterrados excedieron lo que el equipo argentino había encontrado en América Latina. El juez sudafricano que jugó un papel de alto perfil en la transición del apartheid a la democracia en ese país, Richard Goldstone, se desempeñó como fiscal general de los tribunales penales internacionales establecidos para investigar violaciones de derechos humanos y juzgar a criminales de guerra tanto para la ex-Yugoslavia como para Ruanda. Familiarizado con la historia argentina, Goldstone solicitó investigaciones forenses en ambas regiones para corroborar los testimonios de los testigos y proporcionar pruebas de genocidio y otros delitos en nombre de la fiscalía. Snow, miembros del equipo argentino, sus colegas de Chile, Guatemala y Perú, así como otras personas mencionadas más adelante en este libro, como Bill Haglund y Clea Koff, se reunieron en las fosas comunes que salpicaban estas dos tierras turbulentas. La investigación forense de las violaciones de los derechos humanos se había convertido en un proyecto global.

En busca de los desaparecidos trata de la política y la ética de este proyecto global. Su principal preocupación es *para qué sirven* las investigaciones forenses internacionales de atrocidades: qué propósito tienen, en nombre de quién, qué ha llegado a esperar de ellas la gente y, realmente, qué pueden lograr. Es un conjunto de preguntas anidadas que –uno pensaría– podría responderse simplemente leyendo la declaración de la misión del equipo argentino y de las otras organizaciones que ahora hacen un trabajo similar. Hacerlo, sin embargo, daría un cuadro muy incompleto. No captaría

---

17. Un difundido informe sobre la formación del equipo argentino se puede encontrar en Joyce y Stover (1992). La historia de Mauricio Cohen Salama, *Tumbas Anónimas*, presenta más detalles sobre casos específicos y más sobre el trasfondo político que, a menudo, moldeó y limitó el trabajo del equipo.

cómo han cambiado las prioridades de los equipos forenses, a lo largo del tiempo, la complejidad de sus decisiones sobre dónde repartir sus recursos y esfuerzos en el campo, y cuánto todavía queda sin articular en el discurso sobre el trabajo forense.

Además, el "por qué" de las investigaciones forenses internacionales es una pregunta que los propios profesionales han revisado con frecuencia. Las historias de todas las formas de activismo humanitario y de derechos humanos son complejas[18] e implican fases diferentes en las que los métodos y propósitos cambiaron debido a debates internos, competencia organizacional y presiones geopolíticas, entre otras cosas.[19] Los equipos forenses no son ajenos a ninguno de estos fenómenos, y las declaraciones y métodos que la misión sustenta en la actualidad reflejan capas de cambio realizadas a lo largo del tiempo.

Cuando se analiza el desarrollo histórico de la ciencia forense aplicada a las causas de los derechos humanos, se destacan algunas características. Primero, la escalada rápida del trabajo de los derechos humanos forenses, desde el equipo de estudiantes de Snow –quienes trabajaban con mucha esperanza, un poco de miedo y un presupuesto reducido en la década de 1980 en la Argentina– hasta el desconcertante despliegue internacional de expertos que investigaban las fosas comunes en la ex-Yugoslavia y en Ruanda en la década de 1990.

Junto con el rápido aumento de las investigaciones forenses internacionales viene un sentido (a veces articulado por los propios profesionales) de la improvisación. El sentimiento de que los hechos sobre el terreno superan, perpetuamente, las oportunidades para la reflexión –que es endémica para el humanitarismo y las organizaciones de derechos humanos en general (y, en realidad, para cualquier institución con un sentido de propósito urgente)– ha sido particularmente pronunciado en este campo. Los equipos forenses han tratado de mantenerse al día con nuevos conflictos, nuevas tumbas y nuevos tipos de demandas sin mucho tiempo para explorar qué avances históricos, organizativos e incluso morales se estaban logrando a medida que,

---

18. A lo largo de este libro en ocasiones uso los términos "derechos humanos" y "humanitarismo" en tándem –aunque *no* como sinónimos– al describir los propósitos y la ética que impulsan las investigaciones forenses internacionales. Los derechos humanos y el humanitarismo son tradiciones diferentes, cada una con sus propias organizaciones, cuerpos de leyes internacionales y nacionales, y "culturas" activistas (ver Barnett 2011, 16-17). Sin embargo, las investigaciones forenses internacionales pueden caer en ambas esferas, o en el área donde se superponen. A medida que el campo se vuelve más complejo, las organizaciones comienzan a alinearse, en diferentes grados, con una tradición u otra; aunque, de misma importancia, hay varios expertos que cuestionan la forma en que se esta haciendo la distinción. Para más información sobre la distinción entre derechos humanos/humanitarios en el contexto forense, véase Pearlman 2011; y Rosenblatt 2012.

19. Véase Barnett 2011; Keck y Sikkink 1998; Hopgood 2006.

en América Latina y algunos otros lugares, se reformulaba la obra pionera en una práctica global.

La Fundación de Ciencias Forenses define la ciencia forense como "el estudio y la práctica de la aplicación de la ciencia a los fines de la ley".[20] Sin embargo, una desviación de este conocimiento histórico, médico-legal de la ciencia forense, estuvo en marcha tan pronto como Clyde Snow y sus estudiantes comenzaron a exhumar las fosas de los desaparecidos en Argentina, especialmente, cuando una serie de leyes de inmunidad para los violadores de derechos humanos habían prevenido, durante décadas, la mayor parte de los usos legales para la evidencia forense que el equipo estaba recopilando. Debido tanto a las limitaciones de las circunstancias como a su propio sentido de un propósito más amplio, el equipo comenzó a hablar sobre el dolor, la historia y el ritual más allá del marco del tribunal.

Desde el momento de esas primeras exhumaciones de derechos humanos, las prioridades de las investigaciones forenses han sido elaboradas a partir de un baile complicado entre técnicas científicas que continúan evolucionando, un consenso internacional creciente sobre la obligación moral y la autoridad legal para exhumar fosas comunes después de atrocidades, y los desafíos políticos, legales y logísticos particulares de cualquier contexto post-conflicto. A medida que los expertos forenses individuales y las organizaciones viajan de región a región y de fosa a fosa, también adquieren nuevos datos sobre qué tipo de trabajo apoyarán los tribunales internacionales, las familias de los desaparecidos y otras partes interesadas, dónde se encuentran las prioridades de estas partes interesadas, y cómo responden a las limitaciones. Puede haber obstáculos en el camino para enjuiciar a los violadores de los derechos humanos, como en Argentina, o límites sobre cuántas fosas pueden ser exhumadas y cuántos cuerpos individuales pueden ser identificados cuando los recursos son escasos, las condiciones son deficientes y la infraestructura médica es muy pobre. También existe un peligro real y presente: amenazas de muerte, minas terrestres, trabajos que no se pueden realizar porque las fosas se encuentran en territorio controlado por fuerzas hostiles, o porque están siendo observados por quienes preferirían que la evidencia no salga a la luz.

Otro factor importante que determina la participación de los equipos internacionales en las exhumaciones de fosas comunes es un telón de fondo de desigualdad global masiva: económica, geopolítica y de otros tipos. Los expertos forenses, al igual que sus colegas en muchas organizaciones huma-

---

20. Citado en Lucas (1989, 719). El *Oxford English Dictionary*, de manera algo más estricta, define "forense" como "de, en relación con, o que denota la aplicación de métodos y técnicas científicas para la investigación del delito". Las diferencias entre estas dos definiciones son significativas en casos donde, por ejemplo, la identificación forense de cadáveres después de un conflicto (legal) violento o un desastre natural satisfaría las demandas del derecho internacional humanitario, sin que se investigue ningún "delito".

nitarias y de derechos humanos, son generalmente conscientes de que los proyectos de asistencia aun bien intencionados e incluso exitosos pueden tener consecuencias negativas involuntarias; también pueden interpretarse como parte de una larga y dolorosa historia en la que las naciones ricas occidentales han interferido en la política y en las economías de las naciones más pobres, ofreciendo posteriormente sus "remedios" interesados por las distorsiones introducidas a través de la ideología imperialista y el robo. Cuando los *cuerpos* de personas históricamente colonizadas y subyugadas son sacados de la tierra y colocados al cuidado de expertos científicos internacionales, también está presente en la mente de muchos, el legado de la atención particular del colonialismo a esos cuerpos muertos: su exhibición, categorización, estudio y regulación y, en muchos casos, la perturbación de su descanso final.[21] Las declaraciones de la misión de los equipos forenses suelen enumerar todos los posibles resultados y prioridades de su trabajo sin explicar la relación *entre* ellos: cómo una prioridad puede avanzar contra la otra, cómo lo que la ciencia forense *puede* lograr sea diferente de lo que se espera o desea de los equipos forenses dado cualquier contexto.

Tampoco es tan fácil responder a la pregunta "por qué" ya que sigue habiendo un gran territorio no descubierto dentro de la ética forense. La conversación entre expertos forenses ha avanzado mucho más allá de una definición exclusivamente médico-legal del trabajo forense en los territorios de los derechos humanos y del humanitarismo, así como en la justicia transicional, la verdad pública y la memoria colectiva. Sin embargo, aún hay mucho que decir sobre lo que los expertos forenses hacen por los cadáveres que exhuman e identifican, y por las comunidades de dolientes a su alrededor: cómo el trabajo forense responde a la dinámica del dolor, el deseo de cuidar cuerpos y objetos, y las violaciones infligidas a las víctimas de atrocidades incluso después de su muerte.

En este libro, aplicaré algunas herramientas nuevas a la ética de las investigaciones forenses internacionales. Comienzo analizando las investigaciones forenses específicas y el diálogo ético sustancial que ya está teniendo lugar dentro de la comunidad de profesionales, pero también expongo reflexiones desde la teoría política y moral, la antropología y la sociología, y estudios sobre la política y la filosofía de los derechos humanos. El enfoque en los derechos humanos –considerado a través de lentes múltiples como un marco legal, un conjunto de conceptos sobre la relación entre el individuo y la sociedad, y especialmente como un discurso– es particularmente importante. Gran parte de los estudios existentes en humanidades y ciencias sociales sobre investigación forense solo hacen referencia superficial a los derechos humanos. Algunos estudiosos han comenzado a vincular los temas de la práctica de la investigación forense con los debates en curso que han acompañado el extraordinario aumento del marco de los derechos humanos, especialmente,

---

21. Véase Pierce y Rao 2006.

la tensión de larga data entre la moral universal y la diferencia cultural.[22] Pero la cuestión de dónde *caben* los derechos humanos –no solo en investigaciones específicas, sino también en términos de un "por qué" más amplio, más allá de un proyecto global de exhumación de fosas comunes– todavía requiere una investigación más profunda e interdisciplinaria. Algunas de las cuestiones que considero en este libro, tales como, por ejemplo, la manera en que el contexto de la investigación de la fosa común provoca una confrontación única entre los derechos humanos y las creencias religiosas, o la relación entre los derechos humanos y el cuidado de los cadáveres, apenas han sido abordados en los informes forenses o los estudios.

Este libro combina un sentido fundamentado de la vida cotidiana de las organizaciones que llevan a cabo investigaciones de derechos humanos forenses con perspectivas nuevas y teóricamente informadas sobre esas experiencias vividas. Está basado en mis experiencias como empleado de Médicos por los Derechos Humanos, la observación de exhumaciones y visitas a proyectos o instalaciones forenses en Sudáfrica, México y Chile, las entrevistas semiestructuradas con expertos forenses, activistas de derechos humanos, abogados, familias y amigos de personas ausentes y desaparecidas en varios lugares, la investigación de archivo y lectura significativa de publicaciones dentro del campo. La amplia red que he lanzado es el producto de mi convicción de que es hora de que haya un conjunto de reflexiones basadas históricamente sobre la investigación forense en derechos humanos como un *campo* diferente y en red del activismo global y la práctica científica, en lugar de una colección de casos dispersos.

Construir un puente entre la erudición de los derechos humanos y la práctica forense tiene implicaciones para ambas partes que están siendo conectadas. Aunque las perspectivas nuevas y desafiantes sobre el trabajo forense emergen de un compromiso con muchas otras disciplinas y literaturas que han comenzado a tomar en serio los derechos humanos, las realidades de las fosas comunes y la práctica científica ayudan a exponer lugares donde los debates teóricos han perdido contacto con las circunstancias reales que suelen enfrentar los expertos forenses y otros trabajadores de los derechos humanos. En estos casos, el estudio en derechos humanos, a menudo, se ha excedido demasiado en la argumentación elegante orientada hacia un mundo que no puede existir. Las personas que exponen esos argumentos a veces han exigido cosas que el activismo por los derechos humanos nunca ha podido lograr, mientras que no logran ver los grandes éxitos, que no están descriptos fácilmente en sus vocabularios.

Este capítulo ofrece una amplia visión general del trabajo forense en el contexto de los derechos humanos, incluidas las organizaciones principales en el campo, las disciplinas y las metodologías empleadas, y algunos términos clave. También destaca algunos de los supuestos éticos básicos que tanto definen el campo como guían las prácticas diarias de los equipos forenses.

---

22. Véase Wagner 2010; Gupta 2013.

Organizaciones forenses internacionales y su desarrollo

Este libro se centra en un campo compuesto principalmente por organizaciones independientes, sin fines de lucro, que movilizan el conocimiento experto forense en respuesta a las violaciones de los derechos humanos. También se ha recurrido, en los últimos años, a algunas de esas organizaciones para aplicar sus habilidades en la identificación de cuerpos después de un desastre natural. La mayoría de las exhumaciones discutidas en estas páginas se llevan a cabo en fosas comunes producidas como resultado de violentos conflictos étnicos, religiosos y políticos. Estas fosas comunes posteriores al conflicto provocaron la creación de equipos forenses multidisciplinarios de derechos humanos y han sido el foco del diálogo más sostenido sobre las investigaciones forenses internacionales, diálogo donde la cuestión del "por qué" ha estado a la vanguardia. Ese diálogo, sin embargo, está cambiando rápidamente, con equipos forenses que se involucran no solo en sitios de desastres naturales, sino también en casos que están fuera de los conflictos étnicos, religiosos y políticos "clásicos" que han definido gran parte del trabajo en derechos humanos tales como los brutales asesinatos en serie de mujeres en México y Guatemala, y los inmigrantes por motivos económicos no identificados que mueren cruzando la frontera entre Estados Unidos y México.

Las organizaciones no gubernamentales involucradas en este trabajo incluyen al Equipo Argentino de Antropología Forense, a varios otros equipos forenses latinoamericanos, a Médicos por los Derechos Humanos, al Comité Internacional de la Cruz Roja, a la Comisión Internacional sobre Personas Desaparecidas y otros, todos ellos descriptos en el Apéndice. Elegí enfocarme, principalmente, en una comunidad interrelacionada de organizaciones relativamente antiguas, que reflejan la evolución del campo a lo largo del tiempo. Hay otras organizaciones que se parecen, en misión y metodologías, a los grupos mencionados, por ejemplo, la organización británica Inforce (*International Forensic Centre of Excellence*) y el equipo "bicomunal", patrocinado por la ONU, griego turco chipriota, que trabajan para identificar a las personas desaparecidas como resultado de los conflictos de los años 1960 y 1974;[23] sin embargo, sus proyectos e historias no caben en el alcance necesariamente limitado de este trabajo. Muchos equipos forenses, como los diversos grupos de científicos forenses europeos que exhumaron fosas en nombre del Tribunal Penal Internacional para la ex-Yugoslavia y el equipo de Fosas Comunes de Irak, auspiciado por el gobierno de los EE.UU., son entidades temporarias específicas del proyecto.[24] Finalmente, las organizaciones emergentes han comenzado a aplicar las técnicas y los discursos, ambos de igual importancia, humanitarios y de derechos huma-

---

23. Véase Comité sobre Personas Desaparecidas en Chipre (CMP).

24. Cordner y McKelvie 2002, 874.

nos desarrollados por equipos anteriores en escenarios que van más allá del contexto de los crímenes de la guerra tradicional. El Centro Colibrí para los Derechos Humanos y el proyecto Reunificación Familiar, ambos activos en la identificación de cuerpos de inmigrantes en la frontera entre Estados Unidos y México, se encuentran entre ellos.[25]

Aunque no hay un inventario disponible, incluso el limitado grupo de organizaciones forenses analizadas en este libro han participado en exhumaciones y otras investigaciones de derechos humanos en muchos países diferentes.[26] Las exhumaciones en Argentina y en la ex-Yugoslavia, que reciben una gran cantidad de atención en estas páginas, son indiscutibles en su importancia para la historia del campo y el desarrollo de la ética forense: Argentina es el origen de la investigación forense internacional, así como donde aparecieron las primeras objeciones significativas a las exhumaciones entre las familias de los desaparecidos. La ex-Yugoslavia es un hito por el tiempo y los recursos sin precedentes puestos allí en el trabajo forense, el número de diferentes expertos, organizaciones y grupos familiares que convergieron en esas fosas, y los profundos conflictos suscitados entre las prioridades del tribunal internacional y las necesidades de los dolientes. Debido a que generalmente he seleccionado proyectos que han tenido una influencia duradera en el diálogo sobre la ética forense –donde la pregunta "por qué" no puede ser ignorada–, la complejidad y la controversia se desarrollan como hilos brillantes a través de los varios casos discutidos en este libro.

Vale la pena mencionar que hay muchos proyectos forenses en otros países, como Guatemala y Zimbabue, donde las condiciones parecen haber permitido relaciones cercanas y mutuamente satisfactorias entre los equipos forenses y los deudos.[27] En Ciudad Juárez, México, entre las diferentes organizaciones en busca de respuestas sobre el crimen de "femicidio" y sus víctimas, los años de frustración y la atención irregular de las autoridades condujeron a un ambiente tan venenoso que, cuando visité Médicos por los Derechos Humanos, los grupos de víctimas no estaban dispuestos a reunirse en el mismo lugar. Sin embargo, en nuestras reuniones separadas con esta comunidad dividida, casi todos expresaron su apoyo y confianza en el Equipo Argentino de Antropología Forense, que había comenzado a revisar los archivos de las mujeres desaparecidas.

Todas las organizaciones que han aplicado la ciencia forense a casos de derechos humanos tienen estructura, misión, alcance geográfico e historia

---

25. Véase Soler, Reineke y Anderson 2013; Sacchetti 2014.

26. Un estudio de solo cuatro organizaciones encontró que, sólo durante la década de 1990, los antropólogos forenses que trabajaban en estos equipos habían viajado a treinta y tres países (Steadman y Haglund 2005); el Equipo Argentino de Antropología Forense solo, en su sitio web, enumera cuarenta países donde ha realizado investigaciones, capacitaciones o evaluaciones (Equipo Argentino de Antropología Forense, "Trabajo del EAAF por Región y País").

27. Véase Stover y Shigekane 2004, 88, 96–97.

diferentes. A pesar de todas estas diferencias, todas ellas han participado en procesos paralelos de institucionalización e internacionalización. Por institucionalización quiero significar no solo el proceso mediante el cual los expertos forenses individuales han sido incorporados a las organizaciones de derechos humanos, sino también cómo esas organizaciones han llegado a formar una comunidad más amplia, diseminando sus experiencias a través de artículos de revistas y conferencias, compartiendo conocimiento experto sobre nuevas tecnologías y debatiendo, a veces, sus usos y, lo más importante para este libro, discutiendo la política de las investigaciones forenses y sus estándares éticos. Igualmente esencial, estos expertos y organizaciones han sido activos en la institucionalización del llamado a investigaciones forenses después de la atrocidad, creando así un lenguaje de justificación para el trabajo que realizan. Apoyan las leyes y los programas relacionados con la búsqueda de personas desaparecidas en los países donde trabajan,[28] así como los derechos e instrumentos relevantes de la ley internacional, tal como el derecho a conocer el destino de las personas desaparecidas.[29]

Un idealista podría ver estos esfuerzos en la promoción de un marco moral y legal para la investigación forense como el esfuerzo ferviente del campo para traducir las necesidades y experiencias de los dolientes con quienes han trabajado dentro de una respuesta significativa de la comunidad internacional; un cínico podría verlos como argumentos interesados para la continuación de la existencia y el financiamiento del campo.[30] Ambos puntos de vista pueden ser verdaderos al mismo tiempo, y cuando cualquiera de los dos se presenta sin el otro, rápidamente se convierte en una caricatura. Dicho esto, hay que elegir qué voz se oirá más fuerte y, por las razones que se describen más adelante en este libro, creo que el cínico no tiene una mayor demanda de "realismo" sobre las investigaciones forenses internacionales que el idealista. Permitir que la voz idealista hable –no en las narrativas heroicas simplistas que han caracterizado la cobertura mediática de las investigaciones de las fosas comunes, sino más bien con rigor y complejidad– me parece tanto un reflejo preciso del campo como un correctivo para algunos estudios recientes.

El segundo proceso común para las organizaciones en el campo es la internacionalización. La mayoría de los equipos forenses no surgieron exactamente de manera espontánea; más bien, se formaron y capacitaron para realizar su trabajo altamente técnico a través de colaboraciones internacionales. El equipo argentino surgió de los contactos entre las Abuelas de Plaza de Mayo y científicos estadounidenses; poco después de su fundación, comenzó a trabajar más allá de las fronteras de Argentina, desde El Salvador hasta la ex-Yugoslavia, y también ayudó a formar nuevos equipos forenses en toda América Latina. Tampoco esta transmisión internacional de conocimientos

28. Véase International Commission on Missing Persons, "Mandate"; Wagner 2008, 262.

29. Véase, por ejemplo, Argentine Forensic Anthropology Team 2002; Michel 2003, 6.

30. Véase Kennedy 2004, 26–30.

fluyó exclusivamente de países ricos a países más pobres. Expertos bosnios que trabajan con la Comisión Internacional sobre Personas Desaparecidas colaboraron en la identificación de las víctimas después de los ataques del 11 de septiembre de 2001 en el World Trade Center de Nueva York, y nuevamente en 2005, después de que el huracán Katrina azotara Nueva Orleans y áreas adyacentes. En el último caso, incluso se enviaron muestras de ADN de los Estados Unidos a laboratorios de Bosnia y Herzegovina.[31]

A medida que se fueron desarrollando nuevas tecnologías para la ciencia forense en el contexto de los derechos humanos, surgieron nuevas instituciones y relaciones institucionales. La tecnología del ADN es uno de los instigadores más importantes en este proceso; a medida que se ha vuelto tanto más avanzado como difundido, los equipos que tradicionalmente se especializaban en los métodos más prácticos de antropología y arqueología forenses, ahora requieren acceso a los laboratorios de ADN. Esta necesidad se tradujo en relaciones de apoyo mutuo entre los diferentes equipos forenses, como en el caso de la Iniciativa Latinoamericana para la Identificación de Personas Desaparecidas que, exitosamente, resultó en la construcción de nuevos laboratorios de ADN en Argentina y Guatemala.[32] Pero también condujo a estos equipos, por necesidad, a expandir sus redes a través de nuevas conexiones con universidades, organismos de seguridad y laboratorios con fines de lucro.[33] Cada una de estas relaciones trajo consigo nuevas preguntas: por ejemplo, si la participación de firmas con fines de lucro señala que está surgiendo una "industria de identificación post-conflicto/post-desastre".[34] Este libro describe la evolución de la ética forense internacional y busca hacer nuevas contribuciones a ese proceso.

¿Quiénes son los expertos forenses y qué hacen?

La palabra "forense" deriva de la raíz latina "forum": la plaza pública de una ciudad antigua. "Forense" puede, por lo tanto, aplicarse técnicamente a cualquier forma de discurso ante un público reunido, razón por la cual "forense" se enseña en muchas escuelas como el arte del debate. La *ciencia forense*, sin embargo, ha significado tradicionalmente el uso de la evidencia científica en un tipo muy particular de plaza pública: el tribunal de justicia.

---

31. Wagner 2008, 245–50.
32. Véase Equipo Argentino de Antropología Forense 2008.
33. Algunos ejemplos incluyen la participación de académicos y laboratorios universitarios de Escocia, España, Estados Unidos y Austria en la identificación permanente de los desaparecidos de Chile (véase Comisión de Derechos Humanos, Nacionalidad y Ciudadanía 2006) y las colaboraciones del Equipo de Antropología Forense de Argentina con Bode Technology Group, una compañía de biotecnología con fines de lucro, para identificar restos exhumados por el equipo (véase Syeed y Orellana 2009).
34. Center for Human Rights Science 2011.

La reciente ola de programas de televisión y novelas de misterio sobre científicos forenses, generalmente, han reforzado esta concepción popular del campo como una forma de investigación de homicidios de alta tecnología, y hay científicos que todavía reservarían el término "forense" solo para investigaciones legales de muerte injusta.[35] Sin embargo, en el contexto de los derechos humanos, gran parte del trabajo de los equipos forenses se ha movido fuera del tribunal para centrarse en otros asuntos, como el dolor y la incertidumbre de las familias, y la estabilidad y legitimidad de los gobiernos transicionales. Estos desarrollos han dado a los equipos forenses un nuevo y, a menudo, emocionante sentido de las contribuciones que su trabajo puede hacer, pero también los ha guiado a realizar una búsqueda espiritual sobre el alcance del trabajo forense y los roles que son apropiados para que los expertos forenses se desenvuelvan en una atmósfera políticamente cargada.[36] Ahora hay una sensación de que la definición tradicional de investigación forense no abarca todos sus nuevos usos y propósitos –particularmente para el trabajo de los derechos humanos– y que la idea de "forense" ha experimentado un profundo desplazamiento.

Este libro se centra en la exhumación de fosas comunes que contienen a las víctimas de violaciones de los derechos humanos, y acompaña los esfuerzos para documentar esas violaciones, identificar y reensamblar cadáveres y "repatriarlos" a sus familiares u otras personas que lamentan su muerte. A fin de resaltar la naturaleza global de este trabajo, así como el conocimiento experto que circula de exhumación a exhumación, yo, generalmente, me refiero a él como "investigación forense internacional" (a veces, abreviado como "investigación forense" o "trabajo forense"). Más allá de lo que podría denominarse investigación forense internacional, debe señalarse que hay varios tipos de trabajo en nombre de las víctimas vivas de violaciones de derechos humanos y se basan en métodos forenses diferentes de la investigación de la muerte. Médicos por los Derechos Humanos, por ejemplo, ha llevado a cabo investigaciones médicas de sobrevivientes de torturas en los Estados Unidos, México, Turquía, Cachemira y Punjab, y en muchas otras partes del mundo; ha documentado el uso de munición real prohibida contra los manifestantes palestinos en Israel, Cisjordania y Gaza, y es una de las muchas organizaciones de derechos humanos que utilizan pruebas de ADN y métodos complementarios para reunir a los niños secuestrados o desplazados durante el conflicto con sus familias de nacimiento.

Las exhumaciones en fosas comunes merecen un estudio por separado debido a su forma única, a que es estrechamente seguida y es un tipo de asistencia internacional particularmente difícil –una que se caracteriza por el contacto entre los vivos y muertos. Como señala Irina Paperno, desenterrar los restos de los muertos suele estar acompañado de "un sentido de identi-

---

35. Véase Dirkmaat et al. 2005.

36. Véase, por ejemplo, Congram y Steadman 2008; Hunter y Simpson 2007, 271–72; Raino, Lalu y Sajantila 2007, 58–59.

dad colectiva, memoria colectiva y una promesa de redención"; en muchos casos también "articula problemas de reorganización de la sociedad" durante los períodos dolorosos, esperanzadores y transformadores posteriores a la violencia de masa. Las exhumaciones plantean desafíos políticos y éticos extraordinarios para los equipos forenses, especialmente en lo que respecta a la relación entre una esfera en expansión de asistencia internacional, por un lado, y las cosmovisiones religiosas y culturales de los dolientes, por el otro. Las fosas comunes también son lugares fundamentales para el posterior desarrollo de la ética forense debido a preguntas aún sin respuesta sobre los derechos y el cuidado de los cadáveres.

Resulta que hay poco acuerdo sobre la definición de "fosa común". Algunos expertos forenses definen las fosas comunes basándose puramente en el número de cuerpos: dos o tres en algunos informes, seis en otros y más en algunos casos.[37] Otros piensan que una fosa común implica no solo un cierto número de cuerpos, sino también detalles sobre cómo se colocan juntos, en contacto, "indiscriminadamente" u ocultamente.[38] Agregan este criterio, en parte, para diferenciar entre las fosas "comunes" o "colectivas" que se consideraron aceptables hasta hace relativamente poco en la historia de Occidente –y todavía se usan ampliamente en muchas otras culturas– y las fosas anónimas, no elegidas, ocupadas por los muertos que fueron víctimas de las masacres.[39] En el derecho internacional, y entre algunos expertos forenses, las fosas comunes a veces han sido definidas por las violaciones específicas que llevaron a su creación: "ejecuciones extrajudiciales, sumarias o arbitrarias"[40] en oposición al combate armado o a los desastres naturales.[41] En general, los expertos *sí* parecen estar de acuerdo, basados en su familiaridad con los panoramas de la atrocidad, en que las fosas comunes incluyen muchas cosas que normalmente la mayoría de nosotros jamás pensaría como una fosa: la "dispersión superficial" de cadáveres en los bosques y colinas de la antigua Yugoslavia o de Ruanda,[42] los pozos y letrinas en que se encontraron víctimas, las casas y los graneros donde fueron ametralladas o quemadas hasta morir.[43] Los casos discutidos en estas páginas, desde Argentina hasta Kosovo y Polonia, se ajustan a todas y cada una de estas definiciones. Lo que importa es la relación entre los cadáveres, las instituciones políticas,

---

37. Hunter y Simpson 2007, 279; Juhl y Olsen 2006, 420.
38. Cox et al. 2008, 10; Juhl y Olsen 2006, 420.
39. Véase Ariès 1974.
40. Juhl y Olsen 2006, 421; Neuffer 2001, 223; Pearlman 2008, 5n33.
41. Haglund, Connor y Scott 2001, 57. Esta definición parece plantear la cuestión de cuál sería el término adecuado para ciudades enteras o pueblos, como Guernica, Dresde, Hiroshima o Nagasaki, que se vieron infestadas de cadáveres de civiles. ¿El ataque indiscriminado contra civiles es más bien una ejecución o un desastre? ¿Puede una ciudad convertirse en una fosa común?
42. Steadman y Haglund 2005, 3.
43. Juhl y Olsen 2006, 421.

legales y familiares que los rodean, y los equipos forenses que interactúan tanto con los muertos como con los vivos. Para mis propósitos, la presencia combinada de cadáveres, dolientes y expertos forenses, en lugar de números de cuerpos o características técnicas de su disposición, define el panorama de la fosa común.[44]

Más allá de la terminología descripta anteriormente, en este libro el vocabulario ético y político –términos como "partes interesadas", "dolientes" y "cuidado forense"– se discute y define a medida que aparecen los términos. Sin embargo, antes de pasar a lo ético y lo político, proporcionaré una breve descripción de las habilidades y disciplinas involucradas en la investigación forense. La información aquí está lejos de ser exhaustiva: las introducciones básicas a los fundamentos de la ciencia forense y las habilidades particulares más demandadas en el contexto de los derechos humanos están disponibles en otros lugares.[45] Los aspectos científicos particulares se describen con más detalle a medida que van surgiendo a lo largo del libro, y solo a un nivel de detalle necesario para comprender cómo las metodologías forenses particulares, o sus limitaciones, afectan las cuestiones políticas y éticas que son el centro de este libro.

Se puede decir que las disciplinas forenses "fundamentales" son la antropología, la arqueología, la patología y la odontología forenses.[46] La antropología forense, una rama de la antropología física, se centra, principalmente, en el esqueleto humano. Los antropólogos forenses se especializan, entre otras cosas, en ensamblar esqueletos individuales y analizar su "perfil biológico": edad, sexo, estatura y ascendencia o, a veces, raza,[47] así como en

---

44. También existe un considerable desacuerdo sobre cuándo usar el término "exhumación" versus "excavación" (véase Dirkmaat et al. 2005, Juhl y Olsen 2006, 426-27). Aunque esta discusión particular puede ser importante para los científicos que aprenden a trabajar en equipos forenses interdisciplinarios, cada uno trayendo consigo un vocabulario de un entorno diferente, aclara muy poco acerca de los objetivos o los métodos de las investigaciones forenses para los no especialistas. A lo largo de este libro, utilizo "exhumación" –la palabra más familiar para mí desde mi época de trabajo en Médicos por los Derechos Humanos– como el término general para cualquier actividad en la que se saquen restos humanos y otros objetos de fosas comunes.

45. Véase, por ejemplo, Cox et al. 2008; Ferllini 2007; Hunter y Cox 2005; Joyce y Stover 1992; Juhl 2005; Zanetta 2009.

46. Cordner y McKelvie 2002, 883.

47. La "ascendencia" no es raza, y existe un debate significativo en el campo de la antropología forense sobre el uso de la raza como una categoría para la identificación (véase, por ejemplo, Hefner 2007, Ousley, Jantz y Freid 2009, Sauer 1992). Muchas de nuestras categorías de raza o etnia socialmente construidas, como las basadas únicamente en el color de la piel, tienen poca relación con los patrones de variación encontrados en los esqueletos humanos. Donde hay diferentes patrones en características tales como altura y peso basados en la ascendencia de una persona, los antropólogos forenses también deben ser cautelosos para no aplicar los estándares equivocados: en la Bosnia de posguerra, por ejemplo, algunos equipos

---

detectar signos de trauma físico y enfermedad. Otros marcadores corporales de hábito y experiencia, desde la mano con la que escribimos hasta nuestra dieta, también pueden dejar signos individualizadores en nuestros huesos. La arqueología forense recurre a las técnicas tradicionales de los arqueólogos, así como a las nuevas tecnologías, como la fotografía satelital y el radar de penetración terrestre, para localizar fosas y exhumarlas mientras se conservan pruebas, cuerpos y objetos. Los arqueólogos también están capacitados para reconocer las características del esqueleto en sí, y existe una superposición significativa entre los dos campos: de hecho, la distinción entre antropología forense y arqueología forense a veces está menos relacionada con las metodologías específicas empleadas que con los diferentes tipos de entrenamiento avanzado disponible en los sistemas educativos de determinados países.[48]

Los patólogos forenses están entrenados en el examen de restos que aún tienen su carne y, en particular, en la realización de autopsias. Por lo tanto, los patólogos generalmente solo participan en fosas comunes que son relativamente recientes, como en la ex-Yugoslavia, y hacen su trabajo más en la morgue que en la fosa (los patólogos forenses también pueden identificar signos de tortura y otros traumas físicos en los cuerpos de los vivos). Los patólogos, a menudo, son la autoridad final sobre la causa de muerte de un cuerpo en particular: herida de bala, estrangulación, enfermedad u otros.[49]

La odontología forense es la identificación de los cuerpos basándose en las estructuras únicas de sus dientes: cuando un individuo no puede ser identificado por su nombre, la odontología forense puede ayudar a establecer su edad. El análisis dental es uno de los métodos más confiables de identificación en los casos en que los registros dentales rigurosos están disponibles para la comparación: por ejemplo, donde hay radiografías y registros de trabajo dental correspondientes a personas que han desaparecido. En los países pobres y en las zonas rurales, donde se encuentran muchas fosas comunes, estos registros no existen y la gente ha tenido poco o ningún cuidado dental;

---

forenses que investigaban fosas comunes usaron estándares occidentales (principalmente estadounidenses) para estimar la edad y la plena estatura de los individuos en función de la longitud y las características de ciertos huesos, una necesidad porque muchos restos óseos estaban fragmentados y mezclados. Sin embargo, como la población local tenía diferentes proporciones físicas de la población que se había utilizado para establecer los estándares, más tarde, muchas de estas estimaciones resultaron ser erróneas (Steadman y Haglund 2005, 6).

48. Véase Hunter y Cox 2005.

49. La causa de la muerte es distinta de la forma de la muerte. Esta última es una designación legal, limitada a algunas opciones: homicidio, accidental, natural, suicidio o indeterminado. En muchos casos, en torno a las fosas comunes, la evidencia arqueológica y antropológica asociadas con la fosa, no exclusivamente de cadáveres, puede ser fundamental para esta determinación. Como veremos en un ejemplo del próximo capítulo, la cuerda, el alambre u otra evidencia de ataduras pueden establecer que las personas fueron asesinadas en una ejecución en lugar de algún tipo de suicidio en masa.

en estos casos, los odontólogos forenses aún pueden estar involucrados en la correspondencia de las descripciones de los miembros de la familia ("se quebró el diente delantero en un accidente de motocicleta") con los cuerpos. Sin embargo, toda vez que la identificación se vuelve dependiente de la precisión de los recuerdos en lugar de la de los registros, es menos segura.

Una lista incompleta de otras especialidades involucradas en la investigación forense de fosas comunes incluye radiólogos, genetistas (donde se usarán análisis de ADN para identificaciones), expertos en balística, fotógrafos de escenas del crimen,[50] e incluso expertos que estudian los tipos de vida de los insectos dentro y alrededor de una fosa, o los patrones de recolección de animales, para ayudar a determinar cosas como la hora de la muerte o la ubicación de los restos sacados de la tumba.[51] No existe una mejor configuración única de un equipo forense; más bien, los expertos necesarios para un proyecto en particular dependerán del tipo de fosa u otro sitio que se investigue, los propósitos de la investigación (recopilación de pruebas, identificación de cuerpos individuales, testimonio histórico, capacitación o, a menudo, alguna combinación de lo anterior), y los antecedentes y métodos de trabajo particulares de la organización que está dirigiendo la investigación.

La investigación de las violaciones de los derechos humanos también ha requerido configuraciones de expertos que se alejan significativamente de la investigación típica de homicidios domésticos o de la unidad de muertes en masa. La colaboración con familias de personas desaparecidas ha transformado a los trabajadores sociales, los entrevistadores, los técnicos de bases de datos (que desarrollan modelos complejos para comparar la información proporcionada por los familiares de las personas desaparecidas con los cuerpos y objetos que los expertos forenses sacan de las fosas), los abogados internacionales y los mediadores políticos, quienes son esenciales para muchas investigaciones de fosas comunes a gran escala, incluso si su conocimiento experto no está dentro de las disciplinas médico-legales tradicionales que una vez constituyeron lo forense.[52] Los administradores de casos, que en su trabajo para la Comisión Internacional sobre Personas Desaparecidas en Bosnia y Herzegovina han acompañado a las familias en

---

50. Véase Cordner y McKelvie 2002, 870; Zanetta 2009, 327.

51. Véase Haglund y Sorg 2001.

52. De hecho, uno puede aprender mucho sobre las inversiones éticas y políticas en una investigación en particular simplemente estudiando la lista de expertos que se introdujeron en el campo. La movilización de trabajadores sociales y técnicos de bases de datos para el trabajo de la Comisión Internacional sobre Personas Desaparecidas en la ex-Yugoslavia hace referencia al énfasis en la identificación y las necesidades de los sobrevivientes (lo cual se consiguió con esfuerzo), así como en los recursos disponibles para el trabajo forense en curso. La aparente falta de representación de estos profesionales en las recientes exhumaciones auspiciadas por Estados Unidos y el ejército en Irak (véase Hinman 2006), por el contrario, es un signo de la baja prioridad otorgada a la identificación de cuerpos individuales o al compromiso continuo con los sobrevivientes.

su aflicción, enojo e incredulidad,[53] tienen su fundamental conocimiento experto propio, sin el cual el proceso forense en su país carecería de la credibilidad y la humanidad que necesita para avanzar. Extiendo así el término "expertos forenses" para incluir a estos no científicos. Las personas involucradas en muchas otras formas de trabajo, como lavanderos de ropa, cocineros, operadores de retroexcavadoras y guardias de seguridad –por lo general lugareños en lugar de expertos itinerantes– también son necesarios para realizar una investigación forense y pueden formar parte de la compleja política dentro y alrededor de la fosa.[54]

Ética forense

Los tipos de conocimiento experto requeridos para el trabajo forense, e incluso la definición básica de "forense", indudablemente, continuarán evolucionando con los cambios en las tecnologías que pueden emplearse y la naturaleza de la violencia misma.[55] Por esta razón –entre otras– es importante reconocer el papel constitutivo que desempeña la ética en el campo de la investigación forense en materia de derechos humanos.

Diversos organismos nacionales e internacionales, como la Organización Internacional de Policía Criminal (INTERPOL) y el Comité Internacional de la Cruz Roja, han elaborado manuales sobre las mejores prácticas relacionadas con la recuperación e identificación de víctimas de conflictos violentos y desastres naturales. Uno de los primeros, el *Manual sobre la Prevención e Investigación Eficaces de las Ejecuciones Extralegales, Arbitrarias o Sumarias* de las Naciones Unidas –llamado el "Protocolo de Minnesota"– fue adoptado por las Naciones Unidas en 1991. Expertos como Clyde Snow, Eric Stover y el patólogo con sede en Chicago Robert Kirschner, que trabajó en nombre de Médicos por los Derechos Humanos hasta su muerte en 2002,

---

53. Véase Wagner 2008.
54. Véase Brkic 2005; Hunter y Cox 2005, 221.
55. Tal vez algún día tengamos investigaciones forenses enfocadas en violaciones de los derechos sociales y económicos: relatos detallados de la estatura real de un niño versus proyecciones precisas de lo que habría sido si hubiera sido mejor alimentado, o documentando cómo contrajo una enfermedad que casi con certeza podría haberse prevenido o curado con atención médica básica. O, tal vez, algún día más organizaciones forenses, tradicionalmente involucradas en investigaciones de tortura y fosas comunes, se unan a Médicos por los Derechos Humanos en el estudio de la mortalidad materna (Médicos por los Derechos Humanos 2007), o aborden el problema del mapeo, la cuantificación y la explicación de las políticas y prácticas responsables por los millones de "mujeres desaparecidas" del mundo (Sen 2004), creando así una nueva investigación forense feminista. Hay, por supuesto, muchas formas de muerte injusta, trauma y violación de los derechos humanos que ocurren fuera de las "escenas del crimen" tradicionales, y que también pueden estudiarse científicamente.

fueron consultados durante su redacción.[56] El documento ofrece modelos de exhumación y protocolos de autopsia y presenta un reconocimiento directo de los factores que pueden afectar las investigaciones forenses en áreas de conflicto, como las malas condiciones, la falta de recursos y las diferencias "sociales y religiosas" que pueden hacer que las autopsias y otras prácticas forenses sean controvertidas e incluso no deseadas (como los Capítulos 2 y 3 analizan en profundidad).[57] Sin embargo, como han señalado algunos observadores, el Protocolo de Minnesota –escrito después de la exhumación de fosas clandestinas en Argentina, pero antes de las sepulturas en masa generadas durante los genocidios en Ruanda y Bosnia– tiene más que ofrecer a aquellos que investigan incidentes de muerte injusta, individuales o de pequeña escala, que a aquellos que se enfrentan a grandes fosas comunes.[58]

Informes y manuales posteriores como *Los desaparecidos y sus familias* y *La gestión de cadáveres en situaciones de desastre: Guía práctica para equipos de respuesta*, del Comité Internacional de la Cruz Roja, han hablado sobre cuestiones tales como la coordinación de la investigación y el manejo de la evidencia contra el caótico telón de fondo del desastre humanitario y la respuesta, el manejo digno de los muertos y las necesidades psicosociales de las familias.

Sin embargo y por lo general, estas pautas importantes para los profesionales tratan la ética como una preocupación una vez que la reacción e investigación han comenzado tras el desastre y han sido apartadas de las cuestiones políticas. Por lo tanto, queda mucho por decir sobre la ética que justifica la intervención forense en algunos casos y no en otros, la relación entre una práctica científica universalista y las diferencias culturales, las formas en que la identificación de los restos puede empoderar a algunas comunidades o familias y no a otras, y otros temas discutidos a lo largo de este libro. Aunque las pautas disponibles sí aluden a las limitaciones y circunstancias imperfectas, algunos expertos todavía se quejan de que cuando las instituciones relativamente bien financiadas se sientan a escribir cosas como protocolos de autopsia, las pautas tienden a reflejar un "escenario optimista". Las tecnologías y las prácticas recomendadas, especialmente en la era de las pruebas de ADN, a menudo están fuera del alcance de equipos forenses más pequeños y con pocos recursos en América Latina y en otros lugares. Para estos equipos, muchos dilemas éticos resultan de tener que tomar decisiones difíciles sobre cómo realizar su trabajo cuando las familias

---

56. Lo que podría considerarse como el "documento hermano" del Protocolo de Minnesota, "El Manual de Investigación y Documentación Efectiva sobre Tortura, Castigos y Tratamientos Crueles, Inhumanos o Degradantes", o "Protocolo de Estambul", también fue escrito con una extensa participación de Médicos por los Derechos Humanos y organizaciones colegas y fue reconocido por la ONU en 1999.

57. United Nations 1989.

58. Congram y Dirkmaat, citado en Pearlman 2008, n49 y n50.

están desesperadas por obtener información, el interés internacional en el caso es escaso o inexistente, y los recursos son limitados.[59]

Cuatro principios éticos determinantes definen este diverso –pero sin embargo distintivo– campo de la investigación forense internacional: un compromiso con la ciencia como una forma de verdad práctica y privilegiada, autonomía política, universalismo moral y un enfoque en las necesidades de las víctimas y los dolientes. Al identificar estas características, no me preocupa tanto la ética *profesional* de determinadas disciplinas, como la arqueología forense o la patología –por ejemplo, los códigos que especifican cómo se manejan los cuerpos, la recopilación de pruebas, cómo publicar resultados o interactuar con la prensa–. Muchas de estas "mejores prácticas" son tan familiares para los expertos forenses en laboratorios criminales nacionales como para aquéllos que trabajan en casos de derechos humanos. Más bien, los cuatro principios éticos que identifico aquí encapsulan compromisos mucho más amplios y básicos de *equipos forenses internacionales enfocados en los derechos humanos*: hilos de continuidad que podemos extraer de sus declaraciones de misión, de los tipos de proyectos que aceptan seguir o no y, por supuesto, del estudio de casos particulares.

La ciencia como una forma privilegiada de la verdad

En una larga entrevista que realicé con Clyde Snow en 2013, reflexionó sobre una profesión en la que él sirvió como catalizador y defensor, por mucho tiempo, del papel de la ciencia forense en la documentación de violaciones de los derechos humanos. De repente, hacia el final de la entrevista, Snow agregó: "No soy un activista de los derechos humanos. Soy un científico. Soy un experto. Si tengo una filosofía, es que soy anti-homicidio".[60]

Snow no estaba solo al afirmar que su identidad como científico, y el compromiso con su campo de especialización, eran anteriores a los derechos humanos. Una organización como Amnistía Internacional une a las personas en torno a un compromiso compartido –a veces como mártires– con los derechos humanos (en la medida en que Stephen Hopgood, en su estudio de Amnistía Internacional, la compara con una congregación eclesiástica, refiriéndose a sus principales activistas como "guardianes de la llama"). Por el contrario, la primacía de la identidad científica se entreteje dentro de las estructuras mediante las cuales los científicos forenses son entrenados e interactúan entre sí. A pesar del reciente lanzamiento de algunos programas interdisciplinarios que ofrecen capacitación en cuestiones de derechos humanos como parte de una carrera de antropología forense o de ciencias forenses,[61] la mayoría de las personas que han trabajado en investigaciones

---

59. Center for Human Rights Science, Carnegie Mellon University 2011.

60. Snow, entrevistas personales con el autor.

61. Véase Boehnke 2013.

de fosas comunes recibieron capacitación en los métodos formales de su disciplina y muy poca en temas como el derecho internacional o la historia y la filosofía de los derechos humanos.

Esta identidad fragmentada, parte ciencia y parte derechos humanos, crea paradojas tanto para los individuos como para las organizaciones. Mi exsupervisor en Médicos por los Derechos Humanos, Bill Haglund, vivió durante mucho tiempo en Seattle, en el lado opuesto de la sede de la organización en Boston. Sin embargo, durante años trabajó a tiempo completo como director ejecutivo del Programa Forense Internacional del grupo. Rápidamente noté que Bill casi siempre se refería a la organización usando el pronombre "ellos": "ellos" lo enviaban a hacer una evaluación forense en tal o cual lugar, "ellos" necesitaban algo de él para el informe anual. Por lo tanto, se hizo una sutil distinción entre los activistas profesionales de los derechos humanos que administraban y atendían la organización, y los científicos como Haglund y Snow que se habían desempeñado en estas organizaciones sin identificarse con ellas.

Es una distinción que puede llegar a parecer absurda, y no solo debido a los sitios profesionales que ahora se ofrecen para algunos científicos forenses dentro de las organizaciones de derechos humanos. Snow ayudó a encarcelar a criminales de guerra en varios continentes, identificó los cuerpos de innumerables personas cuyas vidas fueron destruidas por regímenes asesinos y trabajó para establecer organizaciones científicas de derechos humanos que, ahora, operan en todo el mundo y son una de las obras más duraderas de su legado (como el Premio Anual Clyde Snow de Justicia Social, otorgado por la Universidad de Oklahoma). Si Clyde Snow no fue un activista de los derechos humanos, ¿quién puede afirmar serlo?

Pareciera que el problema se reduce, en parte, a cómo definimos el término "activista". La antropóloga y autora forense Clea Koff explica:

> En general, me sentí bastante aislada cuando planteé la cuestión de si hay algo inherentemente activista en exhumar fosas comunes para que los cuerpos puedan dar testimonio "por sí mismos" en el contexto de los crímenes patrocinados por el estado. La gente, simplemente, me ha regresado a mirar. Pensé que podría ser porque el estereotipo prevaleciente de un científico forense en los EE.UU. ha sido el de un "portador de justicia" apolítico y ahistórico (o posiblemente solo un superhéroe) y nadie quería problematizar eso. Pero más recientemente, comencé a pensar que, simplemente, no tenían el vocabulario para discutirlo.[62]

Sin embargo, Koff –que se convirtió en antropóloga forense al inspirarse leyendo acerca de Snow en el libro *Witnesses from the Grave: The Stories Bones Tell*[63]–, siente que fue testigo de una diferencia significativa entre las

---

62. Koff, 13 June 2013.

63. N. de las T.: *Testigos desde la tumba. Las historias que cuentan los huesos*, de Eric Stover y Christopher Joyce.

personas que ingresaron al campo con una orientación activista y las que no.[64] Cuando Koff se inscribió para participar en exhumaciones en Ruanda y en la ex-Yugoslavia, tuvo la sensación de que el propio nombre de la organización que coordinaba las excavaciones estableció un *ethos*: "Médicos por los Derechos Humanos... Quiero decir, eso me dijo para qué estábamos allí".[65] Ella recuerda que, a medida que creció la escala de los proyectos y las Naciones Unidas finalmente asumieron el papel de coordinación, llegaron al sitio nuevos expertos que parecían considerar su trabajo como un trabajo en lugar de una vocación. Cuando se trataba de los derechos humanos, dice Koff, "las palabras nunca habían pasado por sus labios" y ella, a menudo, se sorprendía por las opiniones que expresaban sobre el atraso o el salvajismo desesperado de las comunidades devastadas por la guerra a su alrededor.[66]

Para los científicos como Snow y Haglund, que *no* se ajustan a esta descripción, el problema de identificarse como activista y con el sector de los derechos humanos, probablemente, se encuentre en otra parte: en la fricción entre esa identidad y la objetividad científica que es tan fundamental para su imagen pública de "expertos". El experto es calmo, racional y (para usar el término de Koff) apolítico o, al menos, evita las muestras de partidismo político. Existen, por supuesto, reglas sobre lo que significan la objetividad y la independencia en el contexto de una organización de derechos humanos.[67] Pero esas reglas son algo diferentes para una organización de defensa, cuyo "foro" es el público en general, legisladores, víctimas y colegas en el movimiento de los derechos humanos, que para el científico forense tradicional, cuya audiencia es el jurado. El temor, a veces expresado por los propios científicos forenses, es que sus afirmaciones de verdad —ya sujetas a dudas en cuanto a su legitimidad *científica*– sean aún más sospechosas cuando los científicos forenses son vistos como cruzados por una causa.[68] De hecho, al testificar en tribunales internacionales, los expertos forenses han sido cuestionados, precisamente, en el nivel de "subjetividad" con respecto a la evidencia que presentan.[69]

---

64. Koff 2004.
65. Koff, entrevista telefónica con el autor.
66. *Ibid.*
67. Véase Hopgood 2006, 97–101.
68. Véase Raino, Lalu y Sajantila 2007, 58-59. El dilema aquí es algo similar a un conflicto que Hopgood (2006) identifica en Amnistía Internacional entre la "autoridad moral" que proviene de "acceso privilegiado al conocimiento que es inaccesible para la persona común" combinado con una falta de inversión personal en el asunto en cuestión (p. 4), versus la "autoridad política" que proviene de la identificación con un grupo en particular (pp. 13-14). En el caso de los equipos forenses, la identificación puede ser con los dolientes, con la comunidad de derechos humanos local o internacional o, incluso, con los muertos.
69. "Prosecutor Versus Vujadin Popović et al." 2007.

Las memorias de Koff, *El lenguaje de los huesos*, pueden leerse, al menos parcialmente, como una de las luchas de una joven antropóloga forense con el paradigma de identidad que parece tan natural para Snow y Haglund: su deseo de ser parte tanto del mundo de los derechos humanos como de la comunidad científica forense. Pero la ciencia no está solo ligada a la identidad del experto forense. Es una epistemología en la que descansa la legitimidad de lo que los científicos forenses hacen en las fosas comunes. Y dado que la autoridad científica es lo que otorga a los expertos forenses el derecho percibido de exhumar las fosas de los muertos de otra gente en todo el mundo, también es un componente crucial en la ética de la investigación forense como proyecto global, desde las justificaciones más amplias para la existencia del campo hasta las decisiones mínimas tomadas en investigaciones específicas.

Los métodos de la ciencia forense se han desarrollado, en gran medida, en un contexto de aplicación de la ley, donde la evidencia que proporcionan los expertos forenses tiene un enorme poder para afectar la vida de las personas, por ejemplo, al llevarlas a ser acusadas de un crimen y encarcelarlas.[70] Sin embargo, este mismo contexto, tradicionalmente, ha significado que los métodos fueron aprobados y justificados sobre una base de caso por caso, a menudo para fines procesales. A diferencia de la química o de la biología, hay pocos departamentos académicos o instituciones dedicadas a la investigación básica sobre métodos forenses; durante gran parte de la historia del campo, hubo poco escrutinio externo de muchos métodos tradicionales, como la identificación de huellas dactilares o la reconstrucción facial. Estos métodos se basan en la "interpretación experta de patrones observados",[71] lo que significa que la subjetividad humana es parte integral de su uso. Sin embargo, frecuentemente ha habido poco reconocimiento de incertidumbre cuando esta evidencia se presenta en la corte. Un informe del año 2009 de la Academia Nacional de Ciencias, que detalla estos temas, causó un gran revuelo en la comunidad forense no solo en los Estados Unidos sino en todo el mundo.[72] El informe afirmaba que el análisis de ADN nuclear era el único método forense que "rigurosamente, había mostrado tener la capacidad de demostrar, de forma consistente y con un alto grado de certeza, una conexión entre la evidencia y un individuo o fuente específica",[73] y requirió una nueva investigación sobre la fiabilidad de otros métodos.

Incluso cuando los métodos forenses específicos no son cuestionados, hay razones por las cuales la cuestión de la "subjetividad" no desaparecerá en el corto plazo. La evidencia forense –tanto cuando se usa en los tribunales como cuando circula a través de otros canales públicos– se emplea

---

70. Giannelli 2011.
71. Committee on Identifying the Needs of the Forensic Sciences Community 2009, 7.
72. *Ibid.*
73. *Ibid.*, 7.

para contar la historia de un crimen, de sus perpetradores y de sus víctimas. Siempre se pueden hacer elecciones, y estudiosos como Irina Paperno, Layla Renshaw y Sarah Wagner han estudiado cómo las diferentes comunidades post-conflicto, con narrativas históricas que compiten, otorgarán significados muy diferentes a la evidencia forense "objetiva". Paperno describe cómo la evidencia recopilada durante la exhumación de fosas comunes en la ciudad de Vinnytsia, Ucrania, en 1943, "pasó por muchas manos: las de las autoridades judiciales del Tercer Reich, del Congreso de los Estados Unidos, de la comunidad de emigrantes ucranianos y de historiadores estadounidenses".[74] En cada caso, cambian los elementos básicos de cómo se cuenta la historia, como por ejemplo si la religión, la etnia, las creencias políticas o las posiciones de autoridad son las características definitorias de los perpetradores y de las víctimas. Ella escribe:

> Cada una de las agencias de investigación se estaba esforzando por elaborar un informe que hiciera comprensible el crimen monstruoso. Con este fin, cada una trató de separar y categorizar a las víctimas y a los perpetradores de una manera que disiparía el misterio del asesinato en masa. Y aunque cada informe parecía haber alcanzado la claridad inmediata que serviría a un objetivo político, finalmente, hasta el día de hoy, no hay claridad.[75]

Los expertos forenses utilizan un vocabulario complejo para distinguir, por ejemplo, entre identificaciones "presuntas" y "positivas", e incluso las identificaciones positivas no están más allá de todo cuestionamiento. No existen certezas absolutas en lo forense, solo diferentes grados de probabilidad: cada método tiene una tasa de error, y el pasado que se está estudiando nunca puede ser ni reconsiderado ni repetido. Como otros científicos, aunque con menos apoyo de investigación, muchos expertos forenses publican tanto sus resultados como las explicaciones de los métodos y las hipótesis en las que se basan estos resultados. En casos de alto perfil, como la identificación de desaparecidos en Chile, los resultados de los equipos forenses se volvieron a probar cuando surgieron dudas y se dispuso de nuevas tecnologías; los errores que surgieron, a pesar del considerable dolor y vergüenza que causaron, finalmente se hicieron públicos. Todas estas prácticas son parte de una buena ciencia, pero también tienen una dimensión ética. En parte, compensan las asimetrías más evidentes del trabajo forense: los equipos forenses poseen habilidades y tecnologías que son difíciles de entender para los ajenos, pero el impacto de su trabajo (justicia para los perpetradores, cuerpos por los cuales manifestar dolor, historias confirmadas o denegadas) es sentido más profundamente por los dolientes y otros a quienes apenas conocen. En las regiones post-conflicto, especialmente, los expertos forenses están hablando cada vez más del "testimonio público" que define el trabajo forense no solo

---

74. Paperno 2001, 91.

75. *Ibid.*

como un informe de *resultados*, sino también como un *proceso* transparente que involucra, desde el principio, a las partes interesadas.[76]

Incluso cuando las investigaciones forenses no están centradas en los resultados legales, sino más bien en la identificación de los cuerpos o en la construcción de un registro histórico, en la práctica forense se puede entrelazar un proceso de reflexión abierta acerca de las suposiciones, limitaciones y compensaciones. Este proceso puede ser especialmente importante en la identificación de víctimas individuales, donde el deseo de llorar ante el conjunto correcto de huesos es tan poderoso y los errores tan dañinos. Como Bill Haglund frecuentemente me recordaba cuando trabajaba en Médicos por los Derechos Humanos, un cuerpo identificado erróneamente implica dos identificaciones erróneas: el cuerpo que se tiene enfrente ha recibido un nombre incorrecto, y la persona cuyo nombre está ahora erróneamente adherido a ese cuerpo –y quien, de hecho, aún puede estar desaparecida– también ha sido identificada erróneamente.

En efecto, la doble naturaleza de la "identificación", que es tanto un proceso científico como social, es el área donde la relación entre los estándares científicos de la comunidad forense y otros imperativos éticos se vuelve más compleja. Como enfatiza la antropóloga Sarah Wagner, en su etnografía de la Comisión Internacional de Personas Desaparecidas acerca de las identificaciones de ADN en Bosnia y Herzegovina de posguerra, la identificación no está completa hasta que los familiares del difunto la hayan aceptado: en otras palabras, hasta que se haya convertido tanto en un hecho científico como social. Toda comunidad de dolientes tiene sus propias tradiciones, nociones de identificación y percepciones de la ciencia forense. Una experta forense involucrada en las investigaciones de la violencia en Timor-Leste informa que ella fue testigo de miembros de la familia que identificaron un cuerpo como su pariente desaparecido cortándose y dejando gotear la sangre sobre los huesos. Solo la sangre de los miembros de la familia, según ellos, sería absorbida por los huesos secos.[77] En Guatemala, los equipos forenses colocaron objetos asociados con cadáveres individuales, como ropa y joyas, con la esperanza de que los familiares y otros miembros de la comunidad reconocieran los objetos y, así, proporcionaran identificaciones presuntas para algunos de los cuerpos.[78] De acuerdo con la antropóloga Victoria Sanford, en los casos en que un cuerpo no puede ser combinado con objetos que lo identifiquen, los parientes muchas veces se presentan y dicen: "Si

---

76. Véase, por ejemplo, Baraybar, Brasey y Zadel 2007; International Committee of the Red Cross 2007; Doretti y Burrell 2007; Stover y Shigekane 2004.

77. Komar 2010.

78. Las identificaciones de este tipo son siempre presuntivas, en lugar de positivas, porque la ropa y los objetos se pueden quitar e intercambiar. En situaciones de violencia y adversidad, las personas pueden cambiar prendas e incluso documentos de identidad con la esperanza de eludir la detección. También pueden quitar la ropa y los zapatos a los muertos si ellos mismos lo necesitan.

no tiene dueño, entonces es mío".[79] Al negarse a permitir que algún cuerpo quede sin ser lamentado, estos sobrevivientes convirtieron un intento de identificación forense en una afirmación de los lazos comunitarios y en un acto de cuidado de los muertos, en parte, abandonando los estándares que hubieran hecho que el proceso fuera científico. Aunque los equipos forenses han respondido de manera diferente a este tipo de situaciones, en ningún caso han renunciado por completo a su propio compromiso profesional con el método científico. Más bien, una negociación entre dos prioridades que se cruzan y divergen en diferentes puntos –práctica científica y atención a las necesidades de los dolientes– se convierte en parte del "lugar público" en el que operan estos expertos.

Autonomía política

Todas las organizaciones analizadas en este libro se ven a sí mismas como sirviendo causas –documentando crímenes de guerra, creando un registro histórico preciso e identificando cuerpos y devolviéndolos a los dolientes– en lugar de a grupos particulares de personas. Por ejemplo, el propósito declarado de los equipos forenses que trabajaban en Bosnia era para documentar el intento de genocidio y las ejecuciones extrajudiciales, no para probar la victimización de los musulmanes bosnios (bosníacos) por parte de los serbios de Bosnia. Sin embargo, estas dos historias se entrelazan y superponen, y cualquier esfuerzo para demostrar el crimen de genocidio –definido en la Convención de Genocidio de 1948 como "actos cometidos con la intención de destruir, en todo o en parte, a un grupo nacional, étnico, racial o religioso"– exige algo más que la descripción desapasionada de actos criminales específicos cometidos contra individuos particulares.[80] La investigación del genocidio requiere involucrarse en su análisis y, a veces, incluso reproducir las categorías de identidad que proporcionó la lógica del crimen.[81]

La autonomía política, cuando una organización está operando en el tipo de escenarios donde son encontradas las fosas comunes, requiere dibujar algunas líneas finas como navajas de afeitar. Los equipos forenses necesitan un acceso seguro a las tumbas, a los equipos y a los recursos, cosas que, a menudo, solo los gobiernos –o, a veces, las instituciones internacionales que los grupos locales perciben que tienen lealtad a un lado en un conflicto– pueden proporcionar. He elegido usar el término "autonomía política" en un intento deliberado de distinguir esta cualidad de la "neutralidad" o incluso de

---

79. Sanford 2005, 233.
80. United Nations General Assembly 1948.
81. Véase Komar 2008.

la "independencia".[82] Porque los equipos forenses rara vez pueden financiar sus propios proyectos por completo u otorgarse un acceso seguro a las fosas y las instalaciones; por necesidad, entran conscientemente en una serie de formas de "dependencia". La neutralidad, mientras tanto, implica una postura pasiva o no participativa hacia los conflictos políticos y las negociaciones, mientras que la autonomía es compatible con (y en algunos casos la requiere) la acción y el compromiso en cosas como el diálogo nacional e internacional sobre los crímenes pasados y los derechos de las víctimas, procesos de conmemoración y reparación. Los equipos forenses han encontrado diferentes formas de contribuir a estos procesos dependiendo de sus propias reglas institucionales y del contexto en el que estaban trabajando, pero el compromiso de algún tipo, cómodo o no, ha sido la norma.

El concepto de "neutralidad" no puede descartarse sin mencionar a un actor importante y cada vez más influyente en el campo de la investigación forense internacional: el Comité Internacional de la Cruz Roja. La Cruz Roja tiene un compromiso de larga data con la neutralidad política que es fundamental para su identidad y, a la vez, uno de los aspectos más controvertidos tanto de su historia como de su práctica en curso.[83] La organización depende de sus políticas que, desde siempre, han sido de neutralidad y de discreción –por ejemplo, absteniéndose de emitir denuncias públicas, proporcionando pruebas para juicios o prestando ayuda a combatientes de ambos bandos– para obtener acceso a los heridos, encarcelados y necesitados quienes, de otro modo, estarían fuera de su alcance. El personal forense de la Cruz Roja participa en la capacitación de otros expertos forenses, la creación de protocolos de bases de datos, la elaboración de listas de personas desaparecidas, la toma de testimonios, la ayuda para localizar fosas comunes y el diálogo sobre mejores prácticas y ética forense, pero la organización no participa directamente en una investigación donde la evidencia podría ser utilizada

---

82. También he evitado hablar del término "imparcialidad" –a menudo usado, de forma algo imprecisa, como sinónimo de neutralidad– porque está menos relacionado con la autonomía política que con una visión más amplia del universalismo moral, discutido aquí como el tercer principio ético común de los equipos forenses. Como explica Barnett (2011), la neutralidad es sobre la identidad de una organización en sí misma –su rechazo a tomar partido en un conflicto– mientras que la imparcialidad es sobre la identidad de aquellos a quienes sirve la organización, y "exige que la asistencia se base no en la nacionalidad, raza, creencia religiosa, género, opinión política u otras consideraciones" (p. 33).

83. Véase Forsythe 2005; Harroff-Tavel 2003. En su historia del humanitarismo, *Empire of Humanity*, Michael Barnett señala que el Comité Internacional de la Cruz Roja ha alcanzado tal prominencia en el campo humanitario que sus principios básicos de imparcialidad, neutralidad e independencia suelen ser tratados como elementos constitutivos del *humanitarismo mismo*, ignorando una historia compleja en la que siempre han estado presentes otros modelos de acción humanitaria, a menudo más comprometidos políticamente, incluso en la Cruz Roja anterior a los años sesenta (véase Barnett 2011, 5).

para un juicio.[84] Podemos considerar este hecho como –entre otras cosas– un reconocimiento de hasta qué punto las investigaciones forenses *internacionales* han desafiado la definición tradicional médico-legal de forense: donde alguna vez el juicio era casi siempre el acto de cierre de una investigación forense; ahora tenemos una importante organización forense que se abstiene por completo de colaborar con los tribunales. Fundamentalmente, la Cruz Roja ha pasado años abogando por una mayor atención a los problemas de las personas desaparecidas y su impacto en las familias, y por una mayor coordinación en la búsqueda de los desaparecidos.

La exhumación de fosas comunes es, en palabras de la periodista Elizabeth Neuffer (asesinada mientras informaba desde Irak en 2003), "uno de los temas más polémicos para una sociedad que desea lograr justicia tras el genocidio".[85] Para los equipos forenses que trabajan fuera del marco humanitario de la Cruz Roja, y sin las mismas reglas y tradiciones para guiarlos, la autonomía política puede convertirse en una danza aún más compleja, especialmente cuando recopilan evidencia de crímenes de guerra. El Equipo Argentino de Antropología Forense trabaja independientemente de cualquier estado o grupo político, pero se fundó con el objetivo de exhumar a las víctimas de la represión y comprometerse con las familias de los desaparecidos "desde una perspectiva ética y política".[86] En los primeros años, el equipo, a menudo, contó una historia en particular a través de su trabajo: una historia de la violencia que los estados cometen contra su propia gente, y más específicamente, de los programas de "tierra arrasada", tortura y programas de desaparición de los gobiernos latinoamericanos de derecha. Es posible contar esta historia de manera objetiva y desapasionada, pero no apolíticamente, a menos que la "política" se conciba sólo en el sentido más estricto de votación, postulación para un cargo, servicio civil y similares.[87]

---

84. Cordner y Coupland 2003, 1325; Hofmeister 2009, 352–53.
85. Neuffer 2001, 223.
86. Cohen Salama 1992, 152.
87. En otro contexto, Sarah Wagner ofrece un fascinante análisis de cómo la Comisión Internacional sobre Personas Desaparecidas, la organización que encabezó la identificación de los muertos de la guerra civil de Bosnia durante más de una década, a veces, se ha visto atrapada entre múltiples roles, cada uno con una política diferente. Por un lado, la organización ha buscado ser un árbitro internacional desinteresado y comprometido con la creación de un proceso de identificación en el que *cada* bosnio pudiera confiar. Por otro lado, también se pidió a sus expertos que proporcionaran testimonios y verificaran pruebas para los juicios por crímenes de guerra contra el antiguo liderazgo de los serbios de Bosnia (Wagner 2010, 29), juicios considerados por muchos serbios de Bosnia como tendenciosos e injustos. Además, muchos de los cuerpos identificados por la organización son enterrados en una ceremonia anual, ampliamente publicitada, en un monumento conmemorativo para las víctimas bosníacas de la masacre de Srebrenica, que solo destacó, para gran parte del público y, especialmente, para los serbios de Bosnia, "los vínculos implícitos y explícitos" entre los procesos judiciales y la conmemoración de la identificación" (*ibid.*, 31-32).

La cuestión de cómo distinguir entre civiles "puros" o espectadores, colaboradores y participantes directos en la violencia, a menudo, ha resultado difícil de responder de manera satisfactoria. Sin embargo, en el contexto forense hay desafíos únicos. Los equipos forenses internacionales en ocasiones trabajan en países donde no pueden confiar en sus contrapartes locales –las autoridades forenses, la policía, los trabajadores del cementerio y otras personas que puedan tener conocimiento de las fosas– quienes, incluso pueden, en primer lugar, estar implicadas en la creación de las fosas. Sin embargo, para obtener acceso a tumbas, morgues, cuerpos y archivos, los equipos forenses muchas veces deben establecer un mínimo de comunicación e incluso de colaboración con estas instituciones.

Como la investigación forense de las violaciones de derechos humanos se ha convertido en una parte estándar de los grandes esfuerzos de la "justicia transicional", también ha surgido un nuevo modelo: el gobierno transicional posterior al conflicto que patrocina, a través de agencias estatales, sus propias investigaciones sobre desaparecidos. Este modelo, actualmente en desarrollo en Sudáfrica y Chile, requiere un tipo diferente de autonomía política: una en la que la percepción de objetividad e independencia depende, en gran medida, de la creencia pública en la legitimidad de las instituciones recientemente democráticas del estado.

Tan objetivos como puedan esforzarse por serlo los mismos investigadores forenses, la información que proporcionan sale a un complejo panorama post-conflicto, y los resultados de las investigaciones forenses casi siempre tienen fuerza política. En estos casos, las exhumaciones pueden convertirse en combustible para conflictos en curso, como así también pueden cuestionar la imparcialidad de la justicia internacional. No existe una fórmula mágica para mantener el rigor científico y la autonomía política y, al mismo tiempo, tener simpatía tanto natural como profesional por las víctimas; más bien, es una práctica diaria de autocrítica y autocorrección.

Universalismo moral

Según un grupo de expertos forenses que trabajaban en Kosovo, la decisión del Tribunal Penal Internacional para la ex-Yugoslavia de investigar sólo los crímenes de guerra cometidos por el régimen de Miločević significaba que se documentaban los crímenes contra los albaneses de Kosovo, mientras que crímenes muy similares contra otros grupos, incluidas las desapariciones de los serbios de Kosovo, fueron ignorados en gran medida.[88] Existen claros peligros políticos al tratar, o incluso al tener la apariencia de tratar, a las víctimas albanesas en forma diferente de las serbias, a los hutu en forma diferente de los tutsi. Pero los peligros son más profundos que la política del momento. Las investigaciones forenses desempeñan un papel fundamental al

---

88. Baraybar, Brasey y Zadel 2007, 268.

contar las historias de poder, violencia y victimización. Cuando las exhumaciones contribuyen a una narración unilateral o incompleta de esa historia, también refuerzan fábulas morales simplistas en las que una etnia o un grupo completo son etiquetados como "perpetradores" y descriptos como salvajes sedientos de sangre, mientras que otro grupo –en el que todos llegan a ser "víctimas"– parecen ser sujetos desamparados, apolíticos que necesitan ser rescatados y son incapaces de hablar por sí mismos.[89]

Los equipos forenses están comprometidos con una versión particular del humanismo que combina las tradiciones universalistas e imparciales de los derechos humanos y el humanitarismo con una lente especial que surge a través del contacto con los restos de los muertos. En general, si bien la investigación forense de las violaciones de los derechos humanos a veces ha comenzado con equipos enfocados en un solo país, en la mayoría de los casos ha estado vinculada a la circulación internacional de conocimiento experto así como a la "expansión del círculo (...) de simpatía" que ha caracterizado no solo a los derechos humanos y a los movimientos humanitarios, sino también al desarrollo gradual de normas democráticas globales (por ejemplo, desde los derechos naturales sólo para hombres blancos que poseen propiedades hasta la Declaración Universal de los Derechos Humanos).[90]

Sin embargo, más allá de la ética de la imparcialidad compartida por los derechos humanos y los movimientos humanitarios, la investigación forense tiene su propia narrativa humanística particular, que surge de la característica más singular del campo: la presencia material de restos humanos muertos. La historia que cuentan las investigaciones forenses, mientras que los expertos recopilan evidencia e identifican víctimas, trata sobre las infinitas formas de variación que los individuos poseen al nacer y acumulan a lo largo de sus vidas (lo que los hace identificables) y, simultáneamente, sobre los signos comunes de su sufrimiento.

La ciencia forense ha desarrollado herramientas para reconocer y describir este sufrimiento, precisamente, porque todos los cuerpos humanos reaccionan de forma similar y predecible para mitigar los traumas, las balas y el paso del tiempo, "patrones consistentes que pueden entenderse mediante una comparación cuidadosa y un estudio sistemático".[91] Si bien pueden ser necesarios diferentes estándares basados en la ascendencia, por ejemplo, para ayudar a determinar la edad de una mujer del norte de Europa en comparación con un hombre vietnamita, la violencia, a menudo, habla en signos más universales. Elaine Scarry escribe:

> Cuando el pecho del irlandés es destrozado, cuando un chico armenio recibe un disparo en las piernas y en la ingle, cuando una mujer rusa

---

89. Véase Wilson 1997; Barnett 2011, 13–14.

90. Barnett 2011, 14.

91. Committee on Identifying the Needs of the Forensic Sciences Community 2009, 112.

muere en un pueblo en llamas, cuando un médico estadounidense vuela por los aires en el campo, sus heridas no son irlandesas, armenias, rusas, o estadounidenses precisamente, porque es la destrucción de un irlandés, la destrucción de un niño armenio, la destrucción de una mujer rusa, la destrucción de un soldado estadounidense que acaban de ocurrir, así como, en cada caso, el destrozo de la civilización, ya que reside en cada uno de esos cuerpos.[92]

Es el destrozo de los cuerpos, en lugar de las formas en que se construyen como serbio, tutsi o kurdo o "subversivo", lo que estudian los equipos forenses. De hecho, debido a que muchas de las categorías de raza y etnia empleadas por los violentos carecen de una base biológica real,[93] algunos expertos consideran que la buena ciencia forense es una refutación del racismo y la pseudociencia, una forma de dar vuelta la hoja sobre una asociación pasada entre la investigación genética temprana y las filosofías eugenésicas.[94]

Además de resaltar y, a veces, criticar las categorías de raza y etnia empleadas por los violentos, los equipos forenses pueden complicar las grandes narrativas políticas que han llegado a dominar el discurso global o, al menos, el "occidental". Médicos por los Derechos Humanos ha pasado más de una década investigando y publicitando una fosa común en Afganistán donde se cree que más de dos mil prisioneros talibanes fueron masacrados por las fuerzas de un jefe militar aliado de Estados Unidos.[95] El equipo forense ha colocado así en la categoría de víctimas a un grupo de cuerpos cuyo identificador común en la vida –"talibanes"–, significa, para gran parte del mundo, "malvados".[96]

Sin embargo, aunque la "expansión del círculo de simpatía" del humanismo universal sea probablemente el hilo común más importante que une todas las facetas de los derechos humanos y la acción humanitaria, también es el más difícil de traducir de manera creíble en una práctica organizacional diaria. En el capítulo 4, sostengo que no existe una visión verdaderamente universalista de la investigación de las fosas comunes que también sea prácticamente posible: no hay forma de tratar a todas las fosas y a los cuerpos como iguales, aunque la violencia que hayan sufrido sea la misma. A algunas tumbas será demasiado difícil llegar; otras tendrán un significado particular debido a su ubicación, su historia o la evidencia que contienen. Las fosas comunes recientes, con dolientes vivos a su alrededor para llorar y volver a enterrar los cuerpos exhumados, probablemente parezcan proyectos forenses más urgentes (y más fáciles de financiar) que las fosas comunes históricas

---

92. Scarry 1985, 122.

93. Estas categorías también se implementan con mucha más "incertidumbre y presunción" de lo que comúnmente se reconoce (Komar 2008, 1).

94. Arditti 1999, 78; Stern 2013.

95. Goodman 2009.

96. Skinner 2007, 237.

cuyos habitantes también pueden haber sido víctimas de la violencia –a menos que esas fosas históricas sean de algún interés arqueológico particular, o se relacionen con un conflicto (como la Guerra Civil Española) que sea tema de renaciente atención.

Por supuesto, las personas que han perdido a sus seres queridos en genocidios y otros episodios de violencia étnica, racial y política pueden no estar de acuerdo con Scarry en que las identidades sociales acotadas de los muertos están "destrozadas" por la violencia que sufrieron. A menudo, para ellos, las personas musulmanas, ogoni o socialistas murieron *como* musulmanas, ogoni o socialistas, murieron *porque* eran musulmanas, ogoni o socialistas y, por lo tanto, deben ser *enterradas* como musulmanas, ogoni o socialistas. El universalismo moral de los equipos forenses se convierte así en un valor más que puede distanciarlos de los dolientes. Por un lado, los expertos forenses hacen contacto directo con las víctimas muertas y sus familias, estableciendo lo que Doretti y Burrell llaman "una clara corriente de afecto" entre ellos y, a menudo, ayudando a apoyar la versión de la historia de las víctimas.[97] Por otro lado, estos mismos expertos forenses deben estar preparados para informar hechos que *contradicen* la versión de las víctimas sobre los hechos. Deben ser capaces de exhumar una tumba de grecochipriotas desaparecidos y, luego, tal vez unos días más tarde (o incluso concurrentemente), comenzar a exhumar con igual cuidado una fosa de turcochipriotas desaparecidos. Luego, al haber terminado su trabajo en Chipre, deben estar listos para comenzar todo el proceso nuevamente en otro continente, dejando atrás a los dolientes con los que trabajaron y los lazos que formaron.

La cuestión de cómo un equipo forense en particular elige los proyectos que proseguirá –y de cómo esas elecciones organizacionales forman un patrón en la distribución de los esfuerzos forenses en todo el mundo– es inquietante para quienes se sienten interesados en este proyecto global, y con razón.[98] La República Democrática del Congo, por poner un ejemplo, es el centro neurálgico de un conflicto que ha matado a civiles en una cantidad que empequeñece hasta a los genocidios en la ex-Yugoslavia y Ruanda. Sus fosas comunes son, en gran medida, inaccesibles debido a la situación política y de seguridad que allí reina.[99] Los expertos forenses también son

---

97. Doretti y Burrell 2007, 56.

98. Un experto se apresuró a recordarme que también hay científicos forenses enfocados mucho más exclusivamente en sus propias carreras y/o en los desafíos intelectuales de las investigaciones de fosas comunes, y que no están perdiendo el sueño sobre estos temas de selección de casos (Congram, entrevista telefónica con el autor).

99. El Equipo Peruano de Antropología Forense ha comenzado a entrenar a un equipo forense congoleño para exhumar algunas fosas que se cree están relacionadas con el "genocidio de venganza" llevado a cabo contra refugiados hutu por las fuerzas ruandesas a mediados de la década de 1990 (de Pablo, Zurita y McVeigh 2010). En el capítulo 4 se analizará un proyecto forense anterior de las Naciones Unidas abortado en el Congo. Sudán, Sierra Leona e Irak se encuentran entre otras

conscientes de que las necesidades básicas y cotidianas de muchas personas en la República Democrática del Congo, uno de los países más pobres del mundo, son mucho más urgentes que las exhumaciones.

Sin embargo, para un grupo de profesionales comprometidos científica y éticamente con la deconstrucción de las ideologías raciales, se destaca un patrón a gran escala: el fuerte gasto en la identificación de cuerpos de piel relativamente clara en los países considerados parte de (o en el umbral de) Occidente, en comparación con el esfuerzo y el gasto invertidos en la identificación de cuerpos de piel oscura en países no occidentales. Esta conversación suele comenzar con los genocidios de Ruanda y de la ex-Yugoslavia en la década de 1990, los recursos gastados en la identificación del ADN en curso, en el último caso, y la casi total ausencia de tal esfuerzo en Ruanda.[100] Solo dos importantes exhumaciones forenses de fosas comunes se llevaron a cabo en Ruanda, en comparación con los más de dieciséis mil cuerpos exhumados de cientos de fosas en Bosnia,[101] con más exhumaciones y trabajos de identificación todavía en curso.

Hay explicaciones científicas, así como políticas, que se pueden ofrecer para esta discrepancia. Ruanda es un país pobre con muy pocos registros médicos o dentales para que los antropólogos puedan comparar con los restos encontrados en las fosas comunes.[102] En cuanto a las identificaciones de ADN, la tecnología sigue siendo bastante costosa, y el gran número de muertos plantea la cuestión de dónde deben comenzar las investigaciones, especialmente sabiendo que, probablemente, no habrá suficientes fondos para terminar la búsqueda.[103] En Ruanda, el número de víctimas muertas del genocidio –unas ochocientas mil personas– es enorme; en comparación, las estimaciones muy criticadas de bajas civiles en la guerra de Bosnia y Herzegovina, en general, no superan los cuarenta mil. Una de las tristes realidades que dan forma tanto a la práctica científica como a la reconstrucción post-conflicto es que cuanto mayor es la escala de la atrocidad, más difícil es concebir un proyecto de reparación concreto y acotado.

En un mundo que se globaliza, los expertos forenses se han dado cuenta de que su propio trabajo en proyectos en cualquier país tiene una tendencia a dar forma a expectativas en otros lugares donde podrían realizar investigaciones en el futuro. En unas pocas décadas, las exhumaciones científicas de las fosas comunes han pasado de ser una rareza a ser una parte estándar de la respuesta a conflictos importantes, y la planificación de las exhuma-

---

naciones donde se han localizado muchas fosas comunes sospechosas a través de imágenes satelitales y otros medios, pero siguen sin investigarse.

100. Véase Wagner 2008, 265; Jessee 2012.

101. Meyer 2008.

102. Keough, Simmons y Samuels 2004, 272.

103. Desafíos similares afectaron los esfuerzos de identificación en Timor-Leste (Cordner y McKelvie 2002, 874).

ciones incluso comienza mientras el conflicto aún se está desarrollando.[104] En particular, debido al rol de alto perfil desempeñado por la identificación del ADN en la ex-Yugoslavia (y quizás también a representaciones poco realistas de "detectives de ADN" en la cultura popular), muchos países y familias de los desaparecidos exigen análisis de ADN mientras ignoran la importancia de los métodos antropológicos básicos, que también se siguen desarrollando y se hacen cada vez más efectivos.[105]

Sin embargo, una de las características que distingue a Ruanda de la ex-Yugoslavia es que las familias de las víctimas del genocidio de Ruanda parecen no haber clamado, al menos en la mayoría de los casos, por las identificaciones individuales.[106] Los sitios de masacre en Ruanda suelen presentar fosas colectivas o muestras públicas de huesos mezclados; aunque esta práctica se aplica, parcialmente, a través de una ley que ordena que todos los restos del genocidio se muestren como homenaje y como advertencia a las generaciones futuras.[107]

Los expertos forenses que he entrevistado parecen estar atrapados entre dos formas de interpretar los diferentes "panoramas de expectativas" encontrados en Ruanda y en la ex-Yugoslavia, relacionándolos con los principios más amplios de su campo y, así, extrayendo lecciones de ellos para la práctica futura. En un modelo, la tarea de los equipos forenses es responder a las necesidades de los dolientes *a medida que los expresan*: si los ruandeses muestran menos interés que los bosnios en la identificación individual, obtendrán menos identificaciones. De hecho, algunos expertos argumentan que incluso podría ser una forma de imperialismo cultural imponer un programa de identificación de ADN en un lugar donde los dolientes tienden a enterrar a sus muertos juntos en tumbas colectivas. Ellos se preocupan porque una práctica culturalmente aceptable e incluso "satisfactoria" de ritual comunitario será socavada, dejando solo la posibilidad mucho más tenue de investigaciones científicas completas de cada fosa y de cada cuerpo en su lugar. Las ideas sobre lo que constituye una "identificación" también se remodelarían en torno a un modelo particularmente individualista basado en la ciencia, asociado con el Occidente industrializado, que puede ser ajeno a culturas más colectivistas, donde los dolientes pueden consolarse con el hecho de que sus muertos son enterrados entre su propia gente, en lugar de

---

104. Steadman y Haglund 2005, 7.

105. Cordner y McKelvie 2002, 881; Fondebrider et al. 2009.

106. El antropólogo cultural Erin Jessee, basado en las entrevistas realizadas a veinticuatro sobrevivientes del genocidio, expresa que estos informes pintan una imagen falsa, y que allí hay, de hecho, un aporte significativo para próximas exhumaciones e identificaciones de ADN de las víctimas del genocidio de Ruanda.

107. Jessee 2012.

combinar todos los puntos de datos de un hueso particular con los marcadores genéticos en una base de datos de ADN.[108]

Otros profesionales expresan considerable escepticismo sobre estas interpretaciones y, de hecho, sobre cualquier situación en la que los expertos extranjeros juzguen que los dolientes esperan menos a causa de su "cultura". Estos expertos señalan que las expectativas de los sobrevivientes del genocidio –personas que han visto a su país y a sus propias familias diezmadas por una brutalidad inesperada– probablemente se basen en parte en las circunstancias desesperadas en que se encuentran. También es probable que estén informados por la impotencia que estas personas sienten ante las instituciones internacionales que, en muchos casos, han intervenido en sus vidas de manera desigual e impredecible. Posiblemente las generaciones posteriores lleguen a querer información que sus parientes mayores no sabían exigir,[109] y la evidencia y la información histórica que surge de las fosas pueden ser de interés para muchos partes interesadas más allá de las familias y de los dolientes.[110] Para los expertos que ven el tema de las expectativas en estos términos, el universalismo moral del experto forense, donde sea que se encuentre, es una promesa de practicar la buena ciencia, el tipo de ciencia que es incompatible con la destrucción de evidencia al exhumar una fosa común y permitir que sus contenidos se mezclen en un monumento colectivo. Si hace algo menos que eso, lo que está practicando es algo más que forense.[111]

A pesar de sus diferencias, e incluso de su irreconciliabilidad, estos dos modelos interpretativos están juntos bajo la misma rúbrica de universalismo moral. Ambos son, en el fondo, intentos de asegurarse de que exista una estructura justificativa subyacente a la selección de los casos de los equipos forenses, una que esté basada no en simpatías políticas, sino en la misma preocupación por las necesidades de los dolientes, independientemente de dónde hayan sido encontrados. Ambos modelos ofrecen argumentos convincentes,

---

108. Haglund, entrevista telefónica con el autor, 13 de abril 2009; véase también Wagner 2008, 119–20.

109. La investigación de Layla Renshaw en España sobre las fosas de la época de la guerra civil confirma esta sensación de que puede surgir una "brecha generacional" cuando se trata de actitudes hacia la identificación forense. Señala "una aparente brecha generacional entre los descendientes más jóvenes [de los muertos en la guerra civil], principalmente nietos, que veían la identificación como imperativa y tenían particular confianza en las pruebas genéticas, y los parientes mayores, hijos de los muertos, que eran mucho más ambivalentes sobre la necesidad de lograr una identificación individual" (2011, 196). Renshaw atribuye estas diferentes actitudes tanto a los niveles de comprensión de las tecnologías forenses como a un alejamiento cultural de los "actos de duelo público" (incluidas las ceremonias de realojamiento llevadas a cabo en sus sitios) y hacia una concepción del duelo como un acto privado (*ibidem*).

110. Parsons, entrevista personal con el autor.

111. Véase Dirkmaat et al. 2005.

y plantean algunas preguntas que solo pueden responderse empíricamente, caso por caso.[112] Sin embargo, también plantean preguntas normativas sobre cómo asignar un peso moral a las opiniones culturales de una población dada de sobrevivientes versus intuiciones sobre las potenciales necesidades y expectativas de las futuras generaciones. La persistente incomodidad acerca de la distribución de los esfuerzos forenses en todo el mundo no resuelve el problema ni crea condiciones de igualdad global; sin embargo, es, al menos, un signo deseable de práctica autocrítica entre algunos expertos en este campo.[113]

Enfoque en la víctima y en el doliente

Aunque la ciencia forense siempre ha tenido el potencial de producir importantes *resultados* para las víctimas y los dolientes –desde poner a los criminales tras las rejas hasta identificar a los muertos–, los compromisos de sus profesionales eran, en gran parte, con los tribunales y con la ley. De hecho, la legitimidad de un sistema legal imparcial siempre se ha basado, en parte, en la distancia que mantiene del deseo de venganza, y las demandas de sufrimiento, de las víctimas. Los juicios, casi siempre seguidos de cerca y profundamente deseados por los sobrevivientes, pueden emprenderse para reafirmar el estado de derecho, disuadir futuros crímenes, percibir el "deber de procesar" y muchas otras cosas más allá de las necesidades de las propias víctimas.[114] De hecho, en *Eichmann en Jerusalén*, Hannah Arendt, como todo el mundo sabe, alega que el tribunal del juicio de crímenes de guerra de 1961 contra el genocida nazi Adolph Eichmann estaba excesivamente centrado en relatar los muchos sufrimientos de las víctimas individuales del Holocausto judío y del pueblo judío, y no en las "demandas de justicia" acerca de las acciones específicas del hombre procesado en la lista de causas.[115]

---

112. Las entrevistas de Jessee y Robins y los grupos focales con las familias de los desaparecidos, a pesar de ser realizadas por investigadores individuales y, por lo tanto, limitadas de forma natural en su alcance, son esfuerzos importantes en esta dirección.

113. Las preguntas sobre la distribución de los esfuerzos forenses también pueden surgir cuando se cree que las fosas contienen ciertas personas emblemáticas que pueden tener un significado especial como símbolos de victimización y resistencia. Las fosas (o las fosas sospechadas) del poeta español Federico García Lorca, el activista nigeriano Ken Saro-Wiwa y algunos héroes del movimiento antiapartheid de Sudáfrica han recibido una mayor atención por los problemas de las personas desaparecidas en sus países. ¿Es correcto que los investigadores forenses prioricen las fosas que forman una parte tan importante de la historia de los derechos humanos en un país determinado? ¿O el universalismo moral también exige que trabajen para democratizar la victimización, para tratar las fosas de los famosos de la misma forma que las fosas de los olvidados?

114. Véase Orentlicher 1991; Rauschenbach y Scalia 2008; Robins 2011.

115. Arendt 1992, 5.

El campo de la investigación forense internacional parece estar en medio de una reorientación ética gradual y, a veces, controvertida con respecto a las necesidades de las víctimas. Sin embargo, este desarrollo no surge de un argumento teórico contra puntos de vista como los de Arendt; tampoco es, enteramente, el resultado de una nueva simpatía que echó raíces en los investigadores forenses cuando comenzaron a trabajar entre los cuerpos de las víctimas del genocidio en lugar de entre los muertos "comunes". Más bien, la nueva importancia de las víctimas actualmente abrazadas por gran parte del campo, y las perspectivas más matizadas sobre ellas, se puede rastrear a factores históricos específicos. Esta historia comienza en Argentina, con leyes de inmunidad que causaron una crisis de propósito para el Equipo Argentino de Antropología Forense; luego, recorre algunas de las experiencias más difíciles del floreciente campo en la antigua Yugoslavia y más allá. Los capítulos 1 y 2 de este volumen cuentan piezas importantes de esta historia y explican más sobre lo que significa, en la práctica, estructurar las investigaciones forenses en torno a las necesidades de las familias de los desaparecidos y otros dolientes.

Los términos "víctimas", "familias" y "dolientes" que se utilizan a lo largo de este libro se superponen, pero no son del todo coextensivos. Es importante tomar nota de los tipos de víctimas no incluidas, ya que los equipos forenses han dirigido su atención a las familias de los desaparecidos y, con menor frecuencia, a otros dolientes. El nuevo vocabulario del trabajo forense, "centrado en la familia" o "humanitario", expresa mucho sobre los deberes de los equipos forenses para las víctimas *vivas* de la violencia: las personas que han perdido a sus seres queridos y que, en general, han sido maltratadas y desplazadas. Sin embargo, para un vocabulario utilizado por personas que exhuman fosas comunes, tiene poco que decir sobre las víctimas que *no* sobrevivieron: los cadáveres con los que los expertos forenses, a menudo más que cualquier otro, establecen un contacto íntimo, sostenido y directo. Este libro integra, junto con un relato de cómo las investigaciones forenses afectan a las familias y a los dolientes, una indagación sobre lo que la investigación forense hace por las víctimas muertas por causa de atrocidades.

Estos cuatro principios éticos ayudan a definir un campo. Los equipos forenses no son las únicas organizaciones que consideran que el método científico, la autonomía política, la universalidad moral y el enfoque en las víctimas son fundamentales para su identidad. Sin embargo, tener métodos científicos ligados tan explícitamente con el trabajo por los derechos humanos, no tenía precedentes históricos cuando el equipo argentino comenzó a exhumar fosas en Argentina. Desde entonces, ha inspirado e informado el uso de nuevas tecnologías de mapeo, análisis espacial, agregación de datos y simulaciones informáticas.[116] También ha planteado nuevos dilemas en áreas como la tensión entre la objetividad científica y los compromisos morales centrados en la víctima del trabajo de los derechos humanos. Los equipos

---

116. Véase Dirkmaat et al. 2005; Fondebrider et al. 2009.

forenses pueden ser las únicas organizaciones en las cuales los cuatro principios juegan roles tan prominentes, casi iguales y, con frecuencia, contradictorios; además, son las interacciones entre estos principios y el contexto particular de las atrocidades de masa –principios más realidades– las que, finalmente, moldean el campo.

El hecho sobresaliente sobre las realidades de la atrocidad de masa es cuán difícil –algunas veces imposible– estas realidades pueden hacer que se cumpla con todos los principios éticos importantes, especialmente cuando esos principios comienzan a contraponerse a medida que se ponen en práctica. Las brechas entre las expectativas, las aspiraciones y la realidad son, al menos, tan prominentes en el trabajo forense como en cualquier otro esfuerzo humanitario. Sin embargo, al definir un campo y comprender su historia, las aspiraciones *sí* importan.

También parece significativo que las críticas más esclarecedoras e incluso más duras de las investigaciones forenses internacionales que he escuchado, provengan de los propios profesionales. Lejos de los santos, estos profesionales tampoco suenan como misioneros. Si bien no todos los expertos forenses están igualmente comprometidos en la reflexión sobre política y ética, muchos de ellos han publicado artículos y capítulos de libros en los que evalúan su propio trabajo y expresan sus preocupaciones sobre el futuro del campo.[117] Durante las investigaciones, en forma impresa y en conferencias, argumentan, intercambian lecciones aprendidas y (cuando es posible) trabajan para llegar a un acuerdo sobre códigos éticos compartidos. Incluso los códigos que producen rara vez se describen como perfectos o completos, sino como proyectos en curso sujetos a cambios en las tecnologías, las circunstancias sobre el terreno y la experiencia global acumulada en el campo.

Los expertos y las organizaciones mencionados en este libro puede que no siempre logren equilibrar sus compromisos éticos con su satisfacción o la de otros y puede ser que trabajen en muchos contextos en los que los factores importantes estén fuera de su control. Pero sigue existiendo una clara diferencia entre los principios que buscan aplicar y los de otras organizaciones que trabajan con cadáveres en un marco ético diferente. Las exhumaciones de desaparecidos en Argentina no fueron las primeras investigaciones forenses de crímenes de guerra o de violaciones de derechos humanos y, actualmente, se realizan muchos esfuerzos en la identificación y recuperación de cadáveres post-conflicto que utilizan métodos y tecnologías similares a las empleadas por las organizaciones de derechos humanos. Existen importantes conexiones históricas e incluso institucionales entre estos diferentes proyectos, pero siguen siendo política y éticamente distintos.

---

117. Véase, por ejemplo, Congram y Steadman 2008; Dirkmaat et al. 2005; Koff 2004; Skinner 2007; Steadman y Haglund 2005, 7; Steele 2008; Stover y Shigekane 2004; Vollen 2001.

Irónicamente, las primeras investigaciones forenses internacionales fueron organizadas por los nazis.[118] A principios de la década de 1940, se exhumaron numerosas fosas comunes en torno al Bosque Katyn de Rusia después de la masacre y el entierro clandestino de unos veintidós mil oficiales polacos y prisioneros de guerra, en un momento en que Polonia sufría una ocupación doble por parte de las fuerzas alemanas y soviéticas. Los soviéticos estaban ansiosos por echar la culpa de estas masacres al Tercer Reich. El ministro de propaganda nazi, Joseph Goebbels, persiguió ansiosamente las exhumaciones públicas de las fosas en el bosque de Katyn, viendo, acertadamente, una oportunidad para sembrar divisiones entre los soviéticos y sus aliados en Occidente como prueba de la responsabilidad soviética surgida de las fosas, contradiciendo así las denuncias públicas efectuadas contra los nazis. La "Comisión Katyn" formada en 1943 por la Cruz Roja Internacional, a petición de los líderes nazis, continuaría investigando fosas comunes en la ciudad de Vinnytsia, Ucrania, el sitio de las purgas estalinistas, de las cuales los soviéticos también trataron, inicialmente, de culpar a los alemanes. Después de la guerra, cuando las autoridades soviéticas intentaron incluir las masacres de Katyn entre los cargos formulados contra los acusados nazis en Nuremberg, los jueces estadounidenses y británicos desestimaron la acusación. Entonces, desde un período muy temprano, varios actores, con movimientos mixtos, reconocieron el poder que la ciencia forense tendría para hablar en el "foro" *internacional* producido por las guerras mundiales y el naciente marco internacional de los derechos humanos.

Los crímenes que antecedieron a estas exhumaciones, los métodos empleados y la audiencia internacional que obtuvieron, los hacen similares a las exhumaciones contemporáneas de derechos humanos. Es importante destacar que las historias de exhumación de Katyn y Vinnytsia ilustran cómo el contexto político alrededor de las fosas comunes significa que las investigaciones científicas siempre tienen el potencial de ser tanto una respuesta al conflicto como un sitio de conflicto *en curso*. Pero también hay diferencias importantes entre el marco ético establecido cuando Clyde Snow y sus estudiantes comenzaron a buscar a los desaparecidos en Argentina y la "prehistoria" del movimiento en las fosas comunes en la Unión Soviética. Además de la presencia de observadores neutrales de la Cruz Roja, las exhumaciones de Katyn "manifiestamente políticas" no pretendían ni la independencia ni la objetividad.[119] Eran, más bien, un acto de relaciones públicas en tiempos de guerra.[120] De los patólogos que participaron, solo uno provenía de una nación que no estaba bajo la ocupación nazi:[121] la nación neutral de Suiza.[122]

---

118. Laqueur 2002, 82.

119. *Ibid.*

120. Zanetta 2009, 349.

121. Sanford 2005, 130.

122. Connor 2009, 249.

Los informes nazis sobre las exhumaciones de Vinnytsia hicieron todo lo posible por ocultar la presencia de judíos entre las víctimas y resaltar (al agregar el término "*Judas*" inmediatamente después del nombre) los antecedentes judíos de cualquier oficial de entre los miembros del Comisariado del Pueblo para Asuntos Internos, o NKVD, encontrado responsable de la masacre. De esta manera, los nazis dieron forma a la identidad tanto de los perpetradores como de las víctimas para ajustar su "teoría del comunismo como una 'causa judía'".[123] También es significativo que el foco de estas investigaciones fuera la responsabilidad de firmar y publicitar los crímenes, con poco diálogo sobre las necesidades de las familias de los desaparecidos. Aunque las tensiones entre las prioridades legales y las centradas en la víctima (o "humanitarias") de las investigaciones forenses surgieron en la década de 1990, y han sido parte del diálogo sobre el campo desde entonces, la controversia en sí misma –y la cantidad de artículos e informes que ha provocado– es difícil de imaginar en el contexto de las exhumaciones posteriores a la Segunda Guerra Mundial de las fosas comunes soviéticas. Por el contrario, dada la mezcla de compromisos morales y experiencias que los expertos de los equipos latinoamericanos, Médicos por los Derechos Humanos y otros grupos trajeron consigo a las principales investigaciones de genocidio de la década de 1990, las tensiones que estallaron allí tuvieron en retrospectiva, algo cercano a un aire de inevitabilidad. En un último pero crucial punto de contraste, la dirección nazi que organizó las investigaciones iniciales de las fosas en Katyn y Vinnytsia, ocupadas en otros lugares con el exterminio de judíos, romaníes, homosexuales y otros grupos, obviamente no se preocupaba por el universalismo moral de cualquier tipo.

En el panorama contemporáneo, es importante no exagerar la separación entre el campo de las investigaciones forenses de los derechos humanos y las numerosas instituciones con las que se cruza. La ciencia forense constituye un mundo relativamente pequeño, y los resultados científicos, las metodologías y, por supuesto, los mismos expertos individuales, circulan entre varias agencias estatales y federales, universidades, ramas del ejército, etc. Sin embargo, existen distinciones importantes entre una investigación forense impulsada por los derechos humanos y otros esfuerzos de exhumación e identificación post-conflicto: la búsqueda de soldados desaparecidos liderada por los EE.UU., por ejemplo, no requiere el mismo tipo de autonomía política que persiguen los equipos forenses de derechos humanos. Al igual que otros esfuerzos militares de recuperación, procede del sentido del deber de llevar a su patria y a sus familias a los soldados caídos en suelo extranjero, en lugar de una ética más amplia de derechos humanos para sacar a la luz las violaciones, contar las historias de las víctimas y establecer una nueva narrativa histórica.[124] Los esfuerzos internacionales de una organización

---

123. Paperno 2001, 95–97.

124. Congram, entrevista telefónica con el autor. En el informe de 2005 de Thomas Hawley, el gobierno de los EE.UU. apela frecuentemente a la naturaleza "huma-

judía ortodoxa, ZAKA, para recolectar restos y artefactos judíos después de desastres naturales y de ataques terroristas, toman prestadas herramientas, imágenes y la retórica del movimiento de derechos humanos, pero parten de suposiciones radicalmente diferentes sobre la ciencia como un marco interpretativo, el nivel de identificación con causas políticas específicas y el valor moral otorgado a los diferentes cadáveres.[125]

Un último ejemplo parece especialmente fundamental: las exhumaciones de las fosas comunes que contienen a las víctimas del régimen de Saddam Hussein en Irak, ya sea en el norte kurdo o en otros lugares donde tuvieron lugar las purgas. A diferencia, por ejemplo, de la búsqueda de soldados uniformados caídos en la posguerra, la historia de los masacrados y desaparecidos en Irak es muy similar a la de las poblaciones de víctimas en Ruanda, Bosnia y otros lugares: personas perseguidas con una brutalidad indiscriminada, sobre la base de identidades étnicas y políticas reales y percibidas o construidas. De hecho, uno de los primeros proyectos forenses de Médicos por los Derechos Humanos fue la utilización de testimonios de testigos, de muestras de suelo y de otros métodos para confirmar el uso de armas químicas por parte de Hussein contra los kurdos en la Campaña

---

nitaria" de la búsqueda de soldados estadounidenses en Vietnam, pero en realidad enfoca el problema de una manera que resalta las disparidades políticas y económicas, tratando a los cuerpos estadounidenses como moralmente privilegiados (pp. 231-34). Según Hawley, Estados Unidos ha exigido importantes inversiones vietnamitas en la búsqueda de soldados estadounidenses desaparecidos mientras muestra poco interés en reconstruir un país lleno de huérfanos de guerra, envenenados por armas químicas estadounidenses, y en lidiar con su propio número mucho mayor de desaparecidos y muertos (ver Kwon 2008; para más información sobre los esfuerzos de Estados Unidos para dar cuenta de los soldados desaparecidos en Vietnam, véase Allen 2012).

125. La posición religiosa de ZAKA contra la autopsia impide a sus miembros realizar o ayudar con ese procedimiento médico-legal extremadamente importante (Stadler 2006, 854). Aunque es independiente del estado israelí, el grupo ha participado en ardides de relaciones públicas destinados a ganar simpatía por Israel en el exterior (Berman 2004). ZAKA de vez en cuando adopta la retórica del universalismo moral: "Donde sea que haya crisis, siempre que sea necesario, ZAKA siempre está ahí". Desde el tsunami hasta Mumbai, desde Estambul hasta Taba, la organización humanitaria internacional reconocida por las Naciones Unidas envía voluntarios y paramédicos al terrorismo y a incidentes de bajas masivas en todo el mundo ("Unidad de Rescate Internacional ZAKA"). Sin embargo, este universalismo moral implícito resulta ser una especie de inversión: las misiones a estos lugares lejanos siempre comienzan como búsquedas de víctimas judías y artefactos judíos (por ejemplo, rescatar torás de Nueva Orleans, sinagogas después del huracán Katrina, o la recolección de los restos de turistas israelíes después del tsunami en Tailandia). En algunas ocasiones donde estos objetos rescatados han estado muy cerca de otras víctimas, ZAKA también ha ayudado a no judíos, pero los cuerpos y objetos judíos claramente tienen un estatus privilegiado dentro del marco ético del grupo, quizá de manera apropiada, dado que su tratamiento de los cadáveres está guiado por las leyes religiosas judías.

al-Anfal 1987-88.[126] Sin embargo, Médicos por los Derechos Humanos se negó a participar directamente en las exhumaciones de las fosas comunes de la época de Saddam Hussein o a proporcionar evidencia para los juicios en Bagdad.[127] Las preocupaciones y las objeciones de la comunidad forense de derechos humanos se centraron en la situación de seguridad en Irak,[128] en la falta de independencia política de las fuerzas de la coalición, en el uso de la pena de muerte por parte del Alto Tribunal Iraquí y, quizá lo más importante, en la recolección de pruebas de crímenes de guerra sin un plan coherente para ocuparse de otras necesidades de las familias de los desaparecidos, especialmente, a través de la identificación individual de los muertos.[129] Los repetidos llamamientos de los expertos forenses independientes para que las exhumaciones iraquíes estuvieran más en línea con la ética holística y humanitaria que actualmente es estándar en otras partes del campo,[130] incluyendo tanto una mayor autonomía política como un mayor enfoque en las víctimas y en los dolientes, finalmente, dieron como resultado un programa de repatriación para acompañar a las exhumaciones en Irak.[131] Sin embargo,

---

126. Physicians for Human Rights 2006.

127. Clyde Snow, que opera como un experto independiente, se separó de sus antiguos colegas y dio testimonio en los juicios centrados en la Campaña Anfal (Salaheddin y Keath 2006).

128. Varios soldados estadounidenses murieron a causa de bombas colocadas en el costado de las rutas y otros peligros encontrados en el curso de las exhumaciones del Equipo de Investigación de las fosas comunes de Irak unido al ejército, emprendidas mientras Irak todavía estaba bajo ocupación y era bastante inestable (Hinman, 13 de septiembre de 2006). Muchos expertos forenses consideran que la pérdida de vidas en una búsqueda de fosas es irónica e inaceptable.

129. En una entrevista, Michael "Sonny" Trimble, jefe del Equipo de Investigación de las fosas comunes, dice: "[Un testigo en los juicios contra los funcionarios del régimen de Hussein] quiere saber si su hermana estaba en la tumba que excavamos. Es posible descubrirlo, y vamos a investigarlo. Ella tenía alrededor de ocho o nueve años. Voy a hacer los cálculos mañana para ver cuántos de seis a nueve años tenemos. Hemos tomado muestras de ADN; simplemente no las hemos ejecutado. Sería algo muy bueno si pudiéramos hacerlo" (Hinman, 29 de noviembre de 2006). Hofmeister señala que la declaración "deja en claro que la identificación de personas no era una parte estándar del trabajo del equipo" (2009, 354). Al menos tan preocupante como ello es la admisión de Trimble de que el equipo estaba dispuesto a intentar una identificación para un individuo específico que estaba sirviendo como testigo para el tribunal, sin decir nada sobre "hacer los cálculos" para otras familias y dolientes, lo que podría dar la impresión de un arreglo de *quid pro quo* en el que la posible identificación de un ser querido es una recompensa por el testimonio contra el régimen de Hussein.

130. Cordner y Coupland 2003; Hofmeister 2009, 354; Stover, Haglund y Samuels 2003.

131. Derek Congram, un arqueólogo forense y antropólogo que trabajó en el Equipo de Investigación de Fosas Comunes de Irak, ofrece una descripción reflexiva de su propia decisión de participar en el esfuerzo: "Uno podría (...) tentarse de sugerir que la participación activa de muchos arqueólogos forenses y antropólogos de las

las exhumaciones fueron, en última instancia, un pequeño esfuerzo, centrado en los juicios, en un país que contiene miles de fosas comunes. Poco se ha publicado sobre ellas y, dentro del campo, persiste el malestar con respecto al contexto político y a la relación entre los esfuerzos forenses y militares

Reseña: La política y la filosofía de las fosas comunes

Este libro está, aproximadamente, dividido por la mitad. La primera mitad, que abarca los capítulos 1 y 2, se centra en la política de las fosas comunes. Esta introducción ha ofrecido una breve descripción del surgimiento del movimiento forense de derechos humanos, ha identificado sus principios rectores y ha comenzado a mostrar cómo los equipos forenses se convierten en actores políticos e influyen en las expectativas con respecto a la asistencia internacional en áreas de conflicto y post-conflicto. El capítulo 1 identifica a las principales partes interesadas en torno a las fosas comunes y describe la influencia que han tenido sobre las investigaciones forenses, a veces directamente, al exigir que se realicen investigaciones y, a veces indirectamente, por ser actores clave en la política post-conflicto. El capítulo también explora las formas en que los equipos forenses han reorganizado sus prioridades de investigación para una práctica global. El Capítulo 2 es la primera de dos investigaciones sobre poderosas objeciones que los equipos forenses han enfrentado en el campo. Se centra en las Madres de Plaza de Mayo de Argentina, algunas de las cuales han afirmado que las exhumaciones forenses persiguen una forma de "cierre" indeseable y *despolitizante*, una distracción, en el mejor de los casos, de las demandas de justicia. El capítulo 3 explora un tipo de objeción completamente diferente: las prohibiciones religiosas contra la exhumación de las fosas.

Debido a que las objeciones de las Madres de Plaza de Mayo responden, en gran medida, a la política de exhumación y justicia transicional en Argentina, provocan un análisis que, en su mayoría, también responde a preocupaciones políticas específicas sobre las leyes de inmunidad, la iden-

---

Américas y del Reino Unido en Irak, la primera en nombre del gobierno de los Estados Unidos, es una especie de fracaso por participar en la injusticia que fue una invasión ilegal. Sin embargo, estos temas y proyectos son muy complejos y, a pesar de la ilegalidad de la guerra contra el gobierno iraquí (y, posteriormente, las muertes relacionadas de miles de personas), varios profesionales (...) determinaron que había factores primordiales que justificaban la participación, incluida la búsqueda y excavación de sitios de enterramiento en masa, la identificación (a nivel de grupo) y la repatriación de los asesinados durante el régimen del Partido Ba'ath. Ningún contexto forense es sencillo y la incapacidad para investigar muertes y entierros clandestinos creados durante el ataque liderado por la OTAN y sancionado por las Naciones Unidas contra Irak en 1991 o la invasión de 2003 es un punto de frustración para aquellos profesionales que buscan ayudar con la investigación de *todas* las injusticias a las que sus habilidades y experiencia pueden aplicarse" (Congram y Bruno 2007, 45).

tidad colectiva de los desaparecidos y el efecto de las exhumaciones en el activismo social (aunque también examino algunos de los puntos de vista más filosóficos sobre el dolor y los cuerpos muertos que juegan un rol en este debate). El capítulo 3, por el contrario, se ocupa de un conjunto de objeciones que están explícitamente destinadas a trascender la política terrenal, objeciones basadas sobre la afirmación de que las fosas son sagradas. Los equipos forenses no pueden elaborar una respuesta adecuada a las objeciones enraizadas en lo sagrado si no tienen un sentido claro de lo que significa lo sagrado: la práctica del trabajo forense, en este caso, requiere una reflexión filosófica. Entonces, el libro pasa de cuestiones político-históricas a cuestiones filosóficas, no solo como un tema de inclinación académica; también responde directamente a los diferentes tipos de problemas prácticos que los expertos forenses enfrentan en el campo. Los capítulos 3, 4 y 5, además, pueden verse como investigaciones sobre dónde encajan los derechos humanos dentro del panorama de las investigaciones forenses internacionales: qué sucede cuando parecen entrar en conflicto con otros marcos de entendimiento religioso (capítulo 3), cómo respetar los límites de la acción basada en los derechos en un mundo salpicado de fosas comunes (capítulo 4) y qué vocabularios, más allá de los derechos humanos, podrían aclarar el significado de un proyecto global de desenterrar, nombrar y volver a reunir a las víctimas muertas a causa de atrocidades (capítulo 5).

— PARTE I —

La política de las fosas comunes

Capítulo 1

Las partes interesadas en las investigaciones forenses internacionales

Pensar primero en la política

En 2000, mi antiguo supervisor en Médicos por los Derechos Humanos, el antropólogo forense Bill Haglund, recibió una de las muchas llamadas para testificar ante el Tribunal Penal Internacional para la ex-Yugoslavia. El demandado en este caso era Radislav Krstić, un comandante militar serbiobosnio que, finalmente, sería declarado culpable de "ayudar e instigar al genocidio" por su participación en la masacre de Srebrenica de hombres y de niños bosnios. Después de presentar pruebas forenses de las fosas cercanas a Srebrenica, Haglund fue contrainterrogado por Tomislav Višnjić, un abogado de la defensa quien vestía de negro. A través de una traducción simultánea, Višnjić le preguntó a Haglund cómo podía estar seguro de que las fosas que él había examinado eran el resultado de un asesinato en masa. "¿Sobre la base de qué indicadores se estableció que se trataba de una ejecución, un asesinato, en el caso de todos los cuerpos? ¿Se podría también incluir el suicidio entre las causas de la muerte?", preguntó. Haglund, exhibiendo un talento para el humor negro no poco común en su profesión, no pudo evitar una sonrisa mientras respondía. "He investigado muchos suicidios", respondió. "Yo nunca vi a un individuo con sus manos atadas detrás de la espalda que se hubiera disparado a sí mismo varias veces".[1]

La pregunta de Višnjić convoca una contra-narrativa en la que las mismas víctimas son responsables de alguna manera por sus propias muertes y no su cliente. Lo más probable es que la contra-narrativa represente no solo un intento de exonerar a este acusado en particular, sino que también aproveche una cultura del rumor, de la insinuación, de la reacción violenta y de la conspiración que, a menudo, surge entre las comunidades que viven con atrocidades.[2] La imagen que pinta Haglund en respuesta –de prisioneros

---

1. Cornet 2007.

2. Por ejemplo, durante el período de represión política en Argentina, entre las décadas de 1970 y 1980, muchas familias (especialmente en las clases más altas, que simpatizaban con la junta gobernante) repitieron historias de cómo los desaparecidos realmente habían huido con sus amantes extranjeras a otros países, habían

atados que de algún modo se dan vuelta para pegarse un tiro– expone la contra-narrativa que ofrece el abogado defensor como lo que es: una mentira. Para cortar con el "círculo sin fin" de la falsedad y el "solipsismo" que se vuelven parte de la cultura de la atrocidad y que pueden incluso ocultar las realidades más duras de la violencia, y para darle credibilidad a los cargos de crímenes de guerra, Haglund usa la voz de la ciencia forense.[3]

Estos momentos, en los que una verdad científica pone a prueba a las mentiras de los perpetradores, son recordatorios significativos del poder de la ciencia forense en el contexto de los derechos humanos. Aun así, no se producen de la nada. Hasta el poderoso testimonio de Haglund se basó en pruebas recogidas en uno de los entornos post-conflicto más complejos, polémicos y políticamente cargados que los investigadores forenses han enfrentado alguna vez y cuyo pleno significado en la historia más amplia de la región todavía se debate hoy. Casi dos décadas después de la guerra, las fosas comunes y la identificación de los desaparecidos continúan exacerbando profundas divisiones y provocan negociaciones complejas en la Bosnia de posguerra.[4]

Jennifer Burrell y Mercedes Doretti escriben:

> La antropología forense aplicada al servicio de los derechos humanos... tiene lugar en los intersticios de las agendas políticas locales, los deseos de las ONG, los programas nacionales y el trabajo de las organizaciones internacionales. Estos espacios grises añaden otra dimensión al papel de los antropólogos forenses: encontrar un punto medio para realizar investigaciones, una búsqueda que incluya negociaciones de roles, cargos, política y requisitos de financiamiento.[5]

A lo largo de este libro, profundizo a través de ejemplos de este tipo de negociaciones, desde lugares como Chile, Argentina, la ex-Yugoslavia, hasta Polonia y España. A pesar de los contextos muy diferentes en los que se encontraron, este capítulo presenta algunos elementos comunes generalizados que caracterizan el complejo panorama político alrededor de las fosas comunes. Sugiero que los hilos comunes más importantes en las investigaciones forenses internacionales son visibles en tres grupos clave que tienen interés en estas investigaciones: cortes y tribunales, familias y otros dolientes, y gobiernos de transición.

Por supuesto, todos estos grupos que llamo "partes interesadas" están formados, en última instancia, por *individuos*. Uno puede reconocer las formas en que ciertas instituciones agrupan y organizan los reclamos mora-

---

muerto al estilo Hollywood en tiroteos con la policía, o habían sido eliminados por sus propias organizaciones subversivas (Feitlowitz 1998).

3. Scarry 1985, 59.

4. Véase Wagner 2010; S. Anderson 2014.

5. Doretti y Burrell 2007, 46.

les, políticos y prácticos de las personas sobre las investigaciones forenses, sin cometer el error de pensar que una institución representa perfectamente los intereses y deseos de todos sus participantes. Mire de cerca a cualquier asociación de dolientes, a un gobierno post-conflicto o a un tribunal internacional por más de un minuto, y verá brechas, voces diferentes y objetivos que compiten.

De poco sirve tratar a alguna de estas partes interesadas como *analíticamente* más importante que cualquiera de las otras, aunque, al igual que la mayoría de los equipos forenses en sí, concedo un estatus ético especial a los reclamos de las familias de los desaparecidos y otros dolientes. Otra dinámica que se produce en todas estas partes interesadas es el desacuerdo, a menudo bastante grande, entre lo que desean y lo que esperan de las investigaciones forenses, por un lado, y los resultados que los equipos forenses pueden producir, por el otro. Esta brecha surge, en parte, porque la mayoría del vocabulario optimista post-conflicto de la comunidad de derechos humanos, como los términos "reconciliación" y "cierre", establece objetivos irremediablemente poco realistas. Los logros de las investigaciones forenses, muchas veces se incorporan a procesos más grandes y polémicos, como juicios por crímenes de guerra y comisiones de la verdad, o solo son presenciados por algunos expertos y dolientes en momentos privados, como cuando un asistente social llega al living de una familia para decirles que, finalmente, se ha identificado a su ser querido. Las decepciones del trabajo –los choques con los miembros de la familia, las acusaciones de parcialidad, las fosas no exhumadas y los cuerpos nunca encontrados, las identificaciones erróneas– son, mientras tanto, a veces muy públicas.

Investigaciones forenses y partes interesadas, a lo largo de los contextos

En casi todos los lugares donde trabajan, los equipos forenses tienen algún tipo de poder para decidir –incluso por omisión, e incluso cuando preferirían no hacerlo– a qué voces van a escuchar con más atención y a qué intereses priorizarán con recursos generalmente limitados. Las decisiones sobre las prioridades tanto impactan como son moldeadas por los mandatos organizacionales y las fuentes de financiamiento, el plan para la exhumación, el tiempo y los recursos asignados, el tipo de empleados que constituye un equipo y las condiciones en el terreno, desde el mal tiempo hasta las amenazas de muerte a las familias de los desaparecidos en huelga de hambre.[6]

Si un equipo forense planea identificar muchos cadáveres individuales y repatriar los restos a las familias, por ejemplo, debe incluir personas capacitadas para entrevistar a los miembros de la familia que viven y recopilar información sobre los fallecidos. Si las identificaciones se realizaran usando

---

6.   Véase Simmons y Haglund 2005, 171.

ADN, alguien debe tomar muestras de los parientes vivos, administrar una base de datos e informar a los miembros de la familia con sensibilidad cuando se haya identificado un cuerpo. La recopilación de pruebas de crímenes de guerra puede, por el contrario, requerir expertos en balística, o personas que puedan identificar las huellas de neumáticos de diferentes vehículos que entran y salen de la zona de las fosas. La necesidad de estos expertos en particular puede influir qué organización u organizaciones son contactadas, pero estas organizaciones traen consigo sus propios mandatos, filosofías, mezclas de antecedentes nacionales y experiencia, y otros factores que pueden reconfigurar el panorama político en torno a la investigación. Se da forma a un diálogo entre los salones de las instituciones internacionales, las oficinas de varias organizaciones no gubernamentales, las casas de los dolientes, la fosa y la morgue.

Frente a todos estos detalles, es tentador dudar de la utilidad de hablar de "investigación forense internacional" en un sentido general. Cada nueva investigación forense es tan compleja, tan fuertemente configurada por el contexto político y cultural en el que se lleva a cabo que, tal vez, las únicas historias que podemos contar son historias de países individuales y sus exhumaciones. Este ha sido el enfoque de los antropólogos culturales y de algunos arqueólogos que han escrito sobre la investigación forense de las violaciones de los derechos humanos. Estos estudios de exhumaciones particulares o proyectos de identificación[7] –de acuerdo con la ética prevaleciente de "observación y documentación" de su disciplina, mientras se desautoriza cualquier generalización transhistórica o global[8]– han descripto elocuentemente el complejo rol que la historia, las culturas, las tecnologías y los discursos (locales e internacionales) juegan en las investigaciones forenses específicas. En el proceso, ofrecen una corrección necesaria a la tendencia entre algunos trabajadores humanitarios de retratar conceptos fundamentales, tales como "las necesidades de las familias de los desaparecidos", como simples y estáticos, como si las familias no estuvieran divididas entre sí y también como si no formaran parte de más amplios grupos de interés, a veces en conflicto.

Pero existen hilos importantes que se pueden notar a través de diferentes contextos y proyectos forenses, entre ellos las normas y códigos que los equipos forenses llevan consigo a las regiones que visitan. Los antropólogos han solido pasar poco tiempo observando cómo los equipos forenses, al igual que las comunidades locales cerca a las fosas comunes, están integrados en sus propias historias. Las experiencias de los expertos forenses en la ex-Yugoslavia afectaron la forma en que evaluaron las perspectivas de

---

7. Véase Crossland 2000; Crossland 2002; Renshaw 2011; Sanford 2003; Sant-Cassia 2005; Wagner 2008, 2010.

8. Goodale 2009, 6-7. Goodale ve esta dicotomía como "falsa", que rechaza innecesariamente el potencial de la observación antropológica para construir teorías sociales basadas en las prácticas de personas y organizaciones reales (p. 7).

investigaciones de fosas comunes en Irak, así como las decisiones individuales y organizacionales sobre su participación.[9] A un nivel más personal,
una antropóloga forense como Clea Koff puede "leer" sus experiencias en
Bosnia o Kosovo con referencia a lo que presenció en Ruanda, comparando
los métodos de violencia y los tipos de sufrimiento, las diferentes necesidades de los dolientes y la idoneidad de la respuesta internacional. En
otras palabras, la mayoría de lo que hace una compleja relación entre los
equipos forenses y las comunidades que visitan, queda en gran parte fuera
del enfoque contexto-por-contexto alcanzado a través del trabajo de campo
antropológico, ya que algunos aspectos que no existen en la "cultura local",
sino en una cultura *internacional*, de trabajo forense evolucionan. Si bien
cada tribunal internacional, cada asociación de familias de los desaparecidos,
y cada gobierno de transición habita en un lugar y tiempo diferentes, existen
similitudes importantes –y de ninguna manera accidentales– entre ellos.

El concepto de "parte interesadas" forenses ayuda a reducir el campo de
análisis de manera constructiva; sin embargo, tampoco es perfecto.[10] Por lo
tanto, puede parecer parcial para las oficinas y cámaras gubernamentales
donde los funcionarios de los gobiernos de transición y los tribunales internacionales hacen cálculos estratégicos, y en contra de los tipos de reclamos
emocionales y, a veces, religiosos, que suelen hacer las familias de los desaparecidos y otros dolientes. Lejos de minimizar o ignorar los reclamos
basados en el dolor, el cuidado o los ideales de justicia, mi objetivo es mostrar
cómo se tejen esas preocupaciones incluso en los elementos más técnicos y
legalistas de la práctica forense.

Ruanda y la ex-Yugoslavia: los tribunales como partes interesadas

Los equipos forenses que investigan las violaciones de derechos humanos han colaborado para ayudar a responsabilizar a los perpetradores por
la violencia que han cometido, a desafiar la negación oficial y las amnis-
tías autodeterminadas de los poderosos en los tribunales y, así, reafirmar el
retorno al estado de derecho. Lo han hecho en una larga lista de escenarios
diferentes, incluidos los tribunales nacionales en Argentina, Perú y Etiopía,
así como en los tribunales internacionales para Ruanda, la ex-Yugoslavia y
Sierra Leona. La Corte Penal Internacional de La Haya también tiene una
división centrada en la recopilación de pruebas forenses.

Sin embargo, la justicia penal es solo una parte del proyecto más amplio
de la transición hacia el fin de un gobierno autoritario y, a menudo, plantea al
menos tantas preguntas difíciles como las que resuelve. Ruti Teitel escribe:

---

9. Baraybar, Brasey y Zadel 2007; Congram, entrevista telefónica con el autor.

10. Gracias a Kathy Ferguson de la Universidad de Hawai en Mānoa por plantear esta
    pregunta cuando presenté un trabajo en la reunión de la *Association for Political
    Theory* en Portland, Oregon, en octubre de 2010.

El debate sobre la justicia penal transicional está marcado por profundos dilemas: ¿Castigar o amnistiar? ¿El castigo es un ejercicio retrospectivo de retribución o una expresión de la renovación del estado de derecho? ¿Hasta qué punto es apropiado responsabilizar a el individuo por la represión en oposición a lo colectivo, el régimen e incluso a toda la sociedad?[11]

Desde los juicios de Nuremberg a funcionarios nazis posteriores a la Segunda Guerra Mundial, los tribunales internacionales de crímenes de guerra han modificado la definición de justicia en un mundo globalizado, como lo sostiene Teitel, limitando los privilegios asociados con la soberanía estatal y brindando a las víctimas un escenario mucho más amplio sobre el cual contar sus historias y plantear sus reclamos. Sin embargo, estos tribunales también han frustrado las expectativas que muchas víctimas y defensores de los derechos humanos han tenido en ellos. Han sido costosos, lentos y, con frecuencia, solo se han centrado en un puñado de "peces gordos" en un mar lleno de violadores de derechos y personas con diferentes grados de responsabilidad.[12] En este mar, nadan presidentes y comandantes de milicias, vecinos que se volvieron en contra de las personas que una vez llamaron amigos, aquellos que hicieron la vista gorda a la violencia, que se mudaron a apartamentos que habían dejado vacíos los desplazados y, quizá –pensando históricamente– los imperios y otras potencias extranjeras que muchas veces ayudaron a sentar las bases de la inestabilidad, así como a promover la lógica racial y las técnicas burocráticas de control que pueden ser movilizadas para el genocidio.

Desde Nuremberg, también, la acusación de "justicia del vencedor" ha plagado los juicios internacionales. En la ex-Yugoslavia e Irak, entre otros conflictos más recientes, tanto observadores externos como acusados han puesto en duda los procedimientos en los que, en un conflicto violento, solo se está investigando a uno de los lados. Como señala Derek Congram, incluso las dimensiones temporales utilizadas para definir el período de "conflicto" permiten que se investiguen algunos crímenes y formas de responsabilidad, mientras que otros no.[13] Además, aunque activistas y funcionarios han proclamado reiteradamente que los tribunales internacionales servirían como elemento disuasivo para los futuros criminales de guerra,[14] aún no existen pruebas contundentes para respaldar esa afirmación.[15] Aunque las víctimas y los dolientes se preocupen por ver a los perpetradores enjuiciados, quizá lo mas importante y mucho más urgente sean otros tipos de desagravio –como doliente descubrir la verdad sobre las violaciones de los derechos huma-

---

11. Teitel 2002, 27.
12. Stacy 2009, 59–62.
13. Congram 2014.
14. Wagner 2008, 253.
15. Stacy 2009, 58.

nos, recibir los restos de seres queridos muertos y acceder a la asistencia económica.[16] Los esfuerzos internacionales para juzgar a los criminales de guerra generalmente son impulsados por élites tanto dentro como fuera del país, y no se centran necesariamente en las necesidades de las comunidades victimizadas.[17]

La mayoría de los expertos forenses han sido entrenados en disciplinas que enfatizan el rigor científico y la fría realidad. En algunas oportunidades han trabajado en laboratorios de crímenes nacionales, en nombre del sistema judicial en sus países de origen. Estos expertos puedan que vean fácilmente su trabajo en términos de sus resultados legales y, a veces, utilizando el precedente del trabajo forense de la policía nacional, parecer como si aportar evidencia para la acusación de los violadores de los derechos humanos fuera la prioridad original o lo "central" en la investigación forense internacional.[18]

Sin embargo, la realidad es mucho más compleja. Clyde Snow y los jóvenes estudiantes que formaron el primer equipo forense dedicado al trabajo en derechos humanos –el Equipo Argentino de Antropología Forense– pudieron ver las justificaciones para su trabajo más allá de los juicios bastante limitados que fueron posibles en la Argentina posterior a la junta y antes de que las infames leyes de "Punto final" y de "Obediencia debida" pusieran un fin prematuro, al menos por un tiempo, a los enjuiciamientos por derechos humanos. El equipo argentino se enfrentó a un panorama extremadamente complejo de partes interesadas, con un influyente grupo de activistas opuestos a las exhumaciones de los desaparecidos. Sin embargo, a pesar de las diversas limitaciones en su trabajo, el equipo buscó ayudar a las familias de los desaparecidos a través de la identificación de cuerpos para que los enterraran –si los aceptaban– y llevando a cabo sus exhumaciones con cuidado y rigor científico. Los jóvenes antropólogos del grupo muchas veces se encontraban desenterrando víctimas de su misma edad y de orígenes sociales similares: en cierto sentido, al exhumar las fosas de los desaparecidos también estaban componiendo una historia trágica de su propia generación. Por todas estas razones y más, a los equipos forenses argentinos y latinoamericanos generalmente se les atribuye el desarrollo de un conjunto de prioridades exclusivamente holístico y centrado en la familia para la investigación forense. Si se acepta el nacimiento del equipo argentino a mediados de la década de 1980 como el verdadero comienzo de un campo coherente de ciencia forense al servicio de los derechos humanos, entonces el origen del *campo* es un modelo de activismo científico, holístico, centrado en la víctima e incluso políticamente comprometido; fue una década más tarde cuando estos mismos antropólogos latinoamericanos y sus colegas internacionales descubrieron

---

16. Véase Robins 2011.

17. Congram 2014; Fletcher y Weinstein 2004; Rauschenbach y Scalia 2008; Robins 2011.

18. Véase el debate en Blau 2008, 2–3; Keough, Simmons y Samuels 2004, 274.

cuán diferentes podrían ser las cosas cuando la gran maquinaria de un tribunal internacional dirigía sus prioridades de investigación.

De hecho, la controversia formativa sobre el papel de los tribunales en las exhumaciones de fosas comunes se desarrolló, poco a poco, muy lejos de donde las investigaciones forenses de derechos humanos se iniciaron en Argentina, y en condiciones muy diferentes. Cuando la ex-Yugoslavia se fragmentó a principios de la década de 1990, el presidente en ese entonces, Slobodan Milošević, movilizó a los nacionalistas serbios en un intento de forjar una "Gran Serbia" fuera de territorios étnicamente heterogéneos en Bosnia y Herzegovina,[19] Croacia y Kosovo, mediante la masacre, la violación sistemática y la expulsión. El conflicto se extendió por toda la región, primero en Croacia y Bosnia, luego en Kosovo, y terminó solo después de grandes bajas civiles, diversas formas de mantenimiento de la paz e intervenciones humanitarias (a menudo muy controvertidas) que culminaron en campañas de bombardeo de la OTAN y acuerdos negociados. En julio de 1996, la Oficina del Fiscal del Tribunal Penal Internacional para la ex-Yugoslavia (TPIY), recientemente creada, patrocinó sus primeras exhumaciones de fosas comunes en Bosnia, como parte de los esfuerzos por responsabilizar a los líderes serbios de la "limpieza étnica", del genocidio y de otras violaciones de derechos humanos. De acuerdo con Eric Stover, mientras que otras formas de pruebas (como el testimonio de testigos) finalmente desempeñarían un papel más importante que la evidencia forense, las exhumaciones jugaron un papel crucial de legitimación en los primeros días del TPIY. Las primeras imágenes de los equipos forenses que exhumaban fosas comunes, dice Stover, enviaron un mensaje a un público escéptico y dividido acerca de que "esta es la razón por la cual existe este tribunal".[20]

El TPIY invitó a varias autoridades forenses nacionales y equipos no gubernamentales a prestar ayuda, lo que creó un panorama confuso de grupos con diferentes responsabilidades y metodologías.[21] En última instancia, como lo había hecho en Ruanda unos meses antes, Médicos por los Derechos Humanos asumiría un papel de coordinación para los esfuerzos principales forenses en la región.[22]

Todos los equipos que llevaron a cabo exhumaciones en la ex-Yugoslavia se enfrentaron a dificultades importantes, a veces sin precedentes, para identificar los cuerpos de los muertos. En Srebrenica, por ejemplo, las fuerzas serbobosnias habían despojado a sus víctimas de muchos marcadores de identificación útiles, como sus documentos y joyas, antes de matarlos. Más tarde, usaron equipo de construcción para desenterrar, mezclar y volver a enterrar los cuerpos en un intento de frustrar cualquier futura exhumación

---

19. De ahora en adelante referido como abreviado "Bosnia".

20. Weizman y Keenan 2011.

21. Cuff 2005; Keough, Simmons y Samuels 2004, 273–75.

22. Cuff 2005, 16; Koff 2004.

forense.[23] Los tamaños y el número de fosas que el TPIY solicitó exhumar a los equipos forenses fue mucho más allá del alcance de su trabajo en Ruanda, donde solo se exhumaron dos fosas comunes; sin embargo, el tribunal no presupuestó ningún dinero para la obra.[24] En una entrevista, Snow recordó que, en los casos tanto de Ruanda como de la ex-Yugoslavia, los abogados que trabajaban para los tribunales parecían no comprender las limitaciones de la investigación forense, especialmente en estas condiciones.[25]

También fue difícil para los equipos forenses mantener el nivel de conocimiento experto necesario. Para Médicos por los Derechos Humanos, reclutar patólogos forenses fue especialmente desafiante, ya que las personas con experiencia en el campo suelen trabajar para la oficina de un médico forense que no puede darles permiso continuo al pasar las semanas o meses. Los viajes a los sitios de investigación, dada la distancia y el número de procedimientos burocráticos necesarios y las autorizaciones de seguridad, podrían consumir casi todos los días de permiso de un experto antes de que cualquier trabajo pudiera comenzar.[26] El resultado fue una "rotación constante" de antropólogos forenses de Estados Unidos y otros países. Los antropólogos forenses, dijo Snow, por lo general podían quedarse más tiempo, pero la mayoría de los involucrados en las investigaciones de Ruanda y la ex-Yugoslavia estaban comenzando sus carreras; dado que no se les dio tiempo para formarse juntos como una unidad o establecer estándares compartidos, implementaron, a menudo, diferentes metodologías aprendidas en las diversas universidades y otros entornos donde se habían capacitado, lo que condujo tanto a errores como a informes "caóticos" de la evidencia que había sido descubierta.[27]

La realización de las exhumaciones también contribuyó a un clima político altamente cargado, y a menudo desagradable, acerca de las fosas. Como Sarah Wagner describe:

> Las exhumaciones y las autopsias se llevaron a cabo con el objetivo principal de proporcionar pruebas sobre un delito, como determinar la causa de la muerte o la presencia de ligaduras o de vendas para los ojos, en lugar de la documentación de una identidad individual. Por lo tanto, estos trabajadores prestaron mucha atención a la forma de la

---

23. Stover y Shigekane 2004, 92.

24. Neuffer 2001, 225, 229. Médicos por los Derechos Humanos finalmente aportó sus propios fondos y, luego, el Departamento de Estado de Estados Unidos ofreció un millón de dólares, pero la falta de fondos al principio fue un gran revés en términos de tener el equipo y el espacio necesarios para llevar a cabo exhumaciones en un horario apretado antes de la llegada de las intensas lluvias invernales que impactaron las fosas (Neuffer 2001, 229).

25. Snow 2013.

26. *Ibid.*

27. *Ibid.*

muerte y a las características de la fosa y menos atención a la condición de los restos esqueléticos individuales, lo que podría haber producido información específica para la identificación.[28]

Después de registrar y preservar las pruebas que el tribunal estaba buscando, el equipo forense –desprovisto de acceso a instalaciones de almacenamiento adecuadas– entregó los cuerpos, que todavía no se habían identificado, a las autoridades locales que poseían muy pocos recursos. Esas autoridades colocaron los cadáveres en "un túnel abandonado excavado en una ladera en Tuzla"[29] y, luego, trasladaron a algunos a un estacionamiento,[30] para indignación de las familias de los desaparecidos. En otras palabras, como dice Morris Tidball-Binz, el tribunal dejó en claro que estaba "principalmente preocupado por cómo [las víctimas...] murieron, no por quiénes eran",[31] ni tampoco por cómo podrían sentirse sus familias sobre el tratamiento de los cadáveres de sus seres queridos. Lola Vollen, que trabajó en Bosnia para el Proyecto de Identificación Srebrenica de Médicos por los Derechos Humanos, rememora: "El cronograma del TPIY para exhumar las fosas de Srebrenica mantuvo a los restos desenterrados, esencialmente, como rehenes de las prioridades de la fiscalía y de la capacidad logística de La Haya. Las voces de los sobrevivientes tuvieron poco o ningún efecto sobre el ritmo de las investigaciones".[32]

Problemas similares continuaron después de la guerra en Kosovo en 1998-99 y la campaña de bombardeo de la OTAN. Como secuela de las hostilidades, varios países (en su mayoría miembros de la OTAN) enviaron equipos forenses a Kosovo para llevar a cabo exhumaciones en diferentes fosas, una vez más con muy poca coordinación entre ellos en cuanto a estándares, metodología o métodos de recolección de datos utilizados.[33]

La evidencia de genocidio y otros crímenes de guerra surge de los patrones que los investigadores forenses establecen en la fosa y en los restos humanos que exhuman. Estos patrones incluyen el tipo de víctimas: "su etnia o religión, ya sean hombres, mujeres o niños, civiles o combatientes, o soldados incapacitados por ataduras o vendas en los ojos".[34] Para los cargos

---

28. Wagner 2008, 95–96; véase también Juhl y Olsen 2006, 423.
29. Stover y Shigekane 2004, 91.
30. Juhl y Olsen 2006, 416.
31. Citado en International Committee of the Red Cross 2007, 15.
32. Vollen 2001, 339.
33. Véase Baraybar, Brasey y Zidel 2007, 268.
34. Hunter y Cox 2005, 171. No es de ninguna manera simple decidir qué tipo de evidencia demuestra que varias personas en una fosa común pertenecen a cualquiera de estas categorías. Congram (2014) escribe: "¿La falta de uniforme de fajina implica que los cuerpos en una fosa común eran todos civiles? No necesariamente. ¿Una pata de cerdo ahumada mezclada con cuerpos en una fosa común (el autor realmente ha visto esto) significa que los enterrados en la tumba no eran musul-

de crímenes de guerra, los investigadores también deben reunir pruebas de la naturaleza "sistemática y generalizada" de los crímenes, sugiriendo que se llevaron a cabo como parte de un plan, órdenes dictadas a través de una cadena de mando. A veces, pueden establecer estos patrones identificando una "muestra" categórica de cuerpos de múltiples fosas diferentes –todos ellos musulmanes, por ejemplo, o todos ellos atados y muertos por balazos– sin tener que establecer una identidad individual, o examinar todos los cuerpos de la fosa.

En Kosovo, según Stover y Shigekane, los diversos equipos que trabajaban en nombre de la Oficina del Fiscal del TPIY fueron acusados de realizar estas "identificaciones categóricas" para "establecer si las víctimas eran civiles y si la forma en que fueron asesinadas era similar en cada una de las siete aldeas y pueblos nombrados en la acusación [del Tribunal]" de Slobodan Milošević y cuatro codemandados.[35] Los investigadores estaban trabajando bajo presión del tiempo, una vez más sin recursos dedicados para la identificación y repatriación de los cuerpos individuales. Algunos de los equipos forenses recogieron escasa información de identificación *ante mortem* de los parientes, y no guardaron muestras de huesos o de dientes que permitieran una futura identificación mediante análisis de ADN.[36] Algunos equipos volvieron a enterrar los cuerpos a los que habían realizado la autopsia, sin crear ningún marcador de identificación individual que podría haber ayudado a otros expertos forenses que tuvieran la esperanza de identificarlos. En el peor de los casos, los lugares del nuevo entierro nunca se registraron correctamente y no fueron descubiertos desde entonces[37]: en estos casos extremos, los equipos forenses se convirtieron en agentes de (más extensa) desaparición en lugar de reparación. Los familiares y otros sobrevivientes en las comunidades alrededor de las fosas comenzaron huelgas de hambre y otras protestas contra este tratamiento de sus muertos, pidiendo la identificación de tantos cuerpos como fuera posible.[38]

Cada una de las muchas personas y agencias involucradas en estas investigaciones tenía niveles de control diferentes –pero, a menudo, restringidos– sobre sus circunstancias, y la mayoría trataba de hacer lo mejor que podía. Derek Congram, que trabajó en investigaciones forenses en la

---

manes? De ningún modo. Estos asuntos, que caen dentro del ámbito profesional de los arqueólogos forenses en el contexto de la investigación médico-legal requieren una reflexión crítica y, a menudo, implican un grado significativo de ambigüedad". Bajo el derecho internacional, un soldado, una vez hecho prisionero, ya no es un combatiente (Congram, entrevista telefónica con el autor), de ahí el significado de la frase "soldados incapacitados por ataduras o vendas en los ojos" en la lista de Hunter y Cox.

35. Stover y Shigekane 2004, 85, 93.
36. *Ibid.*, 94.
37. Baraybar, Brasey y Zadel 2007, 269; Hofmeister 2009, 357.
38. Stover y Shigekane 2004, 94–95.

ex-Yugoslavia desde 1999 en adelante, señala que la prioridad que el TPIY atribuyó a la recopilación de pruebas no significa que el tribunal "no estuviera interesado" en la identificación.[39] Informes de equipos austríacos y franceses que exhumaban fosas en Kosovo muestran los esfuerzos para hacer, al menos, identificaciones presuntivas, generalmente basadas en que los parientes observaran la vestimenta que tenían los restos.[40] En 2000, el equipo patrocinado por la ONU en la región intentaba identificar cientos de cadáveres y fue ubicando todos los cuerpos sin identificar en tumbas individuales codificadas.[41] En general, se esperaba que, al pasar la información de identificación a las organizaciones de la sociedad civil formadas para buscar a las personas desaparecidas, el TPIY podría contribuir a los esfuerzos de repatriación en curso, manteniendo su propio enfoque en la recopilación de pruebas para los enjuiciamientos. Sin embargo, debido a que agregaron otra capa de cooperación interinstitucional y, a veces, transnacional, estos esfuerzos podrían ser difíciles de coordinar bien.[42] En Kosovo, la Comisión de Recuperación e Identificación de Víctimas (VRIC[43]), una asociación referida a personas desaparecidas financiada por la Organización para la Seguridad y Cooperación en Europa (OSCE), existió por poco tiempo y al cesar sus funciones dejó la responsabilidad nuevamente en manos del tribunal.[44]

Las tensiones entre el deseo urgente de una familia de obtener información sobre su ser querido desaparecido y los diversos aspectos del derecho penal y del trabajo policial no son exclusivas al contexto de los derechos humanos ni de las fosas comunes.[45] Sin embargo, el tribunal penal internacional introduce un nuevo nivel de la disimetría entre las diferentes partes interesadas. Un tribunal de crímenes de guerra, con sus vínculos reales y percibidos con grupos de derechos humanos, las Naciones Unidas, la OTAN y los estados nacionales específicos involucrados de una forma u otra en la región y sus conflictos, parece representar a toda la "comunidad internacional" en su búsqueda de procesamientos. Los tremendos recursos y la atención prestada a tribunales distantes pueden exacerbar el sentimiento, entre las poblaciones locales, de que los juicios son instrumentos utilizados, en gran medida, para justificar las acciones militares de los poderes occidentales ante sus audiencias nacionales en lugar de servir a la causa de la justicia.[46] Las familias de los desaparecidos, a diferencia de estas instituciones altamente visibles y

---

39. Congram, entrevista telefónica con el autor.
40. French Forensic Mission to Kosovo; Kosovo Crime Scene Group.
41. Congram, e-mail al autor, 8 agosto 2013.
42. Véase Keough, Simmons y Samuels 2004, 275.
43. N. de las T.: Por la sigla en inglés de *Victim Recovery and Identification Commission*.
44. Congram, entrevista telefónica con el autor.
45. Véase Nesiah 2002, 825.
46. Fletcher y Weinstein 2004, 32; Stacy 2009, 61–62.

bien conectadas, a menudo, tienen que superar numerosos obstáculos para hacerse oír. En el caso de la ex-Yugoslavia, muchos de ellos huyeron del país o se encontraron en un territorio de fronteras en disputa cuyas instituciones de gobierno, desde el nacional hasta el local, se habían desintegrado. Se enfrentaron a una proliferación confusa de diferentes grupos que ofrecieron ayuda para encontrar a sus seres queridos, incluidas tres organizaciones que mantienen bases de datos separadas de personas desaparecidas.[47]

En última instancia, aunque la evidencia forense de fosas comunes en la ex-Yugoslavia y Ruanda (en menor medida) serviría como evidencia importante de genocidio y de crímenes de guerra, la complejidad y la naturaleza sin precedentes de las exhumaciones se reflejarían en algunos procedimientos. En 1999, el Tribunal Penal Internacional dictó sentencia de cadena perpetua a Georges Rutaganda, líder del movimiento paramilitar Interahamwe Hutu, por su papel en el genocidio y los crímenes de lesa humanidad. Sin embargo, hubo un punto oscuro para los expertos involucrados en las limitadas exhumaciones forenses realizadas en Ruanda después del genocidio: la decisión del tribunal de que la evidencia forense recolectada cerca de la sede de Rutaganda en el Garaje Amgar (en una ladera detrás del edificio, el equipo forense investigó varios sitios de enterramiento, incluyendo algunos cuerpos que tuvieron que sacar de las profundidades de una letrina) no fue lo suficientemente satisfactoria, en términos del "método científico utilizado por el profesor Haglund", para ser utilizada en la determinación del caso. En cambio, el tribunal se basó en el testimonio de testigos para corroborar que los tutsi que fueron detenidos en una barrera fuera del garaje habían sido llevados adentro y asesinados.[48] Durante el juicio, el equipo de defensa de Rutaganda había encargado un informe a Kathy Reichs, una forense muy respetada, antropóloga, profesora y autora de una serie de misterios de asesinatos enfocados en lo forense. El informe Reichs planteó múltiples preocupaciones sobre las exhumaciones del garaje Amgar, desde la falta de certificación de la junta entre los antropólogos forenses involucrados, hasta las discrepancias en los informes y las conclusiones sobre la edad, el momento de la muerte y otros aspectos de los restos sin recurrir a métodos como el análisis de telas o la entomología forense.[49]

El informe de Reichs, y su impacto en el caso de Rutaganda, plantea preguntas importantes sobre la aplicación del conocimiento experto forense en contextos posteriores a un conflicto y, lo que es igualmente importante, en los países pobres. Clea Koff, miembra del equipo que realizó las investigaciones en el Garaje Amgar, cuestiona si la Junta Estadounidense de Antropología Forense es la credencial adecuada para buscar cuando los equipos *ad hoc* de antropólogos forenses y otros expertos de todo el mundo están siendo

---

47. Keough, Simmons y Samuels 2004, 273.
48. "Prosecutor Versus Georges" 1999, 98–99.
49. Reichs 1999.

ensamblados por la ONU y un grupo de derechos humanos sin fines de lucro, expertos que, en este caso, trabajaban más o menos como voluntarios con solo un pequeño estipendio para cubrir los gastos de subsistencia.[50] El propio Haglund, en breves comentarios sobre el informe, también sugiere que, si bien algunas de las recomendaciones de Reichs serían procedimientos estándar en Estados Unidos y Canadá –donde investigaciones previas sobre el comportamiento de los insectos alrededor de las fosas o el deterioro de las telas pueden ayudar a los expertos forenses a estimar el momento del entierro y otros eventos– son de valor cuestionable en un contexto donde no se han llevado a cabo investigaciones previas.[51]

El enjuiciamiento de Rutaganda puede verse, en retrospectiva, como una advertencia sobre la compleja relación entre el valor legal de la evidencia forense, las prioridades investigativas establecidas por los tribunales internacionales y la política de exhumaciones sobre el terreno. El informe de Reichs volvería a ensombrecer las pruebas presentadas en los juicios por crímenes de guerra en Bosnia, y al propio Haglund. En el juicio del TPIY contra Vujadin Popović, comandante militar de los serbios de Bosnia, a Haglund se le pidió reiteradamente que respondiera preguntas sobre Ruanda, sobre su propia conducta científica y sus credenciales, y sobre la fiabilidad de las pruebas.[52]

De hecho, la atmósfera conflictiva y las múltiples acusaciones de mala administración ya habían llevado a la Oficina del Fiscal Jefe del TPIY a convocar su propio panel de investigación, en San Antonio en 1997. Los testimonios previos a la investigación recogidos por el panel, de expertos involucrados en investigaciones de fosas comunes en Bosnia, se dividieron casi equitativamente entre perspectivas críticas y de apoyo. Significativamente, entre los críticos del trabajo de Haglund estaba su propio mentor y figura más prestigiosa en el campo, Clyde Snow. Éste se opuso al ritmo de las investigaciones (específicamente, consideró que no deberían ser exhumados más de veinte cadáveres de una fosa en un día) y calificó el trabajo del equipo de Haglund de "ciencia descuidada".[53]

El panel de San Antonio hizo una serie de recomendaciones para el trabajo futuro sobre fosas comunes en la ex-Yugoslavia, y reconoció "problemas… administrativos y logísticos" en la gestión. Sin embargo, dijo que: "La evidencia de crímenes de guerra es abrumadora en cada sitio. Unos pocos problemas de administración o lapsos temporales de un ideal científico no podrían poner en peligro la calidad general [sic] de la evidencia y su interpretación en la autopsia".[54] Sin embargo, el panel tuvo que admitir el efecto desconcertante de sus entrevistas: "Nosotros quedamos impresionados por la variedad de

---

50. Koff, email al autor, 10 julio 2013; Koff, entrevista telefónica con el autor.
51. "Prosecutor Versus Vujadin Popović" 2007, 8929.
52. "Prosecutor Versus Vujadin Popović" 2007.
53. Birkby et al. 1997, VI, "Comments by Colleagues at the Sites".
54. *Ibid.*, VII, "Recommendations".

respuestas a nuestras preguntas. Era como si cada persona hubiera servido en un sitio, o sitios, diferente de todo el resto. No había un acuerdo claro sobre quién era responsable de qué".[55] El panel se enfocó en el rol que jugó la complejidad burocrática en estos problemas –particularmente "la dicotomía fiscal y administrativa entre el Tribunal de la ONU y los Médicos por los Derechos Humanos (MDH)"[56]– y evitó que su informe o recomendaciones se metiera a fondo en los asuntos más amplios de prioridades y de política que estaban en juego. Por ejemplo, la encendida defensa del panel sobre la dirección de las investigaciones se basó en su valor para probar crímenes,[57] haciendo menor mención a las prácticas que podrían tener un impacto en los esfuerzos futuros para identificar cuerpos individuales, como el presunto descarte de la ropa o la combinación de partes del cuerpo.

Estas experiencias de exhumaciones posteriores al genocidio a mediados de la década de 1990 han provocado una reflexión significativa entre muchos de los profesionales involucrados, reflexión que en gran parte se desarrolla públicamente en una serie de informes y de artículos. En entrevistas posteriores, Snow utilizó un tono más indulgente que en su testimonio para el panel de San Antonio[58] y, hacia el final de su vida, aludió a esos años como una "fase experimental" para el creciente campo de la investigación forense internacional. "Aprendimos las limitaciones y nos sobreextendimos", dijo.[59] Entre estas limitaciones parece que estuvieran el estrecho conjunto de prioridades y las insuficientes capacidades organizativas de los tribunales internacionales como patrocinadores de las investigaciones forenses posteriores a un conflicto.

Como secuela de esta dolorosa fase "experimental", surgieron (o resurgieron, si consideramos que la experiencia argentina forma parte de la misma línea de tiempo) las necesidades de las familias de los desaparecidos como fundamentales en el diálogo sobre medicina forense y derechos humanos. Las cortes y los tribunales internacionales son foros públicos sumamente importantes en los que la evidencia forense puede "hablar" tanto sobre la verdad acerca de las atrocidades como sobre la importancia del estado de derecho. También son vías primordiales a la justicia para las víctimas sobrevivientes de violaciones de los derechos humanos, pero, de ninguna manera, agotan todas sus demandas de justicia. Tampoco agotan los propósitos a los que la ciencia forense puede servir.

---

55. *Ibid.*, VII, "Responses".
56. *Ibid.*
57. "La evidencia de crímenes de guerra es apabullante en cada lugar" (*ibid.*, VII, "Recommendations").
58. Neuffer 2001, 246.
59. Snow 2013.

Familias de los desaparecidos y otros dolientes: cuerpos perdidos, dolor duradero

Aunque puedan haberse sentido frustrados e ignorados por la forma en la que se llevaron a cabo las exhumaciones en la ex-Yugoslavia, los familiares de las personas desaparecidas no carecían exactamente de voz. Desde Bosnia hasta Croacia y Kosovo, incluidos los equipos forenses, se organizaron en asociaciones para compartir información, brindarse apoyo mutuo y articular sus demandas a las organizaciones involucradas en la búsqueda de los desaparecidos. Muchos de estos grupos, como las Madres de Srebrenica y las Madres de Vukovar, fueron dirigidos por mujeres y, conscientemente, emularon las tácticas de las Madres de Plaza de Mayo en Argentina. Llevaban pancartas con fotografías de sus maridos e hijos desaparecidos, y obtenían su autoridad moral, en parte, de una visión tradicional de las madres como el centro afectivo o el corazón tierno de la familia.[60] La creación de la Comisión Internacional sobre Personas Desaparecidas, en 1996 a instancias de Bill Clinton, brindó a estas asociaciones familiares un importante colaborador dedicado a trabajar con ellas, desarrollar sus capacidades institucionales y enmarcar su trabajo como parte crucial de una agenda de "reconciliación" más amplia para la región.[61]

El proyecto de larga duración de la comisión para identificar los cuerpos de las fosas comunes en la ex-Yugoslavia respondió a las peticiones de una mayor atención a las necesidades de las familias de los desaparecidos. En el proceso, también alteró el panorama del trabajo forense internacional. La cantidad de años y de millones de dólares que la comisión invirtió en la identificación de restos no tienen precedentes y empequeñecen los esfuerzos efectuados en los lugares donde hubo otros genocidios a gran escala, como Ruanda o Camboya: una diferencia que aún causa malestar tanto entre los expertos forenses como entre los estudiosos de su trabajo.[62] Como Wagner describe ampliamente, estos esfuerzos de identificación también han llevado a avances importantes en la aplicación de pruebas y análisis de ADN, desarrollando métodos de bases de datos y otras tecnologías que se han utilizado en el sitio de los ataques al World Trade Center de Nueva York y en otros lugares.

La sensible etnografía de Wagner lleva a otra conclusión importante: el enfoque necesario y bienintencionado sobre las "familias de los desaparecidos", dependiendo de cómo se interprete ese término, puede arriesgarse a simplificar demasiado las muchas identidades y vínculos diferentes presentes

---

60. Wagner 2008. En el caso de Bosnia, según Stover, el activismo de las mujeres para la identificación de sus muertos también fue influenciado por su rol tradicional, en las sociedades musulmanas, como coordinadoras del proceso de duelo y entierro (Weizman y Keenan 2011).

61. *Ibid.*, 96–98.

62. Bernardi y Fondebrider 2007, 207; Wagner 2008, 265.

entre las comunidades de sobrevivientes. Las identidades religiosas y étnicas, el exilio y el desplazamiento, los hogares rurales en comparación con los urbanos, el género, la política y muchos otros factores ayudan a diferenciar a un grupo de familias de otro y a agregar heterogeneidad a las experiencias representadas por cualquier familia.

Los miembros de la familia pueden ser más propensos que cualquier otra persona a quedar traumatizados por los secuestros y las desapariciones y, también, a hacerse cargo de la búsqueda del paradero de una persona desaparecida (ya sea que esté viva o muerta). También son los más propensos a enfrentarse a las barreras a la participación normal en las instituciones jurídicas de un país, cuando las personas han desaparecido, debido al estado irregular que cosas como los matrimonios y la posesión de propiedades adquieren cuando no se tiene acceso a una persona.[63] Científicamente, los lazos familiares también son especialmente útiles para establecer identificaciones positivas de restos a través de pruebas de ADN. Sin embargo, muchas otras formas de comunidad, desde congregaciones de iglesias hasta redes políticas, desean desesperadamente ver los cuerpos de "sus propios" camaradas, colegas, congregantes, amores, etc., identificados –y su recordada historia compartida– y es probable, por lo tanto, que se unan a los esfuerzos de recuperación de aquellos que tienen vínculos directos de parentesco con los desaparecidos. También debe tenerse en cuenta el dolor de estos otros dolientes y sus necesidades.

Para algunas personas, utilizar la palabra "dolientes", pueda que suene como si se operara bajo la suposición de que las personas desaparecidas están realmente muertas. Aunque a menudo los rumores de que los perdidos o desaparecidos están vivos –ya sea porque lo difunden los supervivientes esperanzados o los perpetradores mentirosos (o ambos)– resultan no ser ciertos, de hecho, hay casos en que las personas que se cree muertas aparecen en prisiones clandestinas, en el exilio o escondidas. Las familias de los desaparecidos con frecuencia han sido escépticas con respecto a los motivos de cualquiera que pretenda proclamar, sin pruebas contundentes, que sus seres queridos están muertos. De hecho, en algunas situaciones, el deseo de resolver el problema de las personas desaparecidas, por motivos políticos o por conveniencia burocrática, ha dado lugar a declaraciones de muerte prematuras.

Para respetar las esperanzas de las familias y sus demandas de pruebas científicas, los expertos forenses utilizan las frases "persona desaparecida" y "familias de los desaparecidos" en todos los casos donde el cuerpo de un individuo no ha sido localizado e identificado positivamente, incluso cuando no se han encontrado sobrevivientes de la masacre en particular. Sin embargo, cualquier persona con un ser amado ausente de su hogar o de su vida –cualquiera que viva en la duda, temiendo lo peor– está, en mi opinión, de duelo. El duelo no requiere certeza sobre si las personas desaparecidas están vivas

---

63. International Committee of the Red Cross, "The Missing" 35, 56.

o muertas. La triste verdad es que las opciones para aquellos que carecen de información sólida –como imaginar el regreso del ser amado mientras se teme que pueda ser torturado o pueda morir de hambre, o llorarlo como muerto– son igualmente terribles; y ambas son formas de duelo.[64] Aunque cada parte interesada en las investigaciones forenses tiene reclamos legítimos y un papel importante que desempeñar, ninguna otra persona o institución tiene la misma conexión íntima con las víctimas de la atrocidad que sus dolientes. Nadie, excepto los muertos, ha sufrido tanto. La preocupación humanitaria, el respeto por el estado de derecho y la simpatía internacional ayudan a motivar las investigaciones forenses. Pero ninguno de ellos es tan ilimitado, o tan urgente, como el dolor de aquellos que han perdido a sus maridos, esposas, hermanos, hijos, nietos, amores y amigos.

Gobiernos de transición: ¿estabilidad mediante las exhumaciones?

Las naciones donde se encuentran ubicadas las fosas comunes, a menudo están envueltas en guerras u otros conflictos violentos. Basta con mirar la extensión del conflicto desde Ruanda al Congo, o las amenazas continuas contra periodistas, trabajadores de derechos humanos e investigadores forenses en Guatemala para ver que las declaraciones de paz suelen ser más relativas que absolutas. Las naciones "post-conflicto", supuestamente, también pueden ser enfrentadas con profundas divisiones entre su población, refugiados y otras crisis humanitarias, continuas preocupaciones de seguridad y una serie de otros desafíos. Deben enfrentar estos desafíos con muy poca capacidad institucional, o con instituciones que son desconfiadas por parte de la población debido a la corrupción y a la violencia.[65]

Las democracias emergentes muchas veces son inestables, y aún enfrentan el doloroso y divisivo legado del pasado. En muchos casos, los violadores de los derechos humanos, los políticos, los líderes militares y, a veces, las empresas y las potencias extranjeras están interesados en mantener aquel pasado en silencio o aun sin ser bien entendido; una población avergonzada y traumatizada también puede querer salir de la sombra de su historia reciente. Incluso en los casos donde se exhuman las fosas comunes en un ambiente relativamente estable –como la España contemporánea– los ciudadanos que revisan las historias polémicas después de décadas de negación oficial suelen provocar una conmoción política y social significativa, aunque esa conmoción no alcance proporciones de crisis.[66]

---

64. Analizo esta horrible simetría en el próximo capítulo, utilizando la novela de Nathan Englander, *Ministerio de Casos Especiales*.

65. Ghani y Lockhart 2008.

66. Véase Ferrándiz 2006.

En los últimos años han surgido muchas voces dentro de la comunidad forense que abogan no solo por lograr un equilibrio entre las necesidades de los tribunales y de las familias, sino también por la forma en que la investigación forense atiende las necesidades de los gobiernos post-autoritarios o de "transición".[67] Por ejemplo, como explica Wagner, la Comisión Internacional sobre Desaparecidos ha encuadrado cada vez más su trabajo en la ex-Yugoslavia en términos de "reconstrucción social" y de "justicia transicional".[68] Kirsten Juhl y Odd Einar Olsen intentan resolver algunas de las tensiones que han surgido entre la recolección de pruebas para los juicios y la identificación de cuerpos individuales, enmarcando a ambos como esfuerzos "para (re)establecer la confianza pública en las instituciones sociales".[69] Esta confianza, a su vez, sirve a un objetivo mayor que llaman "seguridad social", que definen como la capacidad de un Estado para llevar a cabo sus "funciones sociales críticas" y proteger a sus ciudadanos.[70] Desde este punto de vista, los propósitos sociales y políticos más amplios de las exhumaciones en fosas comunes pueden, finalmente, interpretarse en términos de la reconstrucción de una sociedad segura y democrática. De acuerdo con esta narrativa de causa y efecto, la identificación de los desaparecidos proporciona la verdad y la curación a las poblaciones traumatizadas, en el proceso de reconstrucción de su confianza en las autoridades. Mientras tanto, los juicios ayudan a desacreditar y a aislar a los miembros más violentos del régimen saliente, restableciendo el estado de derecho y pasando de los tiempos de conflicto a la era de la reconstrucción.

Esta narrativa es convincente; sin embargo, también se basa más en la esperanza y en la fe que en la evidencia de sitios contemporáneos de exhumaciones en fosas comunes. Nadie ha estudiado, a través del contexto y de manera que se pueda generalizar, la relación entre las investigaciones forenses internacionales y la estabilidad de una nación, quizá porque sería

---

67. Utilizo la frase "gobiernos de transición" –en lugar de régimen "democratizador" o "liberalizador", por ejemplo– para capturar las circunstancias específicas de la transición del gobierno autoritario represivo, que son diferentes de otros momentos de reforma o cambio político. Como escribe Ruti Teitel en su estudio sobre la justicia transicional, "La concepción de la justicia (…) está alternativamente constituida por, y es constitutiva de, la transición... Lo que se considera justo es contingente e informado por la justicia anterior" (2002, 6). En otras palabras, mientras que nuestro sentido de lo que significa ser un "régimen democratizador" podría estar, en gran parte, orientado hacia el futuro –formado por lo que definimos como signos de que se ha logrado la democracia (elecciones justas, la presencia de grupos de la sociedad civil o de otra manera)– los gobiernos de transición siempre deben mirar hacia atrás. Su éxito en el establecimiento de las condiciones de justicia y el estado de derecho siempre se juzgará con referencia a las injusticias del pasado y la forma en que se han ocupado de ellas.

68. Wagner 2008, 262.

69. Juhl y Olsen 2006, 416.

70. *Ibid.*, 413.

casi imposible aislar el papel particular que desempeñan las exhumaciones de los muchos otros factores que afectan la estabilidad de los gobiernos post-conflicto. Podría ser más fácil de sostener una versión negativa de la tesis de Juhl y Olsen: las fosas comunes no investigadas de las actuales atrocidades, e incluso de algunas más antiguas (como en España), suelen convertirse en sitios de conflicto, constantes recordatorios si no fuentes de inestabilidad política. Este razonamiento es uno de los motivos de las recientes exhumaciones de atrocidades cometidas en el pasado en Chipre y España,[71] así como del trabajo forense en curso en lugares como Argentina y la ex-Yugoslavia. Pero afirmar que las fosas comunes no exhumadas son sitios de tensiones continuas no es lo mismo que probar que exhumarlas crea estabilidad y confianza en las instituciones. La mayoría de los casos ya estudiados por académicos de la cultura y de la política (ex-Yugoslavia, España, exrepúblicas soviéticas) y en mi investigación en curso (Chile, Polonia) sugieren que las exhumaciones *alteran*, pero rara vez resuelven, el diálogo sobre la legitimidad, la capacidad institucional y el compromiso con los derechos humanos de los gobiernos post-conflicto y de transición.[72]

Los observadores y los expertos dentro de la comunidad forense han argumentado a favor de la necesidad de permitir que este diálogo continúe sin intentar resolverlo. Sin embargo, mientras se da impulso para que una institución internacional guíe a los científicos forenses en su búsqueda de los desaparecidos, Stover y Shigekane hacen una advertencia: la nueva institución "no debe internacionalizar la búsqueda de los desaparecidos a tal punto que socave la capacidad de las instituciones gubernamentales y no gubernamentales locales para desarrollar respuestas culturalmente apropiadas a lo que, en última instancia, son problemas locales".[73] A Andreas Kleiser, de la Comisión Internacional sobre Personas Desaparecidas, también le preocupa que cuando las organizaciones forenses internacionales son demasiado visibles por demasiado tiempo, dejan a los ciudadanos con la impresión de que el nuevo gobierno no puede –o peor, no está dispuesto a hacerlo– responder a sus reclamos por sí mismo.[74] Su perspectiva probablemente esté basada en la difícil historia de la transferencia gradual de responsabilidades de la CIPD al Instituto de Personas Desaparecidas, una organización nacional formada por grupos de lados opuestos de las líneas divisorias étnicas de Bosnia. Según Wagner, esta transición ha tenido lugar en un clima en el que Bosnia no sería vista como un "sistema gubernamental unificado" o una parte viable de

---

71. Véase Kovras 2008.
72. En la ex-Yugoslavia, véase Wagner 2008; Wagner 2010; y Verdery 1999. Sobre España, véase Ferrándiz 2006; y Renshaw 2011. Sobre las antiguas repúblicas soviéticas, véase Paperno 2001.
73. Stover y Shigekane 2004, 99.
74. Kleiser, entrevista telefónica con el autor.

Europa a menos que, dentro del país, pudiera sostener instituciones capaces de tratar a los ciudadanos "uniformemente como bosnios".[75]

También parece sensato ser más escéptico con respecto a los Estados de lo que Juhl y Olsen nos instan a ser. Si bien igualan a la "sociedad misma" con las "autoridades del Estado",[76] de hecho, las necesidades de una sociedad dividida y herida y las necesidades de un Estado en consolidación pueden alejarse unas de otras. En Chile, los graves errores en la identificación de los desaparecidos expusieron los peores instintos del nuevo gobierno democrático: ocultamiento, inseguridad, arrogancia e insensibilidad con respecto a las experiencias de las familias y los dolientes. En Ruanda, el gobierno aprobó una ley en 2008 por la que todos los restos de víctimas de genocidio deben ser enterrados en cementerios de genocidio financiados por el Estado destinados a servir tanto como marcadores de transición como de advertencia para las generaciones futuras, pero sin opción para que los sobrevivientes rehúsen el propósito público elegido para sus muertos y busquen otras formas de entierro o de conmemoración.[77]

Aunque casi todos los que viven en una zona de conflicto (excepto, tal vez, aquellos que se alimentan de violencia continua) se beneficien directamente con un Estado estable y un buen gobierno, los juicios para los violadores de los derechos humanos, la identificación de los muertos y otros resultados forenses, no armonizan bajo la bandera común de la construcción de la nación. Los juicios y las identificaciones pueden ser tanto divisorios como curativos;[78] las exhumaciones y las conmemoraciones masivas pueden despertar el fervor nacionalista,[79] y "exponer (…) culturas políticas conflictivas".[80] Sin embargo, también son, inconfundiblemente, parte de esa "cosa de muchas capas" llamada justicia.[81]

Los gobiernos de transición son partes interesadas extremadamente importantes en las investigaciones forenses ya que al permitir que los expertos independientes y competentes exhumen la evidencia de atrocidades, manda una de las señales más claras y más sustanciales que un gobierno puede enviar a su población a fin de indicar que toma en serio llegar a un acuerdo

---

75. Wagner 2010, 37.

76. Juhl y Olsen 2006, 413.

77. Jessee 2012.

78. De hecho, vale la pena preguntarse por qué las frases "curación" y "reconciliación" se usan con tanta frecuencia en el mismo contexto: si alguien me hiere, ¿no es perfectamente posible que tanto mis heridas físicas como psicológicas se curen sin mi perdón a (o no queriendo tener nada que ver con) la persona que me lastimó? La exigencia de que la curación y el perdón –o curación y reunificación– vayan juntos parece enraizada en una visión espiritual y, tal vez, más específicamente cristiana (véase Graybill 2001, 7-9).

79. Wagner 2008, 263.

80. Ferrándiz 2006.

81. Tippet 2009.

con el pasado. Para los equipos forenses, ayudar a estos gobiernos a lograr la estabilidad y la credibilidad de la población –al menos cuando son socios sinceros que merecen tal credibilidad– debería ser una motivación poderosa. La alternativa a la estabilidad, el regreso a la violencia (o la propagación de la violencia a los países vecinos, como sucedió con Ruanda y Congo) perjudica a todos. Pero los gobiernos de transición no son, de hecho, capaces de agrupar todas las necesidades de las diferentes partes interesadas en un todo cohesivo, y las necesidades de instituciones estatales especiales no siempre serán las mismas que las de una sociedad compleja.

Otras partes interesadas

Cientos, si no miles de personas constituyen las cortes y los tribunales, las familias y los dolientes, y los gobiernos de transición descriptos aquí como principales partes interesadas en las investigaciones forenses internacionales. Sin embargo, también he omitido una serie de grupos, muchos de ellos innegablemente importantes para la política de las sociedades postconflicto. Vale la pena considerar, brevemente, estos grupos y explicar por qué no los he convertido en el centro de este análisis de las investigaciones forenses internacionales.

Primero, están los perpetradores de violaciones de derechos humanos. Las personas responsables de las masacres y de la ocultación de restos en fosas comunes parecen partes interesadas naturales con respecto a lo que sucede con esta evidencia. Por supuesto, esto es especialmente cierto cuando hay una posibilidad real de pruebas y convicciones. Pero incluso cuando los perpetradores nunca sean enjuiciados, las exhumaciones pueden ser una parte fundamental de un proceso en el que los autores de la violencia organizada –ya sean regímenes dictatoriales, escuadrones de la muerte paramilitares, ejércitos de liberación u otro grupo– verán desacreditadas, ante una audiencia global, su rectitud, su autoridad y su versión de la historia.

Sin embargo, los perpetradores son "partes interesadas" únicas porque, en casi todos los casos, su interés radica en que *no* se lleven a cabo las investigaciones forenses. A veces, han hecho todo lo posible para manipular las fosas y dificultar las investigaciones (como en Bosnia y más recientemente en Afganistán).[82] En casos raros, la evidencia forense puede mostrar que los sobrevivientes o las organizaciones políticas han exagerado la escala de violencia, o minimizado la medida en que su propio "lado" también estaba involucrado. Pero, en su mayor parte, los perpetradores actuarán –si es que

---

82. Para las descripciones de la destrucción de las fosas por las fuerzas serbobosnias, véase Stover y Shigekane 2004, 92; Wagner 2008, 51. En Afganistán, después de que Médicos por los Derechos Humanos documentara una fosa común que se cree que contiene miles de prisioneros talibanes, las fuerzas del presunto perpetrador, el general Abdul Rashid Dostum, parecen haber regresado al sitio con excavadoras y eliminado casi todos los restos y otras pruebas (Lasseter 2008).

lo hacen– principalmente como obstáculos para las investigaciones. Estos obstáculos deben tomarse en serio, especialmente en casos como Guatemala, donde las fuerzas armadas han amenazado directamente a los investigadores forenses y a sus socios locales.[83] Pero los perpetradores de la violencia y los creadores de fosas comunes no han tenido influencia en el diálogo ético y científico sobre la investigación forense internacional de una manera que se acerque a las ricas contribuciones de los tribunales, las familias y los dolientes, y los gobiernos de transición.

Quizás el académico jurídico David Kennedy también tenga razón en que la clásica tríada de derechos humanos de perpetrador, víctima y espectador es demasiado simplista;[84] también deberíamos preguntarnos qué interés hay en las investigaciones forenses para la cantidad de personas que no son ni víctimas ni perpetradores, que fueron víctimas en un momento y perpetradores en otro,[85] o que fueron silenciosamente cómplices en un programa de atrocidades al que se sintieron impotentes para oponerse. El término popular "espectadores" rara vez le hace justicia a estas personas: evoca la imagen de alguien que permanece impasible y observa las atrocidades desplegadas y, por lo tanto, implica un juicio que, a menudo (aunque no siempre), es injustificado por las complejas fuerzas que impiden a la mayoría de las personas resistirse a los regímenes autoritarios y a otros sistemas de opresión.[86] Como escriben Juhl y Olsen, más allá de los muertos y de sus familias inmediatas, "la justicia también se trata de aquellas víctimas que con dificultad escaparon de la fosa común". Continúan:

> Y se trata de aquellos asociados con los perpetradores por afiliación grupal que no cometieron ningún delito: el alemán inocente, el serbio o el hutu, etc. Aunque el principio legal puede ser que se es inocente hasta que se demuestre lo contrario, en los conflictos grupales se es culpable de afiliación grupal hasta que se demuestre ser inocente. Para evitar la culpa colectiva en estos grupos, les interesa que se excaven fosas comunes, se cuente la historia y se enjuicie a los perpetradores.[87]

---

83. Sanford 2003, 44–46.
84. Kennedy 2004, 14–15.
85. Véase Rieff 2002, 25.
86. El debate sobre la responsabilidad "ordinaria" de los alemanes, polacos y ciudadanos de otras naciones ocupadas por los nazis es particularmente intenso para el Holocausto, como lo demuestra la controversia de los años 1990 sobre el libro de Daniel Goldhagen: *Los verdugos voluntarios de Hitler*. En el capítulo 3 de este libro, analizo brevemente el debate sobre la responsabilidad del genocidio de los judíos polacos y, en particular, las investigaciones forenses impulsadas por el análisis del historiador Jan Gross en su libro *Vecinos: El extermino de la comunidad judía de Jedwabne*.
87. Juhl y Olsen 2006, 429.

Otras instituciones que pueden influir las investigaciones forenses internacionales y que tienen intereses, son las universidades y los medios de comunicación. Las universidades desempeñan un papel esencial en la formación de científicos forenses y también promueven la investigación que puede fomentar nuevos métodos y tecnologías para el campo. También tienen un impacto en la práctica del trabajo forense de maneras más sutiles. Debido al creciente interés en la ciencia forense (en parte debido a los programas de televisión como *CSI*),[88] nuevos estudiantes llegan, cada vez más, a la ciencia forense desde antecedentes como antropología cultural, arqueología o departamentos incluso "más alejados" de las ciencias;[89] la naturaleza cada vez más interdisciplinaria de muchos programas de grado con un componente de ciencia forense (y el crecimiento de los derechos humanos como un campo de investigación establecido, interdisciplinario y bien financiado) también brinda oportunidades para que los científicos forenses interactúen con académicos de derechos humanos, estudios de refugiados y otros temas relacionados.

Sin embargo, las universidades también pueden verse envueltas en el conflicto y en la compleja política de la justicia transicional de maneras que complican su contribución a las investigaciones de derechos humanos. En Chile, por ejemplo, la Facultad de Medicina de la Universidad de Chile desempeña un papel tan importante en la promoción de la ciencia forense en el país que, durante muchos años en la historia de Chile, el director del Departamento de Ciencia Médico-legal de la universidad también se desempeñó simultáneamente como director del sistema nacionalizado de morgues de Chile.[90] La mayoría de los antropólogos, arqueólogos y el único odontólogo forense que conformarían el efímero equipo forense de derechos humanos –el Grupo de Antropología Forense (GAF)– egresaron de la Universidad de Chile. Sin embargo, un clima de temor descendió sobre las universidades chilenas durante la dictadura militar de 1973-90, cuando Pinochet reemplazó a muchos rectores universitarios con personal militar y los estudiantes universitarios y profesores aparecieron prominentemente en las filas de los desaparecidos. Esta atmósfera continuó durante los primeros años de la transición a la democracia, cuando el GAF comenzó a exhumar las fosas de desaparecidos que habían sido ejecutados durante el régimen de Pinochet. Por lo tanto, el grupo tenía poco acceso a las redes de pares, a los recursos y a la experiencia en su alma mater.[91]

El papel que las universidades han jugado en la historia chilena de los derechos humanos y la identificación forense –tanto en términos de su pre-

---

88. Véase Houck 2006.

89. Véase Kim y Reinke 2013.

90. Ciocca Gómez, entrevista personal con el autor.

91. Eugenio Aspillaga, entrevista personal con el autor; Iván Cáceres, entrevista personal con el autor.

sencia como de su ausencia– ha requerido una seria reevaluación después de que surgieran importantes preguntas científicas sobre las identificaciones forenses de los desaparecidos realizadas tanto por el Grupo de Antropología Forense como por las autoridades estatales.[92] En última instancia, el proceso de descubrir y abordar estos errores también involucró a una red internacional de universidades, incluidos científicos forenses de la Universidad de Glasgow y de la Universidad de Granada que informaron irregularidades en las identificaciones, así como laboratorios universitarios en Texas e Innsbruck donde se realizaron recientemente análisis de ADN.[93]

También los medios de comunicación pueden ejercer una influencia significativa, e incluso ambigua, sobre las investigaciones forenses sin que ellos mismos sean partes interesadas directas en el trabajo. En lugares como Argentina, Chile y España, la cobertura periodística temprana de las exhumaciones relacionadas con casos de derechos humanos –cual a menudo es estratégicamente obtenida por las personas y organizaciones que realizan el trabajo– ha despertado la fascinación pública y probablemente ayudó a obtener la aprobación de los proyectos.[94] En un clima de gran cobertura mediática, los gobiernos son menos capaces de ignorar la visibilidad de las fosas comunes y su importancia para un diálogo nacional. Sin embargo, como Renshaw, Congram y Bruno y otros han señalado, la narrativa sobre las investigaciones de los medios de comunicación acerca de los derechos humanos se ha basado (quizás inevitablemente) en tropos que no necesariamente hacen justicia a la complejidad científica o política del trabajo. La cobertura de la exhumación presenta escenas de expertos forenses adustos y heroicos que "hacen que los cadáveres cuenten historias",[95] mientras permanecen por encima de la desordenada política del lugar donde aplican su conocimiento experto. El lugar en sí mismo por lo general se describe con trazos estereotípicos amplios como violentos e incivilizados, mientras que el investigador forense es un emisario de un mundo de civilización, experiencia y sentimientos morales expansivos.

¿Qué pasa con la "comunidad internacional", tan ampliamente invocada en las discusiones sobre la intervención global? Un problema obvio al analizar esta "comunidad" como parte interesada es la vaguedad del término, que puede referirse, entre otras cosas: a las relaciones económicas y políticas que unen a los estados –de las cuales se dice que alcanzaron un nivel sin precedentes en la era de globalización–; a las redes internacionales de comunicación, financiación y solidaridad que existen entre activistas de derechos humanos y humanitarios; así como a una actitud filosófica –a veces llamada

---

92. También véase Rosenblatt 2013, "Exhuming State".

93. Bustamante y Ruderer 2009; Comisión de Derechos Humanos, Nacionalidad y Ciudanía 2006.

94. Véase, por ejemplo, Renshaw 2011, 17–21.

95. Renshaw 2007, 241.

"cosmopolitismo"– que imagina a los seres humanos individuales como parte de una comunidad moral que trasciende las fronteras nacionales.[96] En las zonas de guerra y post-conflicto, donde generalmente se llevan a cabo investigaciones de fosas comunes, la comunidad internacional suele ser más visible en los roles desempeñados por las instituciones internacionales y humanitarias como las Naciones Unidas y el Comité Internacional de la Cruz Roja, y por los gobiernos de las naciones desarrolladas que intervienen por medios militares, económicos o diplomáticos. Los equipos forenses pueden encontrarse formalmente asociados con estas instituciones y poderes que muchas veces sirven como fuentes de financiamiento, coordinación y seguridad. Sin embargo, hasta en los casos en que los equipos forenses son más independientes, pueden estar asociados con la comunidad internacional en la mente de las poblaciones locales, que no necesariamente poseen las herramientas para discernir la diferencia entre escoltas de diplomáticos, periodistas, trabajadores de ayuda humanitaria y equipos forenses, entre otros.[97]

Los gobiernos extranjeros tienen un interés especialmente complejo en las investigaciones forenses post-conflicto. Las fosas comunes pueden ser poderosos recordatorios del costo humano que tuvieron los fracasos anteriores de estos gobiernos. El 11 de julio de 1995, la OTAN echó a perder un ataque aéreo, largamente esperado, contra las fuerzas de los serbios de Bosnia que rodeaban Srebrenica. En los días siguientes, las Naciones Unidas declararon este territorio "área segura",[98] y las fuerzas de paz holandesas en el terreno dejaron poco a poco a la población mayoritariamente musulmana del enclave de Srebrenica en manos de los soldados serbios, quienes separaron a los hombres y a los niños mayores de las mujeres y niños pequeños, destruyeron sus documentos de identidad y otros efectos personales, y los condujeron a marcha forzada a varios sitios donde más de ocho mil de ellos fueron ejecutados y enterrados en fosas comunes.[99] Más tarde, cuando los equipos forenses comenzaron a desenterrar estas fosas, encontraron cadáveres con los típicos zapatos entregados por las organizaciones humanitarias, zapatos que las poblaciones de refugiados llamaron "*mtvare*" o "zapatos de

---

96. Para una discusión influyente sobre diferentes ideas acerca de la comunidad internacional y sus genealogías filosóficas, véase Wendt 1999. Un saludable escepticismo sobre si existe algo así como una comunidad internacional se puede encontrar en *Una cama por la noche: El humanitarismo en crisis*, de David Rieff, que argumenta que las instituciones internacionales y los tratados "no son expresión de comunidad sino de poder" (2002, 9). Por su parte, las redes de activistas transnacionales son el tema del innovador estudio de Keck y Sikkink de 1998, *Activistas sin fronteras: Redes de defensa en política internacional*. Para más información sobre el cosmopolitismo, véase Appiah 2007; y Nussbaum 2002.

97. Véase Keough, Kahn y Andrejevic 2000, 74.

98. Wagner 2008, 38–40.

99. *Ibid.*, 42–51.

hombre muerto".[100] Estos zapatos donados sirvieron como un vívido recordatorio de que los hombres y niños en estas fosas fueron asesinados después de que la "comunidad internacional" hubiera señalado a esta población como necesitada de ayuda y protección. La historia que cuentan sus fosas no es una de víctimas invisibles o desconocidas, sino de personas abandonadas a un destino cruel más o menos a la vista de sus protectores.[101]

Sin embargo, al financiar y apoyar las exhumaciones y los programas de identificación en curso en Bosnia, los gobiernos holandés, estadounidense y de otros países también encontraron la forma de reparar estos fracasos. Wagner escribe: "Si la inacción caracterizó la respuesta de la comunidad internacional a los acontecimientos de julio de 1995, entonces documentar la historia del enclave y su caída, sus fosas comunes y su desaparición se ha convertido en un medio principal para corregir el hecho de no actuar".[102] A diferencia de las disculpas oficiales, las exhumaciones e identificaciones "ofrecen a estos actores internacionales un medio para medir su inversión (...) cuerpos exhumados, muestras de sangre recolectadas, coincidencias de ADN exitosas".[103]

Prestar atención tanto a los intereses como al impacto de varias instituciones internacionales es fundamental para comprender la mayoría de las investigaciones de las fosas comunes. Sin embargo, "comunidad internacional" es un término que busca atribuir –y suele fracasar– una sola voz a los individuos en las oficinas de tribunales en La Haya y Arusha, en la Casa Blanca y en Downing Street, en capítulos locales de Amnistía Internacional, en escuelas y salas de todo el mundo y, para nada intrascendente, reunirlos alrededor de las fosas comunes como miembros de equipos forenses. En cada uno de estos entornos institucionales y geográficos existen diferentes razones para apoyar, oponerse o permanecer indiferente a las investigaciones forenses.

Los equipos forenses y los expertos forenses individuales también tienen sus propios intereses en sus actividades en torno a las fosas comunes. Muchos profesionales tienen, evidentemente, un profundo compromiso personal con los derechos humanos, así como respeto y simpatía por los muertos y sus dolientes. A veces, una perspectiva histórica de su profesión les hace comprender que los antropólogos y otros expertos en biología humana tienen la obligación de buscar justicia allí donde los grandes crímenes se han racionalizado a través de ideas pseudocientíficas sobre raza y etnia.[104] Como en cualquier actividad profesional, incluidas todas las formas del

---

100. *Ibid.*, 141.

101. En 2013, después de una prolongada batalla legal, la Corte Suprema holandesa emitió un veredicto con amplia resonancia simbólica, declarando responsables a las fuerzas de paz holandesas por la muerte de tres hombres asesinados cerca de Srebrenica (Simons 2013).

102. Wagner 2008, 21.

103. *Ibid.*, 17.

104. Véase Arditti 1999, 78.

humanitarismo, también hay menos motivaciones altruistas para que los profesionales se involucren, aunque el hecho de que estas motivaciones no sean altruistas no significa, necesariamente, que sean indicadoras de un comportamiento poco ético en el campo. Junto con la exposición de los medios, la participación en una investigación forense internacional puede conferir una impresionante experiencia internacional y un salario, mientras que un experto está de "vacaciones" de su trabajo habitual; también brinda la oportunidad de escribir resultados e impresiones para su publicación, la emoción del trabajo en una zona de combate y la posibilidad de verse a uno mismo como un héroe.[105] Mi propia tendencia hacia la "generosidad crítica" está, indudablemente, moldeada por el hecho de que he tenido más contacto con empleados a tiempo completo de organizaciones como Médicos por los Derechos Humanos y varios equipos forenses de América Latina –y con expertos reflexivos como Clyde Snow y Clea Koff que han buscado activamente oportunidades para la reflexión pública– que con los mercenarios a corto plazo, a veces introducidos en misiones en zonas de crisis.[106]

También a nivel organizacional los compromisos morales y políticos siempre se mezclan con otros intereses creados. Ya sea Médicos por los Derechos Humanos, la Comisión Internacional sobre Personas Desaparecidas, uno de los equipos latinoamericanos, u otro grupo, estas son organizaciones con personal administrativo y de campo al que hay que pagar, y oficinas y equipos que hay que mantener, así como otros programas que quizás están aún menos financiados que sus unidades forenses. Lo más probable es que sea imposible separar el imperativo moral real que estas organizaciones sienten –para ofrecer su conocimiento experto a las personas y las naciones que lo necesitan, así como para contribuir al desarrollo en curso del campo– del interés que tienen, naturalmente, de mantenerse vigentes y financiadas. Estos factores deben tenerse en cuenta al analizar las decisiones específicas que toman los equipos forenses en un momento y un lugar en particular. Pero a nivel de teorías o de amplias caracterizaciones, es demasiado simplista luchar por un ideal de motivación "pura" en abstracto mientras se critican todas las otras necesidades e intereses que surgen en cualquier cultura organizacional.

Por supuesto, la motivación es solo una parte de la ecuación. Los análisis más sofisticados, a menudo informados por las críticas posmodernas tanto de la ciencia como del humanitarismo, señalan que, a pesar de sus mejores intenciones, los científicos forenses participan en una cultura más amplia de "producción de conocimiento", una cultura en la que la ideología está inevitablemente entrelazada. Entre las características de esta cultura están

---

105. Véase Blau 2008, 4; Steadman y Haglund 2005, 7.

106. Con una gran generosidad crítica para describir mi propio enfoque de investigación, descubrí que los estudiosos del teatro, del feminismo y de la sexualidad también lo han utilizado para describir a un crítico que combina el análisis académico con un sentido de inversión directa en una obra de arte, una producción, una comunidad o una institución en particular (Dolan 2012).

el exceso de confianza en el potencial del método científico para *revelar* los hechos en lugar de *construir* las narrativas deseadas, y una creencia romántica en los derechos humanos y el derecho internacional, que tiende a justificar la intervención de los países ricos y poderosos en los asuntos de otros mientras evita una comprensión profunda del colonialismo (histórico o actual), o una crítica interna de la injusticia dentro de las sociedades ricas que brindan ayuda.

Estas perspectivas deberían ser tomadas en serio por cualquiera que examine el trabajo de los científicos o de los activistas de los derechos humanos, y quizás aún *más* seriamente cuando se mira la intersección de esos dos mundos. La evidencia forense no es totalmente neutral ni puramente objetiva. Entra en un panorama de narrativas controvertidas y se interpreta de manera diferente según esas narrativas; por lo tanto, proporciona un capital político y moral desigual e impredecible según la forma en que las partes interesadas lo desplieguen. Estas observaciones fueron necesarias y originales cuando los estudiosos como Paperno y Wagner comenzaron a hacerlas, basándose en la rica evidencia de las disputas en torno a la prueba forense en la ex-Unión Soviética y Bosnia. Desde entonces la misma crítica básica comenzó a aparecer con cada vez menos información contextual y una ignorancia aparentemente intencional de los nuevos desarrollos, como el propio cálculo del campo con la subjetividad de sus métodos como secuela del informe de la Academia Nacional de Ciencias. La repetición de estas mismas trilladas perspectivas teóricas amenaza con volver obsoleto lo que todavía es un nuevo campo de investigación –la erudición humanística sobre la investigación forense– al tiempo que cierra las oportunidades para el diálogo productivo entre los estudiosos no científicos y los profesionales forenses.[107]

Demasiadas investigaciones recientes sobre los derechos humanos y el humanitarismo parecen hacer una obstinada vista gorda ante el hecho de que las personas involucradas en estos campos, no siendo una excepción los expertos forenses, a menudo, son profunda y expresivamente autocríticas. Cuando los académicos presentan "nuevas" críticas, cargadas de jerga, de la

---

107. Aquí hay algunas preguntas fructíferas para futuros estudios interdisciplinarios que este libro solo puede tocar al pasar. He escuchado todas estas preguntas, de una forma u otra, de la boca de los expertos forenses: ¿cómo repercuten las tradiciones específicas y la historia del movimiento de los derechos humanos –las formas de violencia y de sufrirla que han llamado la atención, y las formas que han sido menos visibles– con respecto a qué fosas comunes se investigan y cuáles no? En otras palabras, ¿cómo participa la ciencia forense en un proceso cuestionable para determinar qué personas vivas y muertas son reconocidas como víctimas de violaciones de los derechos humanos y cómo se puede alterar esta narrativa político-científica? ¿Deberían los equipos forenses adoptar nuevas formas de activismo científico, como usar su capital científico y moral-político para dar nombres e historias a las muertes causadas por la pobreza, las políticas deficientes de salud pública o la corrupción? ¿Deberían contar más públicamente la historia de cómo su ciencia, a menudo, contradice la construcción social de la raza?

práctica humanitaria que ya son bien conocidas y discutidas en el campo, les roban a estos profesionales sus voces heterogéneas e ignoran su acción (los mismos pecados de los que, irónicamente, estos críticos habían acusado con precisión, en el pasado, a los trabajadores humanitarios de cometer contra los refugiados y de otros que recibían ayuda). Para aquellos dispuestos a escuchar, hay mucho que aprender de los propios expertos forenses sobre sus logros, sus fracasos y, lo más importante, sobre las muchas cosas que pueden parecer logros y fracasos, según el momento y el ángulo del propio enfoque.

Escribir la historia fosa por fosa

Un enfoque para el análisis de las investigaciones forenses centrado en las partes interesadas, arroja una luz práctica sobre los actores e intereses específicos que subyacen a algunos de los vocabularios conceptuales utilizados en el estudio de la política post-conflicto y del activismo de los derechos humanos. Esta sección y la próxima analizan la memoria histórica o colectiva, así como la creación de capacidades, como discursos importantes utilizados para describir y justificar las acciones de los equipos forenses. Al identificar a las partes interesadas que promueven este discurso, y del que, a veces, son el tema, las dos secciones intentan aclarar los intereses y propósitos que hay detrás de los esfuerzos realizados en nombre de la memoria colectiva y de la creación de capacidades.

La información producida por las investigaciones científicas de las fosas comunes puede arrojar una luz fundamental sobre las disputas históricas entre las partes en guerra u opresoras y sus víctimas. Los equipos forenses han aportado pruebas a muchas comisiones de la verdad y a cuerpos de investigación. La declaración de la misión del Programa Forense Internacional de Médicos por los Derechos Humanos enumera, como uno de sus objetivos primordiales, "establecer un registro histórico basado en la ciencia y resistente al revisionismo".[108] La antropóloga forense Clea Koff va un paso más allá: para ella, el esfuerzo "por contar la historia completa y obtener los hechos registrados" no es solo una misión entre muchas, sino que constituye la "perspectiva de los derechos humanos" sobre las investigaciones de las fosas comunes.[109] Los "derechos humanos", de acuerdo con las muchas referencias de Koff al traducir o al hablar en nombre de los muertos, se convierten en una forma particular de escribir la historia: combatir las mentiras de los violentos con la verdad de las víctimas.

Esta definición de una perspectiva de derechos humanos sobre el trabajo forense visualiza un contexto político muy particular. Se aplica mejor cuando un gobierno o un grupo dominante ha cometido la mayor parte de la violencia y, posteriormente, ha tratado de encubrir sus crímenes con una

---

108. Physicians for Human Rights 2009.
109. Koff 2004, 86.

versión distorsionada de la historia. En estos casos, como en el testimonio de Haglund en La Haya, la evidencia científica de las violaciones de los derechos humanos puede ser el desafío más importante para el correlato revisionista (o "historia oficial", como en el título de la famosa película de Luis Puenzo sobre la desaparición en la Argentina).[110] Sin embargo, la idea de Koff de una sola perspectiva de los derechos humanos se vuelve más complicada en situaciones donde los violadores nunca negaron sus crímenes, sino que los consideraron justificados (como es el caso de los ataques del 11 de septiembre de 2001 contra Estados Unidos) o, incluso más comúnmente, cuando la historia a la que los investigadores forenses buscan dar sentido es una historia de violencia generalizada y multilateral. En una sociedad dividida, cada facción verá cada fosa exhumada y cada cuerpo identificado a través de la lente de su propia visión de la historia. Cada una de estas "comunidades históricas" puede sentir que tiene una historia de victimización para contar, una historia de derechos humanos.

Si la exhumación llega a ser vista como una forma de investigación histórica o de testimonio, hay una serie de decisiones prácticas que se deben tomar sobre qué *forma* de historia se persigue. Derek Congram y Dawnie Wolfe Steadman, antropólogos forenses que han participado en la exhumación de las víctimas de la Guerra Civil española de 1936-39 y los años subsiguientes de la dictadura de Francisco Franco, escriben: "Si una organización española visualiza la recuperación de la memoria histórica como una cuestión de documentar la magnitud de las atrocidades contra los republicanos, entonces el objetivo lógico sería excavar tantas fosas comunes como sea posible, incluso si hay pocas posibilidades de que las víctimas puedan ser identificadas".[111] Sin embargo, si el objetivo era identificar a individuos específicos –y permitir así que sus familias recibieran pagos de reparación del gobierno español– los equipos forenses hubieran actuado mejor, probablemente, exhumando fosas más pequeñas donde existiera alguna documentación sobre las víctimas que podrían haber sido enterradas allí. En otras palabras, las personas que solicitan exhumaciones de víctimas españolas se han enfrentado a una

---

110. La preocupación por el revisionismo es, como me recordó Bill Haglund, en parte una reacción a la persistencia de la negación del Holocausto (entrevista telefónica con el autor, 13 de abril de 2009). El estado relativamente primitivo de la ciencia forense en la década posterior a la Segunda Guerra Mundial, la pobre preservación de cuerpos y de fosas en los campos de concentración y en otros lugares, así como las prohibiciones religiosas sobre exhumación entre la comunidad judía (descriptas en el Capítulo 3) resultaron la recopilación de pocas pruebas después del Holocausto, un problema que se ha convertido en el impulso para nuevos proyectos forenses en toda Europa (véase Desbois 2008). Haglund considera esta falta de evidencia forense como una de las principales razones por las cuales la negación del Holocausto es tan persistente, ya que los negadores del Holocausto pueden continuar señalando (muy selectivamente) las lagunas en la evidencia física del genocidio.

111. Congram y Steadman 2008, 164.

pregunta conceptual sobre si la historia se relata mejor a través de números o mediante las historias representativas de los individuos particulares, una tensión que siempre ha estado presente en el diseño de monumentos conmemorativos y de otros marcadores de atrocidades.[112] Congram y Steadman agregan: "Ninguno de los dos enfoques es moral, ético o profesionalmente incorrecto, pero, ciertamente, ofrecerá resultados diferentes".[113] Podrían haber agregado que estos resultados difieren no tanto en términos morales, éticos o profesionales, sino en términos de los *significados políticos* que prestarán a las investigaciones forenses.

Las actuales exhumaciones de la Guerra Civil española pueden ayudar a esclarecer las verdaderas partes interesadas que dan forma y emplean la retórica de la memoria histórica o un "deber con la historia". En los últimos años, varias "asociaciones de memoria histórica" han surgido por toda España.[114] Algunos de los miembros de estos grupos son descendientes directos de personas asesinadas por las fuerzas de Franco, mientras que otros son historiadores o ciudadanos interesados.[115] Estas asociaciones han sido las voces más fuertes que exigieron exhumaciones.

El caso español, como el argentino, ha presentado conflictos entre las familias y entre la comunidad más amplia de dolientes: el más famoso es el debate sobre si exhumar o no la sospechada fosa del poeta Federico García Lorca. Para muchos historiadores y miembros del público en general, la fosa de García Lorca tiene un significado histórico especial. El poeta y dramaturgo es conocido en todo el mundo, y el asesinato de un artista y conocido homosexual contribuye a la comprensión de la represión franquista como una "purga" cultural en vez de simplemente (como el correlato oficial lo retrató durante mucho tiempo) como actos de guerra. En medio de la ola de nuevas

---

112. Véase Laqueur 2002.

113. Congram y Steadman 2008.

114. Las exhumaciones son parte de un cambio cultural más amplio hacia la revisión del pasado de la Guerra Civil española, que había estado sujeto a un "Pacto del Olvido" oficial durante la larga dictadura de Franco y más allá. La elección del primer presidente izquierdista de España desde el franquismo, José Luis Rodríguez Zapatero, la aprobación de una "Ley de memoria histórica" y la formación de las diversas asociaciones de familiares de las víctimas de la Guerra Civil española son parte de este cambio (J. Anderson 2009; Purcell 2009). Algunos observadores también lo relacionan con el arresto del ex dictador chileno Augusto Pinochet en Londres en 1998 a instancias del juez español Baltazar Garzón (quien ha iniciado varios esfuerzos legales por la memoria histórica en España, incluyendo intentos de localizar y exhumar la tumba de Federico García Lorca). Garzón esperaba enjuiciar a Pinochet por desapariciones políticas durante su gobierno en Chile, incluidas las de cincuenta ciudadanos españoles. Según Omar Encarnación, el arresto de Pinochet desató un "agitado debate dentro de la clase política nacional sobre la disposición del aparato del poder judicial del país" para perseguir a un dictador extranjero, aunque reacio a examinar el legado de su propio dictador", una voluntad que muchos olieron a hipocresía de la época colonial (2008, 41).

115. J. Anderson 2009; Purcell 2009.

exhumaciones, activistas de la memoria histórica, un sindicato, así como las familias de algunos individuos que pudieron haber sido enterrados junto a García Lorca, presionaron ansiosamente por exhumar su presunta fosa, identificada tres décadas antes por un hombre que afirmaron había ayudado a cavar la fosa.[116] Sin embargo, miembros de la familia de García Lorca inicialmente se opusieron a la exhumación, mencionando su preocupación por el futuro espectáculo "YouTube" de sus huesos fuera de la fosa.[117] La propia sobrina del artista, que es la directora de la Fundación García Lorca, discutió apasionadamente contra la construcción de una historia de la represión franquista que elevara a Lorca por encima de otras víctimas. En una carta al *New Yorker*, Laura García Lorca esbozó una visión alternativa, ferozmente democrática, de la historia: "Nosotros elegiríamos dejar a Lorca donde está, en compañía de todas las víctimas, ya tengan o no tengan nombre, ya sean recordadas en silencio por su familiares u olvidadas porque no tienen ninguno. Creemos que la mejor manera de recordar a todas las víctimas de los crímenes terribles cometidos por las tropas de Franco es preservar y proteger este cementerio, donde Lorca es una víctima entre muchas".

La controversia sobre la fosa de García Lorca resultó ser innecesaria, al menos a corto plazo: las exhumaciones en el supuesto cementerio fueron detenidas a fines de 2009 porque los arqueólogos no encontraron cuerpos o partes de cuerpos en la zona donde se pensaba que García Lorca estaba enterrado. Parece que, en esa área, la capa de roca dura debajo de la superficie del suelo habría, en primer lugar, imposibilitado cavar allí una fosa.[118] Sin embargo, hay lecciones que extraer de la historia de esta "no fosa", tales como que existen casi tantos "enfoques históricos" para las fosas comunes como dolientes y otras partes interesadas, cada uno con sus propias opiniones sobre los medios por los cuales debería escribirse la historia y sobre la visión política que debería informarla.

Cuando las comunidades de dolientes comienzan a formar organizaciones, sus intereses muchas veces sufren una transformación tanto en el lenguaje como en el contenido. Por ejemplo, el hecho de que un historiador ayudara a fundar el grupo español más prominente que abogaba por las exhumaciones, sin duda, tuvo cierta influencia sobre la decisión de ese grupo de enmarcar sus demandas en términos de la necesidad de "memoria histórica" de España. Sin embargo, otros historiadores españoles también han sido influyentes en disputar la idea misma de la memoria histórica y las organizaciones competidoras definen el concepto de manera bastante diferente.[119] Según Layla Renshaw, la asociación de memoria histórica española más prominente, la Asociación para la Recuperación de la Memoria Histó-

---

116. Congram y Fernández 2010; Tremlett 2009.

117. J. Anderson 2009, 48.

118. Tremlett 2009.

119. Purcell 2009, 33.

rica ha desarrollado un "discurso externo" que aboga por la exhumación en nombre de "la historia personal, la identidad, el 'cierre' y el cumplimiento del deber familiar".[120] La organización "busca evitar acusaciones de tener intereses políticos", cargos que presumiblemente enfrentarían si hablaran más a menudo de las "identidades colectivas" de los muertos "como socialistas, ateos o miembros de sindicatos".[121] Sin embargo, precisamente debido a este discurso un tanto despolitizado, un grupo competidor afiliado al Partido Comunista, el Foro por la Memoria, ha acusado a la Asociación de ser "neo-liberales de la memoria" que, al centrarse en el individuo, "se involucran en la 'privatización' del sufrimiento".[122]

Estas diferencias ideológicas entre las asociaciones familiares en España se asemejan a las disputas que separan a las Madres de Plaza de Mayo en la Argentina. Los conflictos se alimentan de las diferencias demográficas entre los dolientes y las tradiciones de activismo en competencia que existieron mucho antes de la exhumación, pero también se reviven y, a veces, se reconfiguran a través del proceso forense. Escribir la historia puede, de hecho, ser una parte importante del trabajo de los derechos humanos en el contexto posterior al conflicto; la ciencia forense juega una parte innegablemente importante en este trabajo. Con el tiempo, sin embargo, se hace difícil sostener la idea de que este trabajo es tan simple como un triunfo de la "memoria colectiva" de las víctimas sobre el revisionismo de los perpetradores. La construcción de la historia, incluso entre aquellos que han sido victimizados, es una competición entre las diferentes partes interesadas con respecto a la historia de quién se cuenta y cómo recordarla.

Creación de capacidades

Algunos expertos tienen la preocupación, con razón, de que la ciencia forense se convierta en una faceta más de una "industria" de ayuda ya asociada con cuadros de élite de trabajadores humanitarios que se trasladan de una a otra área de conflicto para realizar trabajos a corto plazo, aplicando un conjunto de métodos altamente técnicos en contextos donde pueden ser poco comprendidos o culturalmente inapropiados, y dejando atrás una sensación de dependencia. En respuesta, las organizaciones forenses se han unido a muchas otras en campos humanitarios al adoptar el lenguaje de la "creación de capacidades".[123] La ética de la creación de capacidades enfatiza que una de las tareas más importantes de los expertos internacionales es crear y mejorar

---

120. Ella distingue este discurso de un "discurso interno" más ideológico, utilizado privadamente entre los miembros de la asociación, de justicia histórica y solidaridad con la izquierda española (Renshaw 2011, 247-48).

121. Renshaw 2007, 248.

122. *Ibid.*, 249.

123. Véase Ghani y Lockhart 2008, 108; Smillie 2001.

las instituciones locales.[124] Para los equipos forenses esto significa, en gran parte, enseñar a los profesionales de la salud locales, a los investigadores y a veces incluso a los dolientes a hacer el tipo de trabajo de investigación e identificación que los equipos internacionales han llevado a cabo en las últimas décadas.[125]

Todas las organizaciones forenses mencionadas hasta ahora, incluidos Médicos por los Derechos Humanos, el Equipo Argentino de Antropología Forense y la Comisión Internacional sobre Personas Desaparecidas, junto con organizaciones más nuevas como Inforce, están actuando cada vez más como consultoras y capacitadoras. Durante el tiempo que trabajé en Médicos por los Derechos Humanos se produjeron grandes conflictos en Irak, Darfur y el Congo, lugares que eran demasiado inestables y peligrosos como para permitir investigaciones a gran escala de fosas comunes (así como también, en el caso de Darfur y Congo, con pocas fuentes de financiación para este tipo de proyectos). En cambio, la organización estaba realizando "evaluaciones" en Irak y México: identificando ubicaciones de probables fosas, explicando a los potenciales patrocinadores de las investigaciones forenses qué tipo de especialistas, de equipo, de tiempo y de dinero podrían necesitar, sondeando el panorama de organizaciones familiares y religiosas, y ver qué nivel de conocimiento experto forense –y qué instalaciones y equipos forenses, si hubiera– podría ofrecer cada país.[126] Al igual que el equipo argentino e Inforce, Médicos por los Derechos Humanos también estaba desarrollando un plan de estudios para su uso en la capacitación de profesionales de la salud locales y otros profesionales de la salud en la ciencia, la política y la ética de la investigación de la fosa común.[127]

---

124. Este enfoque en el empoderamiento de las instituciones locales se basa en parte en la idea de que estas instituciones finalmente tendrán más confianza de las poblaciones locales y poseerán un conocimiento importante sobre el contexto en el que están trabajando. También es una respuesta a la antigua crítica de que un gran porcentaje de las donaciones y el apoyo gubernamental ofrecido a las organizaciones humanitarias y de desarrollo, a veces se gasta en las necesidades de esas organizaciones (salarios, oficinas locales, equipos, viajes, etc.), para que los grupos de ayuda internacional puedan ampliar personal e infraestructura a medida que pasan de un proyecto a otro, mientras que sus socios sobre el terreno conservan una existencia precaria.

125. Véase Cordner y McKelvie 2002, 882–83.

126. Para ver un ejemplo de una evaluación reciente de este tipo, ver Médicos por los Derechos Humanos 2013. Este informe sobre Libia incluye datos sobre la capacidad forense existente sobre el terreno, así como sobre las diversas organizaciones internacionales que han ofrecido asistencia para llevar a cabo identificaciones forenses post-conflicto. A la luz de estos datos, analiza las "brechas" en la capacidad sobre el terreno y sugiere un trabajo que los Médicos por los Derechos Humanos y otras instituciones pueden emprender para llenar esos vacíos.

127. El curso on-line de Médicos por los Derechos Humanos en Investigación Forense Internacional está disponible en su sitio web, www.physiciansforhumanrights.org

Parece que al planear el futuro estas organizaciones piensan menos en las escenas icónicas de los años ochenta y noventa, documentadas en las fotografías de Giles Peress de Bosnia y en las memorias de Koff, en las que expertos forenses extranjeros se inclinan sobre los cuerpos de las víctimas de la masacre en tierras lejanas.[128] Ahora, es más probable que las escenas de su trabajo diario tengan lugar en el aula y en el laboratorio como en la fosa, y cuando es en la fosa, los socios locales casi siempre trabajan junto a los expertos internacionales.

El enfoque de la creación de capacidades responde a las preocupaciones sobre el alcance de la participación internacional con un plan de compromiso limitado. Los equipos que lo adoptan aspiran a dejar en el terreno a expertos forenses bien capacitados y bien respaldados en cada lugar que visitan. En algunos casos, el enfoque también puede ayudar a establecer nuevas organizaciones no gubernamentales que trabajen a nivel nacional o regional, como los equipos forenses que Clyde Snow y el equipo argentino entrenaron en varios países latinoamericanos durante los años ochenta, noventa y en la década de 2000.[129] Estas organizaciones regionales combinan nuevos niveles de conocimiento experto con sensibilidad al contexto particular en el que trabajan. También pueden generar flujos atípicos de conocimiento humanitario de un país relativamente pobre a otro: son un ejemplo de esto las capacitaciones del Equipo de Antropología Forense del Perú para fiscales, jueces, trabajadores de derechos humanos e investigadores en las Filipinas, Nepal y el Congo.[130]

El Equipo de Trabajo de Personas Desaparecidas de Sudáfrica,[131] que está bajo la autoridad de la Procuraduría del Estado, actualmente trabaja para identificar a las víctimas desaparecidas y ejecutadas de la violencia de la época del Apartheid. El equipo argentino entrenó al grupo, y una antropóloga argentina, Claudia Bisso, quien reside en Sudáfrica y trabaja a largo plazo con el Equipo de Trabajo de Personas Desaparecidas.[132] Visité al equipo en marzo de 2012, mientras buscaban los restos de Charles Sandile Ngqobe. Ngqobe era miembro de *Umkhonto we Sizwe* (o "MK")[133], el brazo armado del Congreso Nacional Africano. Fue asesinado en 1986 por las fuerzas de seguridad sudafricanas. Mientras que el equipo forense exhumaba lo que sospechaban era la tumba de Ngqobe en un pequeño cementerio en el

---

128. Stover y Peress 1998.

129. Véase Doretti y Burrell 2007, 47.

130. Equipo Peruano de Antropología Forense 2010.

131. En inglés, Missing Persons Task Team.

132. El equipo argentino ahora también dirige una escuela anual de campo para investigadores forenses de múltiples países africanos en Wits University en Sudáfrica (van Schie 2013).

133. N. de las T.: Conocido en español como "La Lanza de la Nación".

township[134] de Soweto, estaban acompañados por un grupo de exguerrilleros del MK que querían ayudar en la búsqueda de un camarada caído. Estos exsoldados de liberación, que a menudo acompañan al equipo en la fosa y en las reuniones con las familias de los desaparecidos, llegaron a la exhumación vestidos con trajes de faena limpios, boinas y botas negras. Lejos de ser simples observadores, hicieron gran parte del trabajo manual en la fosa y, como explicó un miembro del equipo, proporcionaron un sentido de seguridad para un grupo de investigadoras mujeres y mestizas que exhumaban una fosa cargada de política en un país con altas tasas de violación, robo y otros tipos de violencia.

Mientras el equipo confiaba en Bisso, su colega argentina, para tomar algunas de las decisiones difíciles en la fosa y vigilar el trabajo de los investigadores más jóvenes, la relación simbiótica y bastante afectuosa entre el equipo y los exguerrilleros parecía un beneficio que solo una institución local confiable podría lograr, fortalecida por la historia que la directora del equipo, Madeleine Fullard, tiene con la causa contra el Apartheid y como investigadora de la Comisión de la Verdad y la Reconciliación de Sudáfrica. En muchos sentidos, fue una visión ideal de la creación de capacidades: el conocimiento experto y el control de calidad que circulan a través de redes internacionales que se mezclan con el conocimiento, la confianza y la sustentabilidad locales que acompañan al liderazgo del país. Clyde Snow argumentó que los equipos forenses internacionales más exitosos son "indígenas de sus propios países", "entrenados adecuadamente" y que "trabajan independientemente con las familias".[135]

El enfoque en la creación de capacidades también puede abordar una serie de preocupaciones prácticas sobre la relación entre los equipos forenses y las personas menos "expertas" involucradas en la exhumación. En países salpicados de fosas comunes, los equipos forenses internacionales casi nunca pueden llevar a cabo exhumaciones en una escala o en un marco de tiempo que satisfaga a todos los interesados. En Argentina y Colombia, los equipos forenses han tenido que investigar fosas de desaparecidos que ya habían sido excavadas por las autoridades locales que no tenían entrenamiento forense o era inadecuado.[136] Estas autoridades destruyeron evidencia y pistas sobre la identidad y, algunas veces, hasta volvieron a enterrar los cuerpos en nuevas fosas anónimas,[137] de hecho, "haciéndolos desaparecer nuevamente". Los equipos forenses pueden utilizar un enfoque de creación de capacidades para involucrarse con las autoridades que habían dado esos pasos en falso, capacitándolos para un mejor trabajo en el futuro, incluso en casos no relacionados con violaciones de derechos humanos.

---

134. N. de las T.: En Sudáfrica, área reservada para gente negra.

135. Snow, entrevista personal con el autor.

136. Véase Doretti y Fondebrider 2001, 140.

137. *Ibid.*; Gómez López y Patiño Umaña 2007, 189–92.

En Irak y en otros lugares, las comunidades de dolientes a veces se han encargado ellos mismos de sacar los cuerpos de las fosas comunes. No es sorprendente que lo hagan: el futuro de sus países es, a menudo, incierto, y el interés de los estados extranjeros y las instituciones internacionales es inconstante. Mientras tanto, la necesidad de tener respuestas, de seguir importantes preceptos religiosos con respecto al entierro y de restaurar la dignidad de sus muertos ha sido diferida por demasiado tiempo. Estas exhumaciones locales han causado consternación entre los expertos forenses, que están comprensiblemente preocupados por los efectos destructivos que pueden tener las prácticas pobres de exhumación tanto en la evidencia como en las identificaciones.[138]

Aunque los medios de comunicación de vez en cuando presenten estas exhumaciones como una especie de escena de la mafia, John Hunter y Barrie Simpson informan que al menos en Irak muchas de las exhumaciones dirigidas por la comunidad han sido eventos altamente organizados, dirigidos por líderes educados que hicieron lo mejor posible para mantener registros y crear protocolos.[139] Sin embargo, los expertos forenses tienen preocupaciones éticas legítimas sobre hasta qué medida deben ayudar a las exhumaciones "no científicas" que no cumplen con sus propios estándares e incluso pueden destruir pruebas fundamentales.[140] Hay espíritu humanitario en la idea de permitir que los dolientes se hagan cargo para poner fin a una situación que puede parecer intolerable –incluso blasfema– para ellos. Sin embargo, los métodos científicos confiables son cruciales para el profesionalismo de los expertos forenses y asimismo para su sentido de lo que se debe a las generaciones futuras.

Un enfoque de creación de capacidades les permite a estos expertos trabajar con familias y otros grupos informales a través de capacitaciones y otras intervenciones, sin tener que asumir la responsabilidad exclusiva por los resultados, científicos o de otro tipo, de cada exhumación. Los equipos forenses que desempeñan una función de creación de capacidades tienen más margen para intervenir en las exhumaciones llevadas a cabo en circunstancias comprometidas, sin "imponer una estrategia alternativa... bajo garantía de perder la simpatía de las personas cuyo apoyo es esencial".[141]

Al convertirse en entrenadores y constructores de instituciones, organizaciones como Médicos por los Derechos Humanos y el equipo argentino pueden llegar a una amplia base internacional, incluso a medida, que reduce el tiempo, el costo y el agotamiento del personal involucrado en la realización

---

138. Baraybar, Brasey y Zadel 2007, 270; Juhl y Olsen 2006, 427.
139. Hunter y Simpson 2007, 276.
140. Hunter y Cox 2005, 220.
141. Hunter y Simpson 2007, 276.

de proyectos de exhumación masivos como los de la ex-Yugoslavia.[142] También pueden obtener un espacio fundamental para maniobrar políticamente. En la Introducción describí cómo Médicos por los Derechos Humanos y algunas de sus organizaciones colegas se distanciaron del trabajo forense en Irak después de la caída del régimen de Hussein debido a preocupaciones de seguridad y objeciones a la forma en que las fuerzas de la coalición abordaron justicia y reconstrucción. El enfoque de creación de capacidades puede permitir a los grupos de derechos humanos tener algún impacto en las investigaciones forenses en lugares donde no están dispuestos a establecer su propia presencia: Inforce, por ejemplo, ha liderado una secuencia de talleres para capacitar a los iraquíes en investigaciones forenses, pero ha realizado estas capacitaciones fuera del sitio, en el Reino Unido, en Bosnia y en Sudáfrica.[143]

Cuestiones sobre la capacidad: un punto de vista desde Chile

El enfoque en la creación de capacidades también tiene sus límites. En algunos lugares, el nivel de conocimiento experto y de instalaciones forenses sobre el terreno es prácticamente nulo, ya sea debido a la pobreza endémica o a la destrucción que causa un conflicto violento en la infraestructura de una nación.[144] En Afganistán y Darfur, entre otras regiones, es casi inexistente la capacidad de las instituciones locales para participar en investigaciones rigurosas e imparciales. Si las tumbas en estos lugares son investigadas en serio, es probable que los expertos internacionales estén a la vanguardia del proceso.

Incluso en países con instituciones gubernamentales y científicas altamente desarrolladas puede ser difícil discernir el nivel de supervisión necesario. ¿Cuándo están realmente "capacitados" los expertos locales? ¿Cuándo deberían irse los expertos internacionales?

La experiencia latinoamericana con equipos forenses dentro del país, empezando por el equipo argentino, ha sido elogiada como una historia de éxito. Sin embargo, Chile, vecino de Argentina, es un ejemplo más proble-

---

142. Véase el capítulo de Wagner titulado *"Identifying Srebrenica's Missing"*, que se centra en la entrega de la responsabilidad de las investigaciones forenses en Bosnia y Herzegovina de la Comisión Internacional sobre Personas Desaparecidas al multiétnico Instituto Nacional de Personas Desaparecidas. Wagner explica cuánto está en juego en esta transición, en términos de redefinir la identificación forense como la causa de unir familias de desaparecidos a través de líneas divisorias étnicas, y lo difícil que ha sido en la práctica superar décadas de desconfianza mutua, dependencia de árbitros internacionales, y las percepciones de que el Instituto es utilizado como vehículo político por un lado u otro (2010, 35-41).

143. Inforce 2006.

144. Keough, Simmons y Samuels 2004, 272.

mático de la difusión del conocimiento forense. De alguna manera, crear un equipo forense de derechos humanos en Chile debería de haber sido más fácil que en países latinoamericanos más pobres como Perú y Guatemala. Comparado a estos países, Chile poseía una importante infraestructura forense existente, un sector de derechos humanos robusto e institucionalizado y, a principios de la década de 1990, una atmósfera relativamente segura (aunque lejos de la perfección) en la que se podían llevar a cabo las investigaciones. Además, a diferencia de Bosnia, Chile no tenía múltiples grupos étnicos buscando por separado la identificación de "sus" muertos. El camino sorprendentemente accidentado del país hacia un proceso de identificación que podría servir a todas las partes interesadas merece una mirada más cercana, especialmente teniendo en cuenta el famoso éxito del "modelo latinoamericano".

En 1988, el dictador derechista chileno Augusto Pinochet fue derrotado por un plebiscito, allanando el camino para las elecciones democráticas y la toma de posesión, en 1990, del primer sucesor democrático de Pinochet, Patricio Aylwin. Un grupo de jóvenes antropólogos y arqueólogos vio la transición democrática como una oportunidad para comenzar investigaciones forenses independientes y rigurosas.

Para algunos de los miembros del grupo, este trabajo fue una vocación personal. A fines de 2012 me reuní con una de las fundadoras, la antropóloga Isabel Reveco, quien recientemente había asistido a un servicio en memoria de Jenny Barra Rosales, una amiga de la infancia y activista de izquierda que desapareció en 1977.[145] Barra fue la primera mujer desaparecida identificada por el servicio forense estatal de Chile, y la primera en tener muestras de los fragmentos de sus restos encontrados en una mina abandonada, enviados a un laboratorio de ADN en Innsbruck, Austria.[146] Reveco me dijo que a lo largo de sus años de exhumación y de análisis de los restos de los desaparecidos, ella siempre esperaba poder encontrar a su amiga. Su carrera en el trabajo científico en derechos humanos fue, de alguna manera, un sustituto del activismo político que evitó cuando era más joven, en otras palabras, para ser más como Jenny.[147] Otros miembros del grupo habían visto a familiares detenidos,[148] o habían sido ellos mismos detenidos y torturados.[149]

Los chilenos hicieron los arreglos para que Clyde Snow y el equipo argentino, que ya habían empezado a trabajar en el norte de Chile, les ofrecieran entrenamiento.[150] En 1989, se formó el Grupo Chileno de Antropología

---

145. Reveco, entrevista personal con el autor.

146. "Justicia entregó identidad" 2012.

147. Reveco, entrevista personal con el autor.

148. Cáceres, entrevista personal con el autor.

149. Padilla, entrevista personal con el autor.

150. "Grupo de Antropología Forense" 2005; Sepúlveda Ruiz 2005, 4; Snow, entrevista personal con el autor.

Forense, o GAF, suscribiéndose, en gran parte, al modelo multidisciplinario y centrado en la familia del equipo argentino.[151] Sin embargo, la historia del equipo fue, en otros aspectos, muy diferente de la de los argentinos. Aunque el GAF se hizo cargo de importantes proyectos, su existencia fue precaria y de corta duración. Al carecer de fondos y de equipo, y al perder miembros que necesitaban buscar un ingreso más estable, los dos miembros permanentes restantes –Reveco y el arqueólogo Iván Cáceres– tuvieron una discusión en 1994, y el grupo se disolvió. Una nueva Unidad de Identificación del Instituto Médico Legal del estado (que pasó a llamarse Servicio Médico Legal) pronto asumió la responsabilidad oficial del trabajo, empleando a Reveco como antropóloga.[152]

En sus primeras entrevistas, Snow habló bien sobre las credenciales del equipo chileno, del que dijo que trabajó para los derechos humanos con más antecedentes científicos que sus contrapartes en Argentina.[153] Los esfuerzos de identificación chilenos, como los de otros países, fueron aclamados internacionalmente por los activistas de derechos humanos, y un tema de considerable fascinación en el hogar. Inspiraron un documental, *Fernando ha vuelto*, sobre la identificación de un desaparecido llamado Fernando Olivares.[154]

Los restos que los expertos chilenos identificaron como pertenecientes a Fernando Olivares habían sido exhumados del Patio 29, una sección tranquila del vasto Cementerio General de Santiago. El Patio 29 fue una de las primeras fosas comunes creadas para resolver el "problema" de la eliminación de cadáveres después del golpe de Pinochet del 11 de septiembre de 1973, cuyo estallido inicial de violencia resultó en cuerpos tirados como basura en las calles y callejones de Santiago, flotando río abajo por el río Mapocho, y acumulándose en los congeladores y pasillos de la morgue de la capital. Menos de una semana después del golpe, las autoridades comenzaron a realizar entierros secretos en el Patio 29.[155]

El sitio fue excepcionalmente importante para la imaginación popular. El primer sitio de entierro de masa conocido por el público (los rumores rápidamente se abrieron paso desde los trabajadores del cementerio a las familias de los desaparecidos y a los grupos de derechos humanos) se encontraba en el corazón de la capital, evidencia "secreta" de la brutalidad del régimen a plena vista del público. Durante el largo mandato de Pinochet, el Patio 29

---

151. Browne 1992; Schüller, "Patricia Hernández". Una diferencia crucial, según Reveco, es que a diferencia del equipo argentino, los miembros del GAF no vieron al grupo convertirse en un actor internacional. Los miembros individuales se unieron a las investigaciones forenses fuera del país, pero la organización misma mantuvo un enfoque en las víctimas chilenas (entrevista personal con el autor).

152. Reveco, entrevista personal con el autor.

153. Browne 1992.

154. Caiozzi 1998.

155. Wyndham y Read 2010, 34–35.

se convirtió en un punto focal natural en la búsqueda de los desaparecidos de Chile; después de la dictadura, siguió siendo un sitio crucial donde los nuevos líderes del país podían demostrar su compromiso de investigar la represión pasada.[156]

A pesar de la accesibilidad del sitio, cuando el Patio 29 finalmente fue exhumado, resultaría un extraordinario desafío para los investigadores. El Patio 29 se usaba normalmente para el entierro temporal de chilenos indigentes o no identificados cuyas muertes no guardaban relación con la violencia política; estos eran retirados del sitio cada cinco años, y estas operaciones no técnicas, realizadas por mano de obra del cementerio, pueden haber causado que los restos más antiguos se hayan mezclado con los cuerpos de las víctimas de Pinochet. De esas víctimas, algunas fueron llevadas directamente al Patio 29 para ser enterradas, mientras que otras permanecieron en la morgue estatal —otro lugar donde los cuerpos de las víctimas políticas y los indigentes pueden haberse entremezclado en el caos— donde fueron registradas y parcialmente autopsiadas.[157] Estos cadáveres fueron traídos de la morgue y enterrados en el mismo sitio, a menudo, dos o tres en un solo ataúd, una práctica que Pinochet más tarde llamaría, en broma, "grandes ahorros".[158] Finalmente, en 1979, en una operación cruelmente etiquetada como "retiro de televisores", el Patio 29 fue uno de los sitios en donde los agentes de seguridad del régimen exhumaron clandestinamente, retirando muchos de los restos para arrojarlos al mar u ocultarlos en fosas más remotas.[159] Un desafío adicional en el Patio 29, de acuerdo con Cáceres, es que muchos de los cuerpos no identificados enterrados allí compartían características comunes: la mayoría de ellos eran hombres jóvenes con antecedentes y ancestros relativamente similares.[160]

A principios de la década de 1990, el GAF siguió su trabajo más de cerca en el Patio 29, donde exhumó 107 ataúdes con 126 cuerpos. Al principio el GAF y luego (después de que el grupo se disolvió) la Unidad de Identificación del Estado, comenzó a anunciar las identificaciones y devolvió estos restos a las familias en ceremonias emotivas, que fueron seguidas de un nuevo entierro en parcelas privadas o en el propio monumento colectivo del Cementerio General para los desaparecidos.[161] (Ver la Figura 1.)

Sin embargo, en 2006, los familiares de los desaparecidos del Patio 29 fueron llamados a las oficinas centrales de los servicios médico-legales del Estado para recibir un anuncio no deseado: los expertos independientes

---

156. Bustamante y Ruderer 2009, 37; Wyndham y Read 2010, 34–40.

157. Bustamante y Ruderer 2009, 40–41, 50–51.

158. "Augusto José Ramón Pinochet Ugarte y el Patio 29: '¡Pero qué economía más grande!'" 6 Sept. 2011 (1991).

159. Bustamante y Ruderer 2009, 62–63.

160. Cáceres, entrevista personal con el autor.

161. Wyndham y Read 2010, 39–40.

habían encontrado que cuarenta y ocho de las noventa y seis identificaciones del Patio 29 estaban equivocadas, y que otras treinta y siete permanecían en discusión.[162] De hecho, los rumores y los informes de resultados cuestionables plagaron el proceso de identificación de Chile desde al menos 1994, cuando los científicos comenzaron a examinar en Glasgow los moldes de yeso hechos del cráneo que se habían utilizado en las identificaciones del Patio 29 (un juez chileno prohíbe la remoción de restos reales del país) y realizaron pruebas de ADN mitocondrial en muestras enviadas desde Chile.[163] Fernando Olivares, cuyo cuerpo fue el tema de *Fernando ha vuelto*, estuvo entre los que resultaron ser identificados erróneamente; el cuerpo enterrado en un mausoleo familiar no era, de hecho, Fernando. En una emotiva muestra de solidaridad y memoria comunitaria, su hermano, Miguel, ha continuado dejando flores en la misma tumba, por respeto a la víctima, ahora desconocida, que descansa dentro.[164]

Las identificaciones erróneas del Patio 29 han planteado una serie de preguntas difíciles, comenzando por cómo el número de identificaciones erróneas podría ser tan alto.[165] Algunos de los métodos de identificación antropológica utilizados inicialmente en Chile ya no se consideran tan confiables como lo fueron antes. Entre estos, la superposición cráneofacial, en la que se superpone una fotografía del rostro de un individuo vivo sobre imágenes fotográficas o de video de un cráneo.[166] Luego se miden varios puntos para ver si la apariencia facial de la persona coincide con la estructura esquelética subyacente única, dadas las estimaciones por la cantidad de tejido blando generalmente presente en diferentes áreas del rostro humano.[167]

---

162. Chacón 2006.

163. Bustamante y Ruderer 2009, 92–95; Chacón 2006; Sepúlveda Ruiz 2005, 4.

164. Gallardo 2006.

165. "Es imposible obtener [identificaciones] incorrectas para 48 esqueletos. Es una aberración técnica", comentó Reveco en una entrevista (Rebolledo y Narváez 2006).

166. Como en muchas otras áreas de la ciencia forense, la tecnología ha desencadenado muchos desarrollos nuevos en la identificación cráneofacial a través del modelado tridimensional y otras técnicas de computación (Damas et al., 2011).

167. Browne 1992; Joyce y Stover 1992, 185-86; ver Jayaprakash, Srinivasan y Amravaneswaran 2001, para una explicación de las limitaciones del método. Las identificaciones se hicieron originalmente utilizando la superposición de la foto del cráneo y métodos complementarios como las comparaciones dentales (Comisión de Derechos Humanos, Nacionalidad y Ciudadanía 2006); más tarde, las identificaciones de ADN mitocondrial iniciadas por el Instituto Médico-Legal revelaron una gran incertidumbre sobre estas identificaciones antropológicas (Sepúlveda Ruiz 2005, 2). El ADN mitocondrial es más abundante en las células y más resistente a la degradación que el ADN nuclear; por lo tanto, se ha utilizado en general para identificar restos esqueléticos más antiguos, como los exhumados del Patio 29. Sin embargo, el ADN mitocondrial se hereda de la madre y no cambia a medida que pasa de madre a hijo: por lo tanto, requiere una muestra de un pariente del lado de la madre para la comparación y es mucho menos preciso que el ADN nuclear (que es exclusivo de cada individuo), especialmente en los casos en que

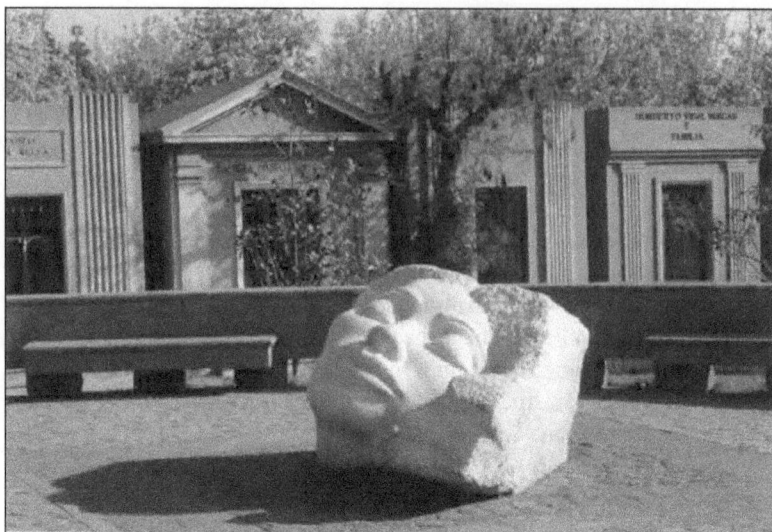

Figura 1. Parte de un monumento a los desaparecidos en el Cementerio General de Santiago, Chile. Fotografía del autor.

Cuando hablé con Clyde Snow, quien trabajó en equipos que usaban la superposición para hacer identificaciones,[168] enfatizó la importancia de combinarla con otros métodos para obtener una identificación confiable. La superposición, dicen él y otros expertos, es más adecuada para *excluir* potenciales individuos cuyas estructuras faciales no parecen coincidir con un cráneo en particular como para hacer las identificaciones.[169] Según el informe en el que se crea, las primeras identificaciones en Chile pueden haber dependido demasiado de la superposición, y pueden haber comparado menos puntos de correspondencia entre la cara y el cráneo de los que se recomiendan.[170] Los antropólogos realizaban este trabajo sin recurrir a un cuerpo importante de investigación sobre la variación facial y otras variaciones físicas específicas de la población chilena,[171] y declarando identificaciones

---

ha desaparecido más de una persona de la misma familia matrilineal. Por ello, las nuevas identificaciones de los desaparecidos del Patio 29 se basan en los avances tecnológicos que han hecho que el estudio del ADN nuclear obtenido a partir de restos de esqueletos sea más factible (*ibid.*).

168. Joyce y Stover 1992, 185–88.

169. Jayaprakash, Srinivasan y Amravaneswaran 2001, 123; Snow, entrevista personal con el autor.

170. Cáceres, entrevista personal con el autor; véase también Comisión de Derechos Humanos, Nacionalidad y Ciudadanía 2006.

171. Aspillaga, entrevista personal con el autor.

cien por ciento positivas cuando las técnicas que se utilizaban no podían brindar ese tipo de certeza.[172]

Vincular con la cuestión científica el hecho de que los errores hayan llegado a los resultados de laboratorio es una historia política compleja y estrechamente relacionada. Si bien la disolución del GAF y la creación de un proceso de identificación estatal resolvieron algunos problemas prácticos (como el salario, el espacio para oficina y el almacenamiento de restos), las condiciones de trabajo de la Unidad de Identificación aún distaban mucho de ser óptimas en términos de fondos y de equipo.[173] Según Reveco, tal vez fue más dañino el hecho de que fueran rechazadas numerosas solicitudes de capacitación adicional a cargo de los argentinos (aparte de la visita de un miembro del equipo, Luis Fondebrider, en 1998).[174] Especialmente entre los años 1994-2000, durante la presidencia de Eduardo Frei Ruiz-Tagle, el estado chileno parece haber estado interesado en "terminar" el proceso de conciliación y en dejar atrás las cuestiones de los derechos humanos.[175] Las opiniones difieren mucho –incluso entre quienes participan en el trabajo del GAF y de la Unidad de Identificación– en cuanto al efecto de estas presiones en el trabajo diario de la Unidad de Identificación con poco personal y equipamiento insuficiente, pero pocos de mis informantes chilenos dudaron de que la combinación de presión para resultados y escaso apoyo real tuviera un impacto en la conducta científica de las identificaciones.[176]

Incluso bajo los dos presidentes del Partido Socialista que sucedieron a Frei, ambos considerados mucho más amigables con la causa de los derechos humanos, el servicio médico legal continuó ocultando informes de expertos chilenos y extranjeros, advirtiendo sobre posibles identificaciones erróneas y expresando reservas sobre los métodos y calificaciones de la Unidad de Identificación.[177] Algunos de estos resultados se transmitieron a la Agru-

---

172. Ciocca, entrevista personal con el autor.

173. Reveco, entrevista personal con el autor.

174. Reveco todavía se pregunta si la reticencia de sus supervisores a involucrar a los argentinos tenía que ver con el costo de traerlos, o con la resistencia a la idea de que una institución estatal chilena estuviera pidiendo ayuda a una pequeña organización activista, peor aún, una organización de Argentina, vecina de Chile y rival de toda la vida (entrevista personal con el autor).

175. Bustamante y Ruderer 2009, 35, 38–39; Reveco, entrevista personal con el autor.

176. Cabe señalar que Reveco, la única miembro del GAF que también trabajó a tiempo completo para la Unidad de Identificación del estado, rechaza cualquier implicación de que hubo presión para producir resultados en un tiempo determinado (entrevista personal con el autor). Patricia Hernández, la directora de la Unidad de Identificación, defendió fieramente su trabajo hasta que, en 2008, se sometió a un tratamiento quirúrgico para el cáncer y quedó en estado vegetativo permanente (Schüller 2011).

177. Otra gran duda se produjo en 2001, cuando el ejército de Chile lanzó una largamente esperada lista de nombres de desaparecidos que habían sido arrojados desde los aviones al mar. De manera alarmante, esta nueva lista contenía una serie de víctimas

pación de Familiares de Detenidos Desaparecidos, la principal asociación para familias de los desaparecidos de Chile.[178] Al encubrir los informes que habían recibido –y hasta sin detener el regreso de los restos a las familias dada la creciente evidencia de errores– el servicio médico legal perdió la oportunidad de enfrentar la crisis a tiempo.[179] En cambio, terminó reviviendo la sensación que se tenía en la época de la dictadura sobre las instituciones del Estado, en la acertada frase de Pamela Pereira: "instrumentalizadas para ocultar la información".[180] La dinámica entre el equipo forense y el gobierno de transición no es la única que ha sido objeto de escrutinio. También quedan preguntas sobre cómo el grupo interactuó con las familias altamente organizadas de los desaparecidos de Chile e interiorizó sus necesidades. Una de las historias ahora repetidas sobre el GAF y la Unidad de Identificación es que eran "buenos chicos" que admitieron su compromiso con la causa, y su deseo urgente de proporcionar información a las familias para superar su inadecuada capacidad científica. En otras palabras, volviendo a los principios básicos de la ética forense que describí en la Introducción, una versión de que lo que ocurrió en Chile es que la perspectiva de los antropólogos –centrada en la víctima y el doliente– que intentan identificar a los desaparecidos, así como a sus compromisos políticos, debilitó, abierta o sutilmente, el papel privilegiado que el método científico debe tener en la construcción de los hechos forenses.

La historia de los "buenos chicos" que intentaron hacer más de lo que podían, puede contener un elemento de verdad. Sin embargo, atribuye la culpa a individuos específicos al ignorar el clima de abandono, paternalismo y falta de transparencia con que trabajaron. También expone un doble vínculo que existió desde el principio, cuando se trataba de identificar a los desaparecidos de Chile. Exhumar fosas comunes en la década de 1990 en Chile era potencialmente peligroso, lejos de ser remunerativo y, dadas las condiciones del Patio 29 y otras fosas, era inevitablemente muy difícil. Por lo tanto, era poco probable que el trabajo atrajera a alguien que *no* estuviera motivado por un profundo compromiso personal con los derechos humanos o (menos abstractamente) con las víctimas de Pinochet y sus familias. En su mayor parte, era incompatible con la búsqueda simultánea de una profesión más tradicional.[181] Como comenta el exmiembro del GAF, Elias Padilla: "Quizá la única crítica [acerca del GAF] es que éramos muy jóvenes, que no teníamos mucha experiencia. Pero todos los mayores que tenían más experiencia

---

cuyos cuerpos supuestamente habían sido exhumados del Patio 29 y posteriormente enterrados nuevamente por sus familias (Bustamante y Ruderer 2009, 98).

178. Rebolledo y Narváez 2006; Wyndham y Read 2010, 42–43.

179. Véase Bustamante y Ruderer 2009, 92–101; Comisión de Derechos Humanos, Nacionalidad y Ciudadanía 2006.

180. Pamela Pereira, entrevista personal con el autor, mi traducción.

181. Aspillaga, entrevista personal con el autor.

no querían unirse al grupo".[182] Por lo tanto, el equipo estaba compuesto, necesariamente, por el tipo de investigador profundamente comprometido y poco experimentado al que a menudo se culpa –a veces con indignación, a veces con triste tolerancia– por las identificaciones erróneas.

Para el mentor del equipo argentino, Clyde Snow, los esfuerzos de identificación en Chile salieron mal –y se apartaron del modelo que habían elegido seguir– en el momento en que las autoridades médico legales estatales se involucraron.[183] Sin embargo, a la luz de las pocas fuentes de financiación sustentables y el escaso apoyo significativo del Estado, no está claro qué otras opciones a largo plazo tenía el GAF.[184]

Más allá de las realidades financieras, existe un trasfondo cultural e histórico más profundo para la aceptación del control estatal sobre el proceso de identificación en Chile. Mientras que su vecina Argentina tenía una larga historia de inestabilidad y violencia antes de su "Guerra Sucia",[185] Chile fue considerado durante mucho tiempo como un país avanzado, estable y democrático en América Latina, con una robusta clase media.[186] Debido a esta historia, los chilenos comparten lo que la abogada de derechos humanos Pamela Pereira llama una "cultura del institucionalismo".[187] Incluso bajo Pinochet, señala Pereira, se preservaron las funciones cotidianas de las instituciones estatales,[188] y el propio Pinochet trabajó arduamente para conservar la apariencia, si no la sustancia, de legalidad.[189] Un sorprendente número de chilenos con los que hablé, incluyendo activistas veteranos y víctimas de la represión estatal, opinaron que era preferible que las instituciones recientemente democráticas de Chile trabajaran a través de los errores y la desconfianza para crear un programa creíble para identificar a los desaparecidos. Estos chilenos vieron que el Estado tenía la obligación de enmendar sus propios errores, no sólo en las políticas altamente públicas de juicios y comisiones de la verdad, sino también en las tareas más cotidianas de restaurar la legitimidad del sistema médico legal del Estado y adjudicar nombres a las víctimas muertas por la violencia estatal.

---

182. Citado en Bustamante y Ruderer 2009, 75, mi traducción.

183. Snow, entrevista personal con el autor.

184. Reveco recuerda que, a medida que el GAF comenzó a disolverse a principios de la década de 1990, Cáceres propuso que el grupo se respaldara tomando casos fuera del entorno de derechos humanos, trabajando en algunos de los sitios históricos e indígenas de Chile. Reveco dice que se opuso porque el equipo de la organización y los fondos de la puesta en marcha habían sido donados con el entendimiento de que serían utilizados para los esfuerzos de derechos humanos, y consideró que desviarse de esta misión sería inapropiado (entrevista personal con el autor).

185. Feitlowitz 1998, 5.

186. Constable y Valenzuela 1991, 20–22.

187. Pereira, entrevista personal con el autor, mi traducción.

188. *Ibid.*

189. Constable y Valenzuela 1991, 136.

A partir de 2006, tras el escándalo del Patio 29, la presidenta Michelle Bachelet ordenó una reestructuración del servicio médico legal del Estado. Los esfuerzos para identificar a los desaparecidos ahora incluirían análisis de ADN realizados en laboratorios del exterior, con la supervisión de un panel internacional de expertos. El panel incluyó al genetista chileno Cristián Orrego, quien había pedido el cese del proceso de identificación en 2003, advirtiendo que los errores adicionales solo agravarían la situación.[190] También en el panel estuvieron Luis Fondebrider, del equipo argentino, Thomas Parsons, de la Comisión Internacional sobre Personas Desaparecidas, Morris Tidball-Binz, del Comité Internacional de la Cruz Roja (y anteriormente del equipo argentino), Clyde Snow, y otras figuras conocidas en el campo.[191]

Los nuevos esfuerzos de identificación han tenido éxitos importantes, tanto científicos como políticos.[192] Rompiendo con una tradición de nombramientos a puertas cerradas hechos por los partidos políticos dentro de la coalición gobernante chilena, Bachelet solicitó postulaciones del público para el nuevo director del servicio médico legal. El resultado fue la contratación de Patricio Bustos Streeter, un respetado cirujano y administrador de salud que había sufrido tortura, encarcelamiento y exilio durante los años de Pinochet por su militancia izquierdista (Bustos falleció en junio de 2018).[193] Tanto Bustos como Marisol Intriago, que dirige la unidad especial que trabaja en la identificación de desaparecidos,[194] hablan con gran conocimiento y sentimiento sobre su visión del trabajo de identificación en Chile como un proceso participativo y democrático con muchas etapas; es un proceso que ven como un desafío al legado de Pinochet, que fue reformular la relación históricamente activa de Chile entre el ciudadano y el Estado con una lógica de mercado y consumo individual.[195] Desde 2007 hasta noviembre de 2018, el Servicio Médico Legal ha identificado positivamente 165 desaparecidos usando tecnología de ADN y siguiendo estándares internacionales de control

---

190. Comisión de Derechos Humanos, Nacionalidad y Ciudadanía 2006, 119; Rebolledo y Narvaéz 2006.

191. Servicio Médico Legal 2010, 43.

192. Los métodos desarrollados en la búsqueda de los desaparecidos también resultaron útiles para la identificación de personas que murieron en el principal terremoto de Chile en 2010 (Bryner 2010) y la Unidad de Identificación Especial del estado está trabajando para integrar el trabajo humanitario en desastres en su agenda (Intriago, entrevista personal con el autor).

193. "Patricio Bustos Streeter" 2007.

194. Esta unidad también ha estado a cargo de otras exhumaciones relacionadas con la historia política chilena de fines del siglo XX: las del expresidente Salvador Allende, el cantante popular Víctor Jara y el poeta Pablo Neruda (ver Rosenblatt, 2 de diciembre de 2013).

195. Patricio Bustos, entrevista personal con el autor; Marisol Intriago, entrevista personal con el autor.

de calidad,[196] incluidos 67 fuera de los 124 conjuntos de restos asociados con el Patio 29.

Sin embargo, la controversia sobre las identificaciones en Chile se ha extendido de manera innegablemente dañina a través del panorama de las partes interesadas. Para las familias de los desaparecidos, el ya doloroso proceso de aceptar y volver a enterrar los restos se convirtió en otra fuente de dolor e incertidumbre, esta vez infligido no por los perpetradores que hicieron desaparecer a sus seres queridos, sino por las instituciones democráticas encargadas de la asistencia.[197] La controversia ha dividido a la comunidad de expertos forenses en Chile,[198] con un intercambio muy público de acusaciones y contraacusaciones –principalmente sobre métodos científicos poco entendidos por el público en general– que sirve para distanciar a los expertos forenses de las partes interesadas a las que se supone deben servir.

Aquí también hay una historia internacional importante. Los entrenamientos de Clyde Snow y los argentinos, que otorgaron legitimidad al emergente Grupo Chileno de Antropología Forense a fines de la década de 1980, no se mantuvieron lo suficiente como para garantizar las credenciales científicas del nuevo equipo. El proyecto de identificación de los desaparecidos de Chile finalmente tuvo que dar unos pasos hacia atrás para avanzar de nuevo, por las familias que debían sufrir, una vez más, desenterrando cuerpos, pero también por los investigadores forenses chilenos que ahora nuevamente tuvieron que recurrir a expertos extranjeros para la supervisión y la legitimidad. En efecto, Chile ha atravesado dos oleadas separadas de creación de capacidades forenses post-conflicto: una vez con la creación de un equipo independiente de derechos humanos, y otra vez para capacitar al propio Estado chileno. La creación de capacidades puede presentar un modelo poderoso y sustentable para el desarrollo de una infraestructura mundial de derechos humanos fundamentales, pero casos como Chile ilustran que no hay una transferencia simple de conocimiento experto de un contexto a otro, y que incluso los esfuerzos de creación de capacidades están lejos de estar libres de riesgo.

Conclusión: un acuerdo emergente, una conversación inconclusa

Las investigaciones forenses internacionales son actos de equilibrio en un complejo panorama de partes interesadas; las cortes y los tribunales, los gobiernos de transición, y las familias y otros dolientes pueden ejercer una influencia significativa sobre cómo se lleva a cabo una investigación. La

---

196. Véase Servicio Médico Legal.

197. Chacón 2006.

198. Véase Márquez, Rebolledo y Narváez 2006; Schüller, "Patricia Hernández"; Sepúlveda Ruiz 2005.

mayoría de los equipos forenses han realizado diferentes tipos de investigaciones en diferentes momentos de su historia: Médicos por los Derechos Humanos y el Equipo Argentino de Antropología Forense, por ejemplo, han presentado pruebas a cortes y a tribunales. Sin embargo, también han ayudado a dar forma a un enfoque amplio de campo en las familias de los desaparecidos que enfatiza la identificación de los cuerpos individuales y su regreso a las familias y otros dolientes. Más recientemente, ambos grupos han concentrado esfuerzos importantes en entrenamiento y creación de capacidades para las personas que lidiarán con las fosas comunes a largo plazo en naciones post-conflicto. Los equipos forenses rara vez persiguen un ideal general, como la memoria histórica o la transición a la democracia. Más bien, moldean sus metodologías y enfoques a través de una mezcla de sus propios valores centrales y las respuestas caso-por-caso a las voces de las diferentes partes interesadas.

Es precisamente esta combinación de valores centrales con adaptación al contexto lo que hace que sean tan difíciles las prioridades de gestión en el campo. Por ejemplo, las exhumaciones dirigidas por la comunidad en Irak podrían ser cómodas y valiosas para las familias de los desaparecidos, aunque destruyeran pruebas que podrían ser útiles para los tribunales. ¿Cuánta asistencia deberían ofrecer los expertos, si valoran tanto la responsabilidad legal como los deseos de los dolientes de volver a enterrar a sus muertos? Además, si un equipo forense está comprometido a ayudar en los esfuerzos para lograr la justicia transicional y la reconstrucción social, ¿cómo deciden sus miembros qué actividad tiene una mayor exigencia para disponer de su tiempo y de sus recursos limitados: la recolección de pruebas para los tribunales o la identificación de los cuerpos individuales? A pesar de la gran cantidad de literatura académica dedicada a la justicia transicional, los beneficios concretos de los diferentes cursos de acción y los conflictos entre ellos aún están lejos de ser bien comprendidos.[199]

Los expertos forenses son bastante elocuentes acerca de cuán lejos debe llegar su campo en términos de establecer estándares éticos para llevar a cabo investigaciones de derechos humanos.[200] Para los expertos habituados a los estrictos procedimientos de los laboratorios de criminología y los tribunales nacionales, las negociaciones y compromisos implicados en el trabajo de los derechos humanos, particularmente en un panorama post-conflicto, pueden parecer como una frontera caótica.

Sin embargo, también existe un argumento para ver el vaso medio lleno en vez de medio vacío. Después de un poco más de veinticinco años de experiencia colectiva, el campo del análisis forense internacional se ha movido hacia el consenso de que todas las partes interesadas y las preocupaciones descriptas en este capítulo son elementos legítimos de la búsqueda de los

---

199. Véase Leebaw 2008.
200. Blau 2008; Cox et al. 2008, 17; Hunter y Cox 2005, 213, 216; Steele 2008, 420.

desaparecidos que no se pueden ignorar. Por ejemplo, en una serie de recomendaciones para la asistencia forense en Irak después de la destitución de Saddam Hussein, los prominentes expertos Eric Stover, Bill Haglund y Margaret Samuels trazaron una "estrategia integral" para un "organismo coordinador central" que trata sobre las personas desaparecidas. En un solo párrafo, invocaron "las necesidades humanitarias de las familias de los desaparecidos", "las necesidades legales de los juicios penales" y una "estrategia más amplia para reconstruir el sistema de salud de Irak" que incluiría la capacitación en la identificación de los muertos y la contención psicosocial para las familias de los desaparecidos. También advirtieron a sus colegas de no "debilitar la capacidad de las instituciones locales" mediante la internacionalización excesiva de la búsqueda de los desaparecidos.[201] Su lista equivalía a una visión rica, aunque increíblemente exigente, de cómo la ciencia forense puede ser aplicada en el período que sigue a la atrocidad. Si consideramos al trabajo forense de los derechos humanos no solo como una extensión del laboratorio de criminología nacional, sino como un campo completamente nuevo –un campo muy joven en ese momento–[202] podemos reconocer mejor cuánto progreso se ha logrado. Los equipos forenses se han adaptado a los desafíos inesperados en el campo, describiendo cuidadosamente las diferentes prioridades involucradas en su trabajo, y uniéndose, incluso a través de las líneas de competencia institucional, para compartir sus conocimientos. La estructura básica de un consenso ético (en términos de qué preguntas se hacen y quiénes son las partes interesadas) se reconoce aun si los detalles no están completamente resueltos. Los siguientes dos capítulos examinan algunos contextos en los cuales los detalles hacen la diferencia.

---

201. Stover, Haglund y Samuels 2003, 665–66.
202. Hunter y Simpson 2007, 270.

Capítulo 2
La política del dolor

"[Si] peleas por la vida, dejas a los muertos donde están".
Hebe de Bonafini, Presidente, Asociación Madres de Plaza de Mayo

"Es una contradicción hablar de genocidio y no identificar cadáveres".
Graciela Fernández Meijide, Asamblea Permanente por los Derechos Humanos

Desafíos a la exhumación

Es fácil imaginar cuán ardientemente las familias y los dolientes deben desear que los cuerpos de sus seres queridos sean sacados de los hoyos y de las fosas clandestinas donde los dejaron sus asesinos. También se puede comprender la mezcla del dolor casi intolerable y el sentido de necesidad con el que se busca contar, con precisión científica, la historia de lo que han sufrido sus seres queridos a fin de que el mundo conozca tanto los crímenes de los perpetradores como la agonía de las víctimas y de los sobrevivientes. Por último, pero no menos importante, existe la satisfacción física de que se les devuelva el cuerpo para que pueda ser honrado y enterrado de acuerdo con los artículos de su fe o las prácticas que consideren más apropiadas. Los expertos que viajan por el mundo exhumando fosas comunes generalmente lo hacen con un espíritu de humanitarismo, en el entendimiento de que el dolor, la incertidumbre y la negación oficial de la atrocidad infligen tormento continuo a los seres queridos de los desaparecidos. Al igual que los trabajadores humanitarios que llegan a la hambruna con sacos de arroz, los equipos forenses vienen equipados con herramientas para aliviar el sufrimiento y, en abstracto, puede ser difícil comprender cómo alguien con dolor podría rechazar su ayuda.

Sin embargo, esto es precisamente lo que la gente ha hecho, en diferentes lugares y por diferentes razones, ya que, primero, las investigaciones forenses se convirtieron en parte de la respuesta a la atrocidad. Estas variedades de rechazo significan un desafío importante a la lógica de las investigaciones forenses de los derechos humanos y a la confianza de todos los que piensan que exhumar cuerpos es siempre una forma de "ayuda". Su historia comienza en la Argentina junto con el primer gran programa de exhumaciones centrado en los derechos humanos.

Una característica central, y ahora infame, del gobierno de la junta militar de 1976-83 en Argentina fue la "desaparición" de entre diez y treinta mil de sus ciudadanos: militantes de izquierda, estudiantes universitarios y profesores, periodistas, psiquiatras, judíos, trabajadores sociales, sindicalistas, activistas rurales y muchos otros que no encajaban en la concepción semifascista de la junta gobernante de una Argentina más pura y "reorganizada".[1] Estas personas fueron sacadas de sus hogares y lugares de trabajo y luego torturadas y encarceladas en campos clandestinos que se habían establecido en fábricas y debajo de centros comerciales. Fueron violadas, drogadas y, en la mayoría de los casos, asesinadas. Sus cuerpos, a veces, eran arrojados al mar desde aviones, a veces enterrados en fosas registradas como "N.N." –"ningún nombre" o "sin nombre". La etiqueta N.N. se había usado durante mucho tiempo para referirse a cuerpos de indigentes o no identificables que terminaron en cementerios argentinos,[2] pero ahora fue reutilizada por las fuerzas de seguridad para un acto final de "desaparición", borrando la conexión entre los nombres de los desaparecidos y sus cuerpos.

En 1985, poco más de dos años después del regreso a la democracia de la Argentina, un juez en la ciudad costera de Mar del Plata que investigaba las tumbas N.N. en el Cementerio Parque, le pidió a Clyde Snow y a sus estudiantes (que pronto formarían el Equipo Argentino de Antropología Forense) que exhumaran parcelas donde se creía que se podían encontrar tres desaparecidos.[3] Sus nombres eran Liliana Pereyra, de veintiún años, Ana María Torti y Néstor Fonseca. La madre de Liliana Pereyra, Jorgelina "Coche" de Pereyra, había descubierto ropa de bebé en la habitación alquilada y abandonada por su hija y recibió informes de que Liliana, cinco meses antes de su desaparición, había dado a luz en cautiverio.[4] Sabiendo que podría tener un nieto vivo en alguna parte, Coche de Pereyra se unió a las Abuelas de Plaza de Mayo, y comenzó a buscar al niño desaparecido.

Mientras que los registros de los entierros de N.N. del cementerio hicieron que fuera relativamente fácil suponer dónde podría estar enterrado Néstor Fonseca, tanto Liliana como Ana María Torti, enterradas en las otras dos fosas, tenían descriptores disponibles, estatura y peso, muy similares.[5] En otras palabras, el equipo tenía poca certeza antes de las exhumaciones con respecto a qué tumba podría contener a cada una de las dos mujeres. Esta

---

1. La junta se refirió a su gobierno con el amenazante nombre orwelliano de "Proceso de Reorganización Nacional", o simplemente "El Proceso". Para una discusión sobre la ideología y los mecanismos de represión en Argentina, véase Cohen Salama 1992; Feitlowitz 1998.

2. Feitlowitz 1998, 49.

3. Cohen Salama 1992, 160–61; Joyce y Stover 1992, 244–56.

4. Arditti 1999, 75; Joyce y Stover 1992, 240–41.

5. Joyce y Stover 1992, 245.

dificultad potencial era muy grande: mientras Coche de Pereyra vacilaba poco antes de dar su apoyo a las exhumaciones del Cementerio Parque,[6] la hermana de Torti vacilaba sobre si quería que el cuerpo de su hermana fuera exhumado.[7] Aunque en un momento dado pareció dar su consentimiento a regañadientes al trabajo del equipo pronto contactó a las Madres de Plaza de Mayo –la famosa asociación de familias de desaparecidos de Argentina– y parece haberle dado la impresión de que las exhumaciones se llevaban a cabo sin el consentimiento de la familia.[8]

Entre las Madres que escucharon la queja de Torti estaba Hebe de Bonafini, una de los primeros miembros del grupo, que cuenta con dos hijos y una nuera entre los desaparecidos. De Bonafini, con el tiempo, llegaría a dirigir una gran facción de las Madres, ahora llamada Asociación Madres de Plaza de Mayo. Esta facción ha sido la más feroz opositora, dentro de la comunidad de derechos humanos, de las exhumaciones forenses en Argentina.[9] Aunque De Bonafini es de origen humilde y nunca recibió más que una educación primaria,[10] ha sido la arquitecta intelectual de muchas de las estrategias de las Madres y de gran parte de su retórica,[11] y sigue siendo una figura poderosa y extremadamente polémica tanto entre las propias Madres como en la vida pública argentina en general.

Snow y sus alumnos, recién salidos de sus primeras exhumaciones exitosas de fosas N.N. alrededor de Buenos Aires, aceptaron la solicitud del juez de visitar Mar del Plata. De hecho, cuando los patrocinadores gubernamen-

6. Cohen Salama 1992, 162–63.
7. En el relato de Joyce y Stover, es la madre de Ana María Torti, y no su hermana, quien planteó estas objeciones (1992, 245). Los autores afirman que la madre de Torti era miembro de las Madres de Plaza de Mayo. Los intentos de aclarar los hechos con Stover y los miembros del equipo argentino no arrojaron conclusiones firmes. Por lo tanto, he elegido seguir la versión de Cohen Salama debido al nivel de detalle y la calidad de la documentación en la historia de su libro sobre los primeros trabajos del equipo argentino.
8. Cohen Salama 1992, 165–67.
9. Siempre que haya un riesgo de confusión sobre el grupo particular de Madres al que me estoy refiriendo, sigo a Temma Kaplan al llamar al grupo más grande y antiexhumación liderado por Hebe de Bonafini la "Asociación Madres", abreviatura del nombre completo, Asociación Madres de Plaza de Mayo (dejo caer una "de" que Kaplan inserta entre las dos primeras palabras). Me refiero a la facción disidente y proexhumación como la "Línea Fundadora". Una cosa que vale la pena notar sobre los dos nombres de la organización es la importancia, en cada caso, del reclamo de autenticidad. El grupo de Bonafini lo hace conservando el nombre original del grupo, con la "Asociación" añadida al principio; mientras que la Línea Fundadora lo hace llamando la atención sobre el hecho de que su facción disidente está compuesta por muchos miembros fundadores de las Madres de Plaza de Mayo. Al hablar sobre el movimiento como un todo, o sobre la organización antes de que se dividiera, los llamo "Madres de Plaza de Mayo".
10. Peluffo 2007, 92–93.
11. Bouvard 2002, 108.

tales de la obra de Snow, la Secretaría de Derechos Humanos (a cargo del filósofo argentino Eduardo Rabossi) negaron el financiamiento del viaje y del alojamiento a los estudiantes, ellos lo pagaron por su cuenta.[12] Esta es, como relata María Julia Bihurriet, una de las representantes de la Secretaría, la escena que dio la bienvenida al primer equipo de investigadores en la segunda mañana de su trabajo en el Cementerio Parque:

> Cuando entramos (...) pudimos ver un gran grupo de personas de pie alrededor de la tumba parcialmente abierta. Debe de haber habido alrededor de quince, en su mayoría mujeres. Paramos primero en un pequeño cobertizo. Oímos gritos. Pero no pudimos entender lo que estaban diciendo... Un policía se acercó y nos dijo que las personas que estaban frente a la tumba eran miembros de las Madres. No dejarían que nadie se acercara a las tumbas que habíamos cavado. Dijo que cuando él y sus hombres se acercaron, les arrojaron piedras, por lo que retrocedieron. Bueno, determiné que si eran Madres, tendría que poder hablar con ellas. El policía me advirtió que no fuera, pero lo hice de todos modos. Cuando llegué a unos treinta metros de distancia, reconocí a Hebe de Bonafini. Pero antes de que pudiera decir nada, comenzaron a gritar insultos... Luego, el policía me agarró y me sacó del lugar.[13]

El testimonio de Bihurriet revela no solo lo inesperadas que eran las objeciones de las Madres para el equipo forense recién acuñado, sino también que –contrariamente a la reacción que presenció en el cementerio– Bihurriet percibió una natural afinidad entre el equipo forense y las Madres como activistas de los derechos humanos: "Determiné que si eran Madres, tendría que poder hablar con ellas".

En cambio, el impacto de lo que sucedió, este rechazo casi violento de las exhumaciones por parte de algunas Madres, es de tremenda importancia para comprender la política de desaparición y de justicia transicional en la Argentina, así como de las exhumaciones forenses en el escenario internacional. En el Cementerio Parque, los miembros del equipo argentino obtuvieron una comprensión temprana de hasta qué punto otras consideraciones, más allá de un compromiso compartido con los derechos humanos, podían distanciar a los equipos forenses de las familias y de los dolientes que buscaban ayudar. También comenzaron a ver hasta qué punto las comunidades de los dolientes podían dividirse internamente. Estas divisiones son de suma importancia porque a los miembros de la familia se les reconoce, ampliamente, como teniendo la mayor autoridad moral y la más profunda conexión con las fosas comunes, aunque no tengan los mismos recursos o el reconocimiento internacional que los tribunales de crímenes de guerra o las redes internacionales de derechos humanos.

---

12. Cohen Salama 1992, 164.
13. Citado en Joyce y Stover 1992, 247.

Se relatan tensos encuentros con las familias de los desaparecidos, casi siempre con una sensación de conmoción, e incluso de confusión, en varias historias y memorias de investigaciones forenses. Los ejemplos incluyen a *Witnesses from the Grave*[14], de Joyce y Stover, que detallan la formación del equipo argentino y las primeras exhumaciones en Argentina, y *El lenguaje de los huesos* de Clea Koff, basado en las experiencias de la autora como antropóloga forense en Ruanda y en la ex-Yugoslavia. Más recientemente, las objeciones de las familias y de los dolientes a la exhumación de sus muertos se han convertido en un foco de investigación emergente sobre las investigaciones forenses internacionales.[15] Los documentos sobre ética y mejores prácticas dentro del mismo campo han mencionado estas controversias en torno a las tumbas,[16] aunque según Derek Congram y Ariana Fernández, "el tema del apoyo mixto para las exhumaciones de las fosas comunes por parte de las partes interesadas primarias (principalmente las familias de las víctimas) ha sido, en gran parte, vergonzosamente evitado en la literatura de antropología forense". Es fundamental poner atención a estas objeciones a la exhumación, en parte por el simple hecho de que escenas como la del Cementerio Parque continúan repitiéndose –aunque con algunas variaciones muy importantes– en otras fosas comunes en todo el mundo, desde la antigua Yugoslavia hasta Polonia y España.

Este capítulo se centra en las razones por las cuales miembros de algunas familias, en su mayoría de las Madres, se han opuesto a exhumar a los desaparecidos argentinos. Sin embargo, a diferencia de otros estudios sobre el tema, también trata los argumentos *a favor* de la exhumación como igualmente dignos de análisis. Las objeciones a la exhumación son *argumentos*, al igual que las justificaciones que los equipos forenses ofrecen para su trabajo. Se basan en suposiciones específicas sobre el mundo, ideas sobre los muertos, lecturas políticas de la historia, formas de retórica, etc. Al igual que otros argumentos, pueden entenderse mejor cuando estos supuestos subyacentes se examinan e incluso se cuestionan críticamente. Este capítulo y el próximo analizan dos conjuntos diferentes de objeciones a las investigaciones forenses de derechos humanos: primero, políticas; luego, religiosas (aunque en cada caso podría decirse que comienza a haber un límite borroso entre esas dos categorías).

De hecho, existen similitudes importantes entre estas fuentes de sentimiento antiexhumación que son aparentemente dispares. Primero, en cada caso el desafío proviene de personas que aseveran una relación con las fosas comunes y con los cuerpos que están dentro de ellas que los expertos forenses no tienen: una autoridad enraizada en lazos íntimos y locales. Los grupos que se oponen a las exhumaciones hablan como familiares en duelo de las

---

14. N. de las T.: *Testigos desde la tumba: las historias que cuentan los huesos.*
15. Véase Crossland 2000; Crossland 2002; Domanska 2005; Edkins 2011; Robben 2000a; Robben 2000b; Stover y Shigekane 2004.
16. Véase International Committee of the Red Cross 2007.

víctimas o como personas que comparten su religión y su cultura. En segundo lugar, y a diferencia de otras partes interesadas importantes, estos grupos no solo buscan influir en la *conducta* de las exhumaciones forenses, sino más bien detener esas exhumaciones. En cada caso, la postura intransigente tiene sus raíces en una visión filosófica que es, en gran parte –aunque quizá no del todo–, incompatible con el trabajo que hacen los equipos forenses. El universalismo moral, que es una característica central de la ética forense, se encuentra con reconvenciones basadas en la particularidad de los contextos políticos, religiosos y culturales. Las respuestas de los equipos forenses a estos desafíos deben atravesar un campo minado de cuestiones altamente sensibles sobre el respeto por la cultura local, los valores seculares versus los valores sagrados, y la imposición de la ciencia y la tecnología "occidental" –o hegemonía política– en otros sistemas de creencias y proyectos políticos.

Quizá no sea sorprendente que, dados todos los problemas en juego, los equipos forenses hayan respondido a ambas formas de objeción con una gran precaución. Ninguna organización de derechos humanos quiere ser vista como sorda ante los gritos de los familiares en duelo o como violadores de las creencias sagradas de las comunidades locales. De hecho, parte del universalismo moral de los equipos forenses significa no solo conceder el mismo respeto a todos los individuos, sino también tratar de tomar con la misma seriedad las creencias y demandas de los diferentes *grupos*, una tarea que es particularmente difícil cuando los grupos que hacen afirmaciones autoritarias sobre las fosas comunes también están en desacuerdo entre sí.

Los equipos forenses han buscado adaptaciones y negociaciones con grupos que objetan su trabajo, a veces con resultados satisfactorios. Pero también parecen reacios a someter a análisis los argumentos contra la exhumación. Es difícil cuestionar las creencias acerca de la relación entre la exhumación y la justicia, o las fosas comunes y lo sagrado, sin parecer cuestionar la autoridad de los sobrevivientes y de los creyentes que las plantean. Como resultado, las objeciones que deberían ser el comienzo de un diálogo, a veces se han traducido demasiado rápido en una u otra decisión: por ejemplo, o bien ignoran las objeciones de la familia o bien abandonan las exhumaciones forenses.

Madres y fosas

A medida que la gente desaparecía de sus hogares a lo largo de toda la Argentina, a menudo en los temidos Ford Falcon de la policía secreta, los miembros de cada familia comenzaban búsquedas solitarias y usualmente fútiles a través de canales oficiales y extraoficiales para obtener información sobre el paradero de las personas desaparecidas. Mientras su soledad y su frustración aumentaban, estos miembros de la familia comenzaron gradualmente a relacionarse entre sí. Las asociaciones que formaron sirvieron, primero, para apoyar la búsqueda de individuos, pero finalmente también asumieron la tarea más amplia –y bastante peligrosa– de documentar y de denunciar las violaciones de los derechos humanos de la junta.[17]

Las más famosas de estas organizaciones son las Madres de Plaza de Mayo y las Abuelas de Plaza de Mayo, formadas principalmente por mujeres de mediana edad. Los hombres y los jóvenes corrían más peligro de ser detenidos que sus esposas o madres. También era más probable, al menos en esa época, que fueran el sostén de la familia y, por lo tanto, no podían pasar días buscando, marchando, reuniéndose con sacerdotes y burócratas y presentando peticiones de habeas corpus.[18] Las Madres y Abuelas ayudaron a llamar la atención del mundo acerca de las torturas y de las desapariciones.[19] Después de haber jugado un papel vital en el descrédito de la dictadura, se mantuvieron activas durante la larga transición democrática. De hecho, todos los grupos descriptos en este capítulo todavía operan en Argentina, aunque sus miembros están envejeciendo y algunas figuras importantes, como Renée Epelbaum (miembro fundador de la Asociación Madres de Plaza de Mayo y, más tarde, de las Madres de Plaza de Mayo-Línea Fundadora), han muerto.

Las Madres y Abuelas han sido durante mucho tiempo una fuente de fascinación para las académicas feministas, las defensoras de los derechos humanos y otras activistas sociales.[20] Muchas de las mujeres que se unieron a estas organizaciones eran originalmente amas de casa, por lo general de clase media y trabajadora, y relativamente sin educación. Comenzaron la búsqueda de sus esposos e hijos frente a las negaciones y amenazas de las autoridades. De parte del público, enfrentaron una terrible indiferencia cargada de miedo. Sin embargo, estas mujeres finalmente crearon una nueva forma de movimiento social, una que combinó el coraje feroz con una atención constante y cuidadosa con respecto al lenguaje y a los métodos creativos de organización. Las Madres también crearon una iconografía de resistencia, ahora bien conocida, atando pañuelos blancos –originalmente pañales de tela que las Madres habían traído de sus casas–[21] alrededor de sus cabezas y llevando pancartas con fotografías de sus seres queridos desaparecidos. Sus métodos de organización han dependido, en gran medida, del ritual, la repetición, el simbolismo y la visibilidad, comenzando con su marcha semanal por la céntrica Plaza de Mayo de Buenos Aires, donde las siluetas pintadas de figuras humanas ausentes a menudo marcaban su camino. (Ver Figura 2). Crucialmente, para muchas Madres, el proceso de convertirse en miembro de una organización, de definir una estrategia y de lograr la disci-

---

17. Las descripciones históricas de la represión y de la resistencia durante la "guerra sucia" de la Argentina se pueden encontrar en Arditti 1999; Bouvard 2002; Cohen Salama 1992, 15-56; Feitlowitz 1998; Joyce y Stover 1992, 205-18.

18. Kaplan 2004, 114.

19. Keck y Sikkink 1998, 103–10.

20. Véase Bouvard 2002; Kaplan 2004, 103–51.

21. Kaplan 2004, 116.

plina organizacional no solo ha ayudado a dar voz a sus demandas, sino que también ha *alterado* esas demandas de manera importante.

Más allá de Argentina, se considera que las redes de intercambio de información y solidaridad establecidas entre estas activistas de base, las organizaciones internacionales de derechos humanos como Amnistía Internacional y los gobiernos interesados, han ayudado a formar el movimiento mundial de derechos humanos contemporáneo.[22] La importancia y la influencia de las Madres y Abuelas no deben subestimarse. De acuerdo con la amplia influencia de su activismo, sus diferentes puntos de vista sobre la investigación forense también han viajado mucho más allá de las fronteras de la Argentina.

En el caso del Cementerio Parque, una interpretación legal estricta de las órdenes del juez habría permitido al equipo argentino pasar por alto las objeciones de la familia. Sin embargo, después de exhumar un cuerpo, que con el tiempo identificaron con éxito como el de Liliana Pereyra, abandonaron su trabajo en la tumba que se creía que pertenecía a Ana María Torti.[23] Esta receptividad a los diferentes puntos de vista de las familias es el sello distintivo de un enfoque a la exhumación que el equipo argentino apenas comenzaba a articular y que, finalmente, se convertiría en su firma más reconocible.

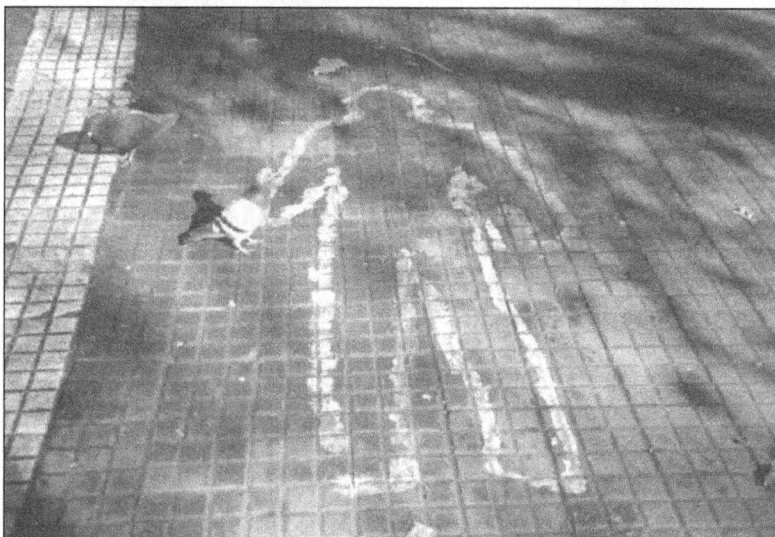

Figura 2. Silueta de un desaparecido pintada en el suelo de la Plaza de Mayo, Buenos Aires, Argentina, donde durante décadas las Madres y las Abuelas de Plaza de Mayo realizaron sus marchas semanales. Fotografía del autor.

---

22. Keck y Sikkink 1998, 103–10; Klein 2007, 118–24.

23. Cohen Salama 1992, 167. Finalmente, según Cohen Salama, la tumba que se pensó pertenecía a Ana María Torti fue exhumada por los sepultureros que estaban mal preparados para la tarea y que, en última instancia, imposibilitaron confirmar si el cuerpo que estaba dentro era el suyo o no (p. 167).

Amnistía, reconciliación y exhumación

Hay una serie de precedentes históricos, así como afirmaciones políticas y filosóficas, que se entrelazan en la posición antiexhumación adoptada por las mujeres que, después de que las Madres se dividieron en dos grupos en 1986, permanecieron bajo el liderazgo de Hebe de Bonafini en la Asociación Madres de Plaza de Mayo. Sin embargo, es igualmente importante comprender de qué *no* se tratan estas objeciones. La Asociación Madres no ha denunciado la forma en que el Equipo Argentino de Antropología Forense trata los cuerpos que exhuman de las fosas N.N. (una objeción que las familias de la ex-Yugoslavia plantearon contra varios de los equipos forenses que operaban allí). No se preocupaban, como lo hicieron las familias de los desaparecidos en Chile, de que las identificaciones hechas por el equipo carezcan de credibilidad científica, aunque *todas* las Madres han sido escépticas con respecto a las "identificaciones" anteriores hechas por personal médico-legal argentino, mal entrenado y políticamente comprometido.[24] Estas Madres tampoco afirman, como lo hacen algunos de los líderes religiosos y comunidades descriptos en el próximo capítulo, que las tumbas son sagradas o que la exhumación en sí es una forma de violación. Por lo tanto, su crítica no es sobre la exhumación forense *como tal* ni sobre el equipo argentino, sino más bien el papel que creen que tienen las exhumaciones en el panorama post-dictadura de la Argentina.

La Asociación Madres interpreta constantemente las exhumaciones como una pieza de un proyecto más amplio de justicia de transición o "reconciliación" en la Argentina. Ellas –junto con sus colegas de los otros grupos– ven en gran medida que el proyecto ha sido defectuoso y decepcionante (aunque esa decepción se ha aliviado significativamente desde 2003 debido a una ola de nuevos procesamientos contra los violadores de derechos humanos bajo los presidentes Néstor Kirchner y Cristina Fernández de Kirchner). Su negativa a aceptar exhumaciones es, por lo tanto, un elemento de una estrategia más amplia para protestar contra los esfuerzos insatisfactorios del gobierno argentino para abordar las violaciones de los derechos humanos.

En 1982, sufriendo problemas económicos, escándalos de corrupción y una humillante derrota militar en la guerra contra Inglaterra por las Islas Malvinas, la junta militar argentina comenzó a eliminar progresivamente su programa de represión y a restaurar el gobierno democrático. La elección como presidente del respetado activista de los derechos humanos Raúl Alfonsín fue recibida con gran entusiasmo. Al anunciar la creación de la Comisión Nacional para la Desaparición de Personas (conocida por sus siglas CONADEP) pocos días después de su elección, Alfonsín dio señales

---

24. Véase Cohen Salama 1992, 35–39; Crossland 2002, 119.

a las víctimas y a otras personas de la comunidad de derechos humanos de que él estaba estableciendo una clara ruptura con el pasado.[25]

Sin embargo, como en tantos otros casos de justicia transicional alrededor del mundo, romper con el pasado resultó ser no solo un proyecto moral sino también un desafío práctico significativo. Bajo Alfonsín, cinco de los nueve generales que lideraron la dictadura militar argentina recibieron condenas por violar los derechos humanos; sin embargo, los altos niveles de deuda externa, la hiperinflación,[26] y las revueltas abiertas por los militares golpistas argentinos amenazaron la estabilidad de su gobierno.[27] Bajo estas condiciones, este es el punto de vista de Mauricio Cohen Salama:

> Alfonsín eligió un camino intermedio, cuyos instrumentos creó paso a paso, y que terminó dejando a todos insatisfechos. En sus discursos públicos, Alfonsín se presentó como un defensor inflexible de los derechos humanos, y fue reconocido como tal a nivel mundial; en sus actos, sin embargo, su gobierno intentó limitar los procedimientos judiciales [contra los perpetradores de violaciones de los derechos humanos] a fin de evitar el conflicto con las fuerzas armadas, ya que se sentía demasiado débil para oponerse... La política de Alfonsín (...) oscilaba entre la retórica sobre la fundación del nuevo estado sobre principios éticos absolutos y las negociaciones con aquellos que, anteriormente, tenían el poder para lograr cambios graduales.[28]

La más tristemente célebre de las limitaciones que Alfonsín impuso al poder judicial fueron dos leyes aprobadas a fines de 1986 y principios de 1987, ahora conocidas como "Leyes de Impunidad" o leyes de amnistía.[29] La primera ley, llamada de "Punto Final", concedió a los demandantes sesenta días para presentar una demanda, después de lo cual no se podían declarar

---

25. Feitlowitz 1998, 13.

26. Aunque este capítulo no se enfocará en la economía de la represión y de la justicia transicional, Naomi Klein argumenta enérgicamente que los programas económicos de libre mercado y sus voceros desempeñaron un papel crucial en forjar espacio para la tortura y el terror, así como en limitar los intentos post-dictadura para hacer responsables a aquellos que condujeron al país hacia la violencia y la bancarrota.

27. Ferguson 2009.

28. Cohen Salama 1992, 98. Uno de los asesores de Alfonsín, el profesor de derecho y especialista en ética Jaime Malamud Goti, abogó por las concesiones a los militares con particular franqueza: "Miren, esta es una sociedad fascista. Tenemos que cambiar su estructura autoritaria... Y en el proceso tenemos que dejar que mucha gente se libre de los [crímenes]" (citado en Feitlowitz 1998, 15).

29. Para una discusión útil sobre las diferencias entre los conceptos legales de amnistía e inmunidad, ver el artículo de la organización suiza TRIAL "Amnistía e Inmunidad". La impunidad, a diferencia de la amnistía y de la inmunidad, no es un concepto legal, sino un término coloquial para el estado de estar más allá del alcance de la ley y del castigo.

nuevos cargos por crímenes durante el período de la "Guerra Sucia"[30] de la Argentina, con la notable excepción de los casos de niños, que no eran considerados asesinados o desaparecidos (crímenes cubiertos por la amnistía) sino, más bien, secuestrados. La segunda ley, anunciada después de un enfrentamiento tenso con oficiales del ejército que estaban presionando por una amnistía general contra todos los procesamientos,[31] se llamó de "Obediencia Debida". A diferencia de la ley anterior, no se centró en un límite de tiempo específico sino en la cadena de mando, limitando la responsabilidad de las violaciones de los derechos humanos a los jefes de las fuerzas de seguridad: un pequeño grupo de torturadores y asesinos.[32]

Las leyes de amnistía de la Argentina fueron anuladas en 2003, bajo la presidencia de Néstor Kirchner. Él y su esposa Cristina, que han ocupado consecutivamente la presidencia de la Argentina desde 2003, han seguido activamente una agenda de enjuiciamientos por violaciones a los derechos humanos de la dictadura (Néstor Kirchner murió en 2010, tres años después de que Cristina Fernández de Kirchner lo sucediera como presidente). Todas las Madres los apoyaron en estos esfuerzos, aunque el nuevo clima de juicios y de reconocimiento público no parece haber calmado por completo las tensiones entre los dos grupos de Madres, ni alterado sus posiciones divergentes sobre las exhumaciones.[33] Cuando Hebe de Bonafini y un pequeño grupo de Madres se quejaron por las exhumaciones en el Cementerio Parque en 1985, ya estaban empezando a aparecer las divisiones dentro del grupo. Algunas Madres criticaron mucho a la Comisión Nacional para la Desaparición de Personas por sus limitaciones, que incluían la falta de poder de citación, un mandato breve y una supervisión civil en vez de la del Congreso.[34] Otras lo vieron como un primer paso necesario, limitado por las circunstancias, pero valioso, particularmente por su reconocimiento público de los crímenes cometidos y los nombres de las víctimas. Para todas las Madres, sin embargo, la verdadera justicia para los desaparecidos y sus familias –en caso de ser posible– parecía una débil esperanza. Las leyes de Punto Final y de Obediencia Debida, anunciadas poco después del incidente en el Cementerio

---

30. Pongo este término popular para la represión argentina entre comillas porque, como argumentó Julio Strassera en su papel de fiscal durante los juicios contra los miembros de la junta, es un eufemismo que introduce distorsiones peligrosas. O bien no hubo guerra, solo violencia por parte de bandas armadas, muchas de ellas organizadas y patrocinadas por el estado; o, si lo que sucedió realmente se puede llamar una "guerra", la junta claramente llevó a cabo violaciones de las leyes de la guerra que el calificativo "sucia" no puede hacer nada para excusar.

31. Joyce y Stover 1992, 265.

32. Muchos observadores han señalado que la ley contradice el precedente establecido en los juicios de Nuremberg después de la Segunda Guerra Mundial, donde los acusados no podían reclamar inmunidad de enjuiciamiento porque estaban "siguiendo órdenes" (Kaplan 2004, 139).

33. Véase Peluffo 2007.

34. Kaplan 2004, 135.

Parque, parecían extinguir esa esperanza. Es muy probable que las leyes endurecieran significativamente la antipatía de algunas Madres (especialmente las que estaban formando, al mismo tiempo, la facción más grande del grupo, la Asociación Madres de Plaza de Mayo) hacia las exhumaciones y hacia cualquier otro programa que pudiera verse como parte de la agenda de transición por Alfonsín.

Las Madres –primero toda la organización y, después de la ruptura, la facción Asociación Madres– declararon sus posturas sobre las exhumaciones y estos otros programas en una especie de doble lenguaje. Mezclaban detalles, como las leyes de amnistía que consideraban tan inaceptables, con un poderoso lenguaje metafórico sobre la muerte, la desaparición y el dolor, lo que llevó a Temma Kaplan a observar que su "uso del simbolismo (…) [fue] su arma más poderosa".[35] Este doble lenguaje, repetido en innumerables entrevistas, boletines y protestas, ofrece múltiples argumentos para las oposiciones de la Asociación Madres a las exhumaciones de los desaparecidos, principalmente, y también a otros intentos patrocinados por el Estado para abordar la violencia del pasado.

Aparición con vida: más allá de la metáfora

El lema "aparición con vida" se refiere a los desaparecidos de Argentina. A primera vista, en otras palabras, la frase es una demanda para que los desaparecidos reaparezcan no como cadáveres sacados de fosas comunes, sino como individuos vivientes. "Aparición con vida" es, con creces, el lema más reconocible de la posición antiexhumación de la Asociación Madres. Sin embargo, también es el más resistente a una interpretación simple.[36] De hecho, el lema está *diseñado* para ser confuso, ya que estas Madres vieron, con razón, que cuanto más confundía –e incluso frustraba– a los observadores externos, más tiempo las mantendría a ellas, y a su postura radical sobre los esfuerzos de reconciliación, bajo el ojo público.

"Aparición con vida" tiene varios significados metafóricos e incluso casi religiosos; sin embargo, sigue siendo, en gran medida, una pieza de retórica política, orientada a los detalles de la transición argentina y al diálogo público que la acompaña. Significativamente, las Madres usaron por primera vez el lema no en una de sus protestas públicas contra la dictadura, sino más bien entre sus pares en la comunidad de derechos humanos. Desde ese momento, ha servido, en parte, como una forma de diferenciarlas de sus propias aliadas. Según Cohen Salama, un grupo de Madres pasó la noche elaborando el lema en Oslo, en 1980, donde viajaron para celebrar la entrega del Premio Nobel de la Paz al líder argentino de derechos humanos Adolfo Pérez Esquivel. Las mujeres se indignaron porque Emilio Mignone, otra célebre figura de

---

35. *Ibid.*, 116.
36. Véase Cohen Salama 1992, 52–53.

los derechos humanos en Argentina, aparentemente había señalado en sus declaraciones para la ocasión que consideraba que los desaparecidos (entre los que él podía contar a su propia hija) estaban muertos, una declaración que las Madres consideraron inaceptable, ya que aún no se había aclarado mucho sobre el destino de los desaparecidos.[37]

Desde el principio, la demanda de las Madres de que todos los desaparecidos fueran devueltos vivos no podía tomarse de manera completamente literal; incluso antes del golpe, Argentina había entrado en un período de violencia política sostenida y, al menos, *algunos* de los desaparecidos seguramente habían sido asesinados. Sin embargo, "aparición con vida" tuvo un sentido literal durante los años de la dictadura misma. A lo largo de esa época, aunque los cuerpos eran arrastrados a las playas y aparecían en cantidades asombrosas en morgues y cementerios, muchos de los desaparecidos todavía vivían en los centros de tortura del régimen. Incluso durante el período inicial de la presidencia de Alfonsín, algunas prisiones clandestinas permanecieron en funcionamiento y la "aparición con vida" se refería, plausiblemente, a personas vivas que podrían ser liberadas, aunque, trágicamente, en los pocos casos que se conocen, estos presos desaparecieron incluso cuando el gobierno democrático estaba siendo reconstruido alrededor de las paredes de sus prisiones.[38]

Sin embargo, la Asociación Madres después de la separación siguió utilizando el lema más allá del punto en que la consolidación de la democracia, el desmantelamiento de las cárceles de la dictadura y la exhumación de las fosas de los desaparecidos en toda la Argentina hicieron más o menos imposible creer que sus seres queridos les serían devueltos vivos.[39] La pregunta, entonces, es qué propósito tuvo el lema "aparición con vida" después de que la lógica detrás de su significado literal, siempre atenuada, se desvaneciera.

Una respuesta parcial es que el lema vino a resumir no solo una demanda concreta de que los desaparecidos fueran devueltos vivos, sino más bien todo un grupo de posturas que la Asociación Madres tomó con respecto a los esfuerzos para abordar el legado de la "Guerra Sucia". El grupo tiene otro lema, más explícito, aunque menos convincente retóricamente, que utiliza para resumir estas posiciones: "Sin exhumaciones, sin homenajes póstumos y sin reparación económica".[40] De hecho, sin embargo, el lema "aparición con vida" resume –pero también trasciende– esta objeción de tres partes a los esfuerzos de transición posteriores a la dictadura.

---

37. *Ibid.*, 51–52.

38. Kaplan 2004, 139.

39. Véase la exposición de Morales sobre las disputas políticas recientes entre Hebe de Bonafini y las líderes de un capítulo local de las Madres de Plaza de Mayo en La Rioja: "Nunca quitaremos nuestros lemas de 'aparición con vida' para nuestros hijos y justicia y castigo para los culpables", proclama una de las portavoces de la organización.

40. Bouvard 2002, 141.

Para algunos expertos forenses y para muchos miembros de la prensa popular, la demanda aparentemente ilógica de "aparición con vida" podría entenderse mejor a través del concepto de trauma que, desde hace décadas, ha estado migrando del psicoanálisis a estudios de sociedades posteriores al conflicto.[41] Como lo expresan varios relatos populares, la Asociación Madres se había enloquecido de dolor, estaba "ignorando" la evidencia que surgía de las fosas N.N.[42] y replanteando su activismo sobre una esperanza imposible.[43]

De hecho, hay una dimensión afectiva en el lema que no debe ser ignorada. La demanda imposible de "aparición con vida" señala de manera bastante poderosa que algunas experiencias nunca pueden ser resueltas. El dolor por un ser querido desaparecido no tiene fin, y la verdadera "reconciliación" con personas que cometieron actos impensables de tortura tal vez nunca sea posible.[44] Lejos de ser una locura o algo poco realista en este sentido, "aparición con vida" nos recuerda el alcance del dolor, la permanencia de algunas injusticias y los límites del perdón.

Sin embargo, hay problemas para ver "aparición con vida" como el síntoma o la expresión del trauma colectivo. El primero es la forma en que este punto de vista refleja el antiguo intento de la junta de pintar a las Madres como un grupo de "locas", que no podían aceptar que sus hijos hubieran huido a otros países o hubieran muerto en batallas de guerrilla contra las fuerzas del orden.[45] El segundo es que etiquetar a las Madres como irracionales y

---

41. de Young 1998.

42. Joyce y Stover 1992, 254.

43. Véase Crossland 2002, 121–22.

44. Tal vez el portavoz más conocido y articulado de este punto de vista es Iván Karamazov de Dostoievski, quien recita una letanía de historias de terror extraídas de los titulares de las noticias —en gran parte sobre la crueldad infligida a los niños— y rechaza la posibilidad de perdón por tales acciones: "¡No (…) quiero que la madre abrace al torturador que dejó que sus perros destrozasen a su hijo! ¡Ella no se atreve a perdonarlo! Permítale que lo perdone por sí misma, si lo desea, permítale perdonar al torturador por su inconmensurable sufrimiento materno; pero ella no tiene derecho a perdonar el sufrimiento de su hijo que fue despedazado, ¡no se atreve a perdonar al torturador, incluso si el mismo niño lo perdonara! Y si eso es así, si no se atreven a perdonar, ¿dónde está la armonía?" (Dostoievsky 2002, 245, libro 5, capítulo 4). Parte del sentido de imposibilidad que acompaña la demanda de "aparición con vida" es que la verdadera reconciliación solo podría lograrse entre perpetradores arrepentidos y los propios desaparecidos (incluso entonces, si seguimos el argumento de Ivan Karamazov, los desaparecidos podrían perdonar sólo su propio sufrimiento y no el infligido a sus familias). Como los perpetradores son en gran parte impenitentes y los desaparecidos ya no están, no hay una posibilidad real de reconciliación, solo un vago deseo que no puede cumplirse, un deseo que es muy similar a la demanda de que los desaparecidos reaparezcan vivos. En otras palabras, una lectura alternativa del lema dice que, en la medida en que las Madres juegan a la locura, es para demostrar que el sueño de la reconciliación es, al menos, igualmente loco.

45. Crossland 2002, 121.

traumatizadas deja sólo dos opciones abiertas: descartar la "aparición con vida" como incontestable y no como una parte legítima del discurso sobre las exhumaciones de Argentina y otros programas de justicia de transición o, alternativamente, sacar a las Madres del papel de guardianas de algún tipo de verdad espiritual superior, como lo han hecho algunos estudiosos.[46]

Uno de los logros más valiosos de los estudios recientes sobre las Madres, particularmente los de Kaplan y Zoë Crossland, es situar el lema más firmemente en su contexto específico y así analizarlo como una estrategia política en lugar de una pura metáfora. La Asociación Madres considera que la exhumación, las reparaciones y todos los demás programas oficiales dirigidos a las familias de los desaparecidos son herramientas de falso cierre, un premio consuelo ofrecido a los "perdedores" de la época de la dictadura, que deben ser mantenidos callados al servicio de un progreso del cual ellos y los ideales políticos de sus hijos muertos están ampliamente excluidos. Ellas contrarrestan estos intentos de "resolver" el problema de la desaparición con la demanda imposible de que sus seres queridos sean devueltos vivos;[47] así, condenan los programas de exhumación y de reparación a un fracaso predeterminado. En respuesta a la reacción común de que las Madres están locas por la pena, además, Kaplan y Crossland argumentan que, en realidad, la "aparición con vida" se vale de una *apariencia* específica de irracionalidad. Como explica Kaplan, "parecer locas e intransigentes se convirtió en una forma de llamar la atención de sus conciudadanos".[48]

Las leyes de Punto Final y de Obediencia Debida, sin duda, endurecieron las opiniones de las Madres sobre la exhumación y la transición democrática de Alfonsín. Sin embargo, las raíces de "aparición con vida" se remontan más allá de cualquiera de estas leyes, a los intentos oficiales de la junta militar

---

46. Robben escribe que la Asociación Madres "cambió radicalmente la importancia política de los nuevos entierros y el significado espiritual de los restos humanos [de los desaparecidos]. Cuerpo, espíritu y funeral fueron disociados. Los restos osificados perdieron su significado, al igual que su nuevo entierro. El espíritu como metáfora de las ideas políticas se exaltó como la única cosa digna de sobrevivir en la encarnación de los espíritus políticos similares" (2000b, 106). Las Madres, aunque a menudo seculares o ateas en sus orientaciones personales, siempre han recurrido a un vocabulario fuertemente religioso de símbolos (Kaplan 2004, 116). "Aparición con vida" tiene una lógica cuasi religiosa: incluso cuando los cuerpos de los desaparecidos emergen de las fosas comunes en todo el país, el trabajo de los "fieles" es esperar a que vuelvan vivos, así como verlos renacer en los jóvenes discípulos que se han unido a las Madres. El lenguaje de Robben, sin embargo, es típico al pregonar la cualidad "liminal" de los desaparecidos como algo inquietante en toda Argentina e incluso al remodelar su imaginación cultural, cuando, de hecho, uno puede fácilmente encontrar testimonios de Madres y activistas de derechos humanos que sienten que lo que Feitlowitz llama "el discurso mítico de los desaparecidos" (1998, 195) ha sido realmente un obstáculo para avanzar de manera concreta en el tratamiento de las injusticias del pasado.

47. Véase Crossland 2000, 155.

48. Kaplan 2004, 131–32.

para tratar el tema de la desaparición durante su gobierno. En septiembre de 1979, la junta emitió una ley de "presunción de muerte por desaparición". La ley declaraba que cualquier persona que hubiera desaparecido entre el 6 de noviembre de 1974 y el 6 de septiembre de 1979 sería oficialmente considerada muerta. Fue el primero de dos esfuerzos de los militares para emitir declaraciones generales de este tipo sobre los desaparecidos.[49] Se ofrecieron reparaciones monetarias a los familiares sobrevivientes de cada desaparecido, pero bajo la apariencia de preocupación y generosidad, las leyes apenas ocultaron los intentos de cerrar el libro sobre desapariciones tan rápido como fuera posible. Los sepultureros y otro personal no calificado llevaron a cabo las primeras exhumaciones de fosas N.N., destruyendo o dejando detrás de ellos más evidencia de la que recolectaron. Sus "identificaciones" se basaban en fuentes pobres, como la información proporcionada al personal del cementerio por los asesinos que habían venido a tirar los cuerpos allí. No se les pidió a los miembros de la familia que proporcionaran los tipos de descripciones *ante mortem* que, a menudo, son necesarias para una identificación positiva.[50] Algunos de los cuerpos que fueron entregados a las familias en esa época, cuando fueron reexaminados, resultaron no ser, ni siquiera, del sexo correcto.[51]

Estos errores no pueden atribuirse solo a la incompetencia. Más bien, el personal a cargo de las exhumaciones muchas veces había sido cómplice, en primer lugar, en el encubrimiento de los crímenes y en la producción de fosas no identificadas.[52] Quizá lo peor de todo ha sido la documentación que acompañaba a las declaraciones de muerte –que las autoridades hacían firmar a los familiares antes de que pudieran recuperar los cuerpos de sus seres queridos– que, por lo general, mencionaba a los desaparecidos como muertos

---

49. Kaplan 2004, 131; Robben 2000b, 97. En la década de 1990, el intento del Comité Internacional para la Cruz Roja de instituir un programa de "certificado de muerte" en la ex-Yugoslavia, que también declaró a los muertos desaparecidos sin proporcionar evidencia física, encontró resistencia similarmente violenta. Esto no quiere decir, por supuesto, que las motivaciones de la Cruz Roja compartieran el cinismo de la dictadura argentina; pocas cosas podrían estar más lejos de la verdad. Lo que señala, más bien, es que cualquier intento de resolver el estado de personas y cuerpos desaparecidos a través de medios burocráticos –en lugar de una búsqueda de evidencia material– es probable que sea rechazada, sin importar cuán bien intencionada sea (véase Stover y Peress 1998, 195-97).

50. Cohen Salama 1992, 87–88.

51. Véase Bouvard 2002, 140–41.

52. "Muchos de los médicos forenses habían firmado, años antes, los certificados de defunción de los cuerpos que ahora debían examinar. Este hecho, si en realidad no demuestra la participación directa en la represión ilegal, al menos indica una relación estrecha con las fuerzas de seguridad y, en algunos casos, con los propios asesinos. Es fácil imaginar que estos médicos forenses estarían sujetos a presiones que dificultarían su trabajo" (Cohen Salama 1992, 88).

en combates armados contra las fuerzas de seguridad.[53] Cada declaración firmada era, por lo tanto, una afirmación de la narrativa de la dictadura de una guerra civil contra los subversivos, similar a los tiroteos simulados que se escenificaron en las calles de las ciudades argentinas y los falsos artículos publicados por los medios de comunicación condescendientes. En otras palabras, el modelo para el programa de identificaciones y reparaciones de la junta podría resumirse como un simple intercambio: un cuerpo (*cualquier* cuerpo), además de dinero, a cambio del silencio.[54]

Mediante sus "identificaciones" no científicas y sus burocráticas declaraciones de muerte, la junta contaminó cualquier intento futuro de utilizar las herramientas de la ciencia y de la ley para establecer el verdadero destino de los desaparecidos. Para la Asociación Madres, *cualquier* declaración de muerte quedará contaminada para siempre por las palabras de la junta: "muerto" es solo uno de los descriptores, junto con "terrorista", "subversivo" e "inmoral", que el régimen asesino utilizó para promover su propia imagen egoísta de los hijos. Esa imagen debe combatirse exhaustivamente o no combatirse en absoluto. Cualquiera que declare o incluso implique que los desaparecidos están muertos –ya sea la junta, el gobierno de Alfonsín o los aliados en el sector de los derechos humanos– se ha colocado en el campo enemigo.

La misma lógica condujo, finalmente, a la Asociación Madres a oponerse no solo a la exhumación sino también a todos los monumentos conmemorativos de los desaparecidos individuales o de las víctimas colectivas de la dictadura. Ya no son solo los cuerpos exhumados de los desaparecidos los que amenazan con ser convertidos políticamente en "muertos", sino también cualquier placa, pared o monumento que los recuerde en un formato que hace tiempo se usaba para figuras históricas pasadas.[55] Este es el panorama que Snow y sus estudiantes encontraron cuando llegaron al Cementerio Parque, y es debido a una compleja historia política, legal y *forense* –no meramente a un deseo de que los desaparecidos siguieran siendo "liminares" o inquietantes– que el exhumar las fosas N.N. fuera como abrir la caja de Pandora.

Si "aparición con vida" pretende alejar la conversación de las exhumaciones, las reparaciones y los monumentos de homenaje, ¿hacia qué otro destino apunta? Debido a que la Asociación Madres no está dispuesta a participar en

---

53. Cohen Salama 1992, 63.

54. Durante mi tiempo en Médicos por los Derechos Humanos, vi este modelo replicado por algunas de las autoridades responsables de investigar los brutales asesinatos y desapariciones de mujeres en Ciudad Juárez, México. Un funcionario del Estado de Chihuahua me aseguró que mis colegas y yo no teníamos que preocuparnos demasiado por la exactitud de las identificaciones forenses de las mujeres asesinadas, porque una vez que las familias recibían un conjunto de huesos, las autoridades les daban un pago que, desde su punto de vista, era todo lo que en primer lugar realmente deseaban.

55. Kaplan 2004, 149.

exhumaciones o en monumentos conmemorativos, la única vía de reparación que dejan abierta a aquellos que desean enmendar la situación es la vía de la justicia. La justicia, como este grupo de Madres lo ha definido desde hace mucho tiempo, sería un informe completo de todos los mecanismos de represión y de las personas involucradas en él, seguidas de enjuiciamientos. Es, como la Asociación Madres ha declarado repetidamente, un modelo en el que los nombres y los destinos de los asesinos son de suma importancia, y los cuerpos de los desaparecidos –de hecho, cualquier cosa sobre ellos, aparte de su condición de víctimas inocentes o de mártires de una causa– son, en gran medida, irrelevantes. Como lo expresa Beatriz de Rubinstein, presidenta de la Asociación Madres de Mar del Plata: "Las exhumaciones no tienen nada que ver con la justicia".[56]

El lema "aparición con vida" y sus estrategias asociadas han causado, particularmente, divisiones, alienando a las Madres que no estaban de acuerdo con su lógica, a los investigadores forenses y a otros miembros de la comunidad de derechos humanos, y a muchos entre el público en general. Sin embargo, sería impreciso considerar esta división como un desafortunado subproducto de una postura de principios: más bien, es *parte de lo que la postura busca lograr*. El activismo de las Madres, tanto antes de la división en 1986 como después, les atrajo la atención internacional y las convirtió en un modelo para otros grupos en América Latina y mucho más allá, una tendencia que ambas facciones han apoyado activamente. La Asociación Madres claramente vio cuánto podían ganar con la difusión de su tipo de activismo, tanto en el interior como en el exterior: influencia, legado y solidaridad, entre otras cosas. Pero también deben de haber visto que tenían algo que perder. A medida que su propia organización se dividía y grupos como Abuelas, una rama de las Madres –que era mucho más rápida para establecer una red internacional– atraían la atención y el elogio, la Asociación Madres pudo haberse dado cuenta de la fragilidad de su propio lugar en un complejo en crecimiento, expandiendo el panorama de los derechos humanos. "Aparición con vida", la negativa a participar en cualquier forma de exhumación o de conmemoración, se convirtió así en el identificador único que las marcó como el grupo original de las madres, las más ideológicamente puras, las únicas centradas en la vida y en la transformación, que estas Madres expresan como totalmente incompatibles con el duelo por las muertes.

Testimonios como este, de Graciela de Jeger, muestran cómo "aparición con vida" se convirtió en una herramienta para forjar una identidad diferente, demarcando un límite entre las posiciones aceptadas por la esfera más amplia de los partidarios de las Madres y las del propio grupo: "Aparición con vida es la más controvertida de nuestras consignas porque mucha gente nos apoya,

---

56. Citado en Fisher 1989, 129. De Rubinstein recibió un conjunto de huesos de las fuerzas armadas en 1984 que, ostensiblemente, pertenecían a su hija Patricia, pero el análisis forense mostró que los restos eran los de un hombre adulto (Bouvard 2002, 140-41).

pero dice aparición con vida, no. Ustedes están locas...".[57] El lema sirve al doble propósito de diferenciar a la Asociación Madres de otros grupos mientras promueve la unidad dentro del grupo, cuyos miembros reafirman que solo dentro de su esfera limitada pueden encontrar a otros que entiendan y apoyen una posición tan contraria al sentido común.

De hecho, el lema ayudó a la Asociación Madres a diferenciarse no solo de sus colegas dentro de la comunidad argentina de derechos humanos, sino también de los grupos de madres del exterior que rápidamente adoptaron su modelo. Un miembro del grupo, hablando con la académica Marguerite Bouvard, representa la negación de la muerte expresada por su grupo como la característica central que las distingue de sus colegas extranjeras. Ella también crea una narrativa histórica heroica para el papel que "aparición con vida" ha jugado en apartar a la Argentina de otros contextos de la justicia transicional:

> También tenemos algo diferente de otras organizaciones... Las mujeres chilenas aceptaron la muerte de sus hijos de inmediato, sin que nadie les dijera lo que había sucedido. [Los hijos] les fueron quitados, asesinados y, entonces, las madres usaron pañuelos negros y ropa negra. Las mujeres brasileñas, que también tenían hijos secuestrados y asesinados, también llevaban pañuelos negros y ropa negra, y debido a que usaban [esta] ropa, el asunto terminó rápidamente porque aceptaron la muerte. Pero nosotras usamos pañuelos blancos, primero porque no aceptamos la muerte y, segundo, porque luchamos por la vida, incluso si nuestros hijos no están aquí. Por lo tanto, hay una gran diferencia.[58]

La mujer afirma que, al reconocer la muerte de sus hijos, los grupos de madres extranjeras permitieron que los regímenes asesinos cerraran el capítulo sobre la injusticia. Esta lectura de la historia podría, sin duda, someterse a un examen crítico.[59] Sin embargo, si bien la exactitud fáctica de la

---

57. Citado en Fisher 1989, 128.

58. Madre de Plaza de Mayo 1989, 24.

59. Chile tiene su propia tradición de activismo femenino, de larga data, influenciada por sus vecinas argentinas pero también enmarcada y conducida de diferentes maneras (véase Kaplan 2004, 40-101). El intento de hacer rendir cuentas a los arquitectos de la tortura y de la desaparición en Chile, como en Argentina, se ha visto obstaculizado por las leyes de amnistía y otros reveses. También ha tenido momentos de progreso espectacular: especialmente, el arresto del exdictador Augusto Pinochet en Londres en 1998 para su extradición a España bajo cargos de tortura. Pinochet finalmente fue liberado de su arresto domiciliario en Londres, pero en su regreso a Chile fue privado de la mayor parte de sus inmunidades y vivió el resto de sus años hasta su muerte (en 2006) bajo confinamiento y bajo la sombra de procesamientos y escándalos de corrupción. La detención desencadenó una nueva ola de juicios por los derechos humanos y otras investigaciones en Chile y, en general, ayudó a mantener el tema de los desaparecidos lejos de ser resuelto u olvidado, como se caracteriza en la observación de la Madre anónima.

declaración depende de la evidencia no ofrecida, habla elocuentemente del papel que representó la "aparición con vida" para articular una *filosofía* completamente distinta para la Asociación Madres. De acuerdo con Hebe de Bonafini:

> En Guatemala pierden todo su tiempo buscando cementerios y lugares como ese. Yo dije: "Están perdiendo una tremenda cantidad de tiempo cuando podrían pelear por la vida de otros. ¿Por qué quieren los cadáveres?...Tienen que enterrarlos en otro lugar de todos modos. Y, mientras tanto, [los perpetradores] matan a otras personas. Entonces, si ustedes luchan por la vida, dejen a los muertos donde están".[60]

La Asociación Madres se concibe a sí misma como únicamente centrada en la vida y en la lucha política, mientras que otros grupos, tanto nacionales como extranjeros, persisten en tomar un interés autodestructivo y casi macabro en los restos materiales del pasado, particularmente en las fosas y en los huesos de sus hijos muertos. De Bonafini y sus seguidores parecen decir que no hay forma de mirar hacia atrás con pesar y, al mismo tiempo, hacer demandas del futuro.

Identidades de activistas y el dolor individual

La Asociación Madres se distancia de los cuerpos de los desaparecidos y, por lo tanto, de un conjunto entero de asociaciones tradicionales entre madres, cuerpos y aflicción. Como dice Hebe de Bonafini: "El tremendo afecto que tenemos por nuestros hijos no se expresa de manera adecuada buscando una pila de huesos. Nuestros hijos son otra cosa, se han convertido en otra cosa, ellos están en todos aquellos que continúan su lucha política".[61] Aunque he titulado este capítulo "La política del dolor", la Asociación Madres ve el duelo por los cadáveres individuales como fundamentalmente *apolítico*: un esfuerzo privado, más que público o colectivo. Para ellas, la política no es dolor; la política es transformación. Por esta razón, los miembros del grupo a menudo repiten que sus hijos desaparecidos las dieron a luz a ellas, y no al revés.[62]

El rechazo de la Asociación Madres a los restos materiales de los desaparecidos está relacionado con su énfasis en la autotransformación radical. También está relacionado con la búsqueda de un nuevo grupo de "hijos" para continuar su lucha. Entender estos aspectos de su activismo aclara cómo las oposiciones de memoria versus cierre, y dolor versus política –versiones del antiguo lema activista "¡No llorar-organizar!" actualizadas para el contexto

---

60. De Bonafini 1989–90.
61. Cohen Salama 1992, 18.
62. Peluffo 2007, 83–84.

de justicia transicional[63]– se han mantenido tan potentes en discusiones sobre dictadura, desaparición y exhumación en la Argentina y más allá.

Los libros y los artículos sobre ambos grupos de Madres están llenos de acotaciones personales en las que una mujer solitaria, marginada y aterrorizada en busca de su hijo desaparecido descubre gradualmente tanto el propósito como la comunidad en su activismo político. Sin embargo, la pregunta que ha dividido a las Madres es si la vida del activismo y de la comunidad puede continuar después de que la búsqueda personal haya terminado. Según Beatriz de Rubinstein, "las exhumaciones fueron otra parte de la estrategia del gobierno. Es muy difícil para una madre que ha recibido los restos de su hijo seguir luchando…".[64] Alcanzar la certeza sobre el destino de un ser querido y el duelo por un cuerpo no son, en esta formulación, simplemente apolíticos sino realmente *despolitizantes*: convierten a *Madres*, miembros de una organización activista, de nuevo en simplemente *madres*, madres en el sentido convencional.

Aunque pueden existir, no he encontrado ningún registro de un caso en el que una mujer haya abandonado su vida de activista, o se haya retirado de las Madres, debido a que se hubieran identificado los restos de su hijo. La idea original de solidaridad abrazada por las Madres y las Abuelas era el sentido de que su búsqueda se había convertido en colectiva. Al unirse y crear instituciones permanentes dedicadas a la búsqueda de los desaparecidos, plantearon que la desesperación de cada madre, y que cada uno de los desaparecidos identificados, importaba tanto como otro. Sin embargo, la Asociación Madres, cada una con su propia historia de pérdidas y sus propios familiares a quienes llorar, no ve una fusión sino una tensión fundamental entre la particularidad del dolor y la unidad de su lucha. Para ellas, rechazar las exhumaciones se convierte en algo así como un rito de iniciación, una manera de reafirmar la propia identidad dentro del colectivo sacrificando el dolor "individualista". Cada miembro de la Asociación Madres debe seguir adelante "desde buscar a nuestro propio hijo hasta buscar a todos los hijos";[65] en su marco filosófico no se puede hacer ambas cosas al mismo tiempo.

---

63. El lema fue adaptado de la carta del cantante de folk y activista laborista de principios del siglo XX, Joe Hill, a un amigo antes de su muerte por un pelotón de fusilamiento: "Adiós Bill". Muero como un verdadero rebelde azul. No pierdas el tiempo en el duelo. Organiza…". Irónicamente, al menos en el contexto de este capítulo, la carta de Hill ofrece inmediatamente instrucciones para la disposición de su cuerpo, que deseaba haber sacado de la escena de las injusticias en su contra: "¿Podrías arreglar que mi cuerpo sea transportado a la línea del estado para ser enterrado? No quiero que me encuentren muerto en Utah" ("Joe Hill" 2002). Hill, a diferencia de la Asociación Madres, vio el nuevo entierro y la preocupación por el destino de sus propios restos materiales como compatibles con un llamado para que otros continuaran su activismo. Agradezco a Joshua Cohen por sugerirme la investigación de esta referencia histórica.

64. Citado en Fisher 1989, 128–29.

65. De Bonafini 1988, 11.

Una de las principales formas en que la Asociación Madres ha estado "buscando a todos los hijos" fue ungiendo a una generación más joven de activistas como sus sucesores. En el pasado, desarrollaron estrechas relaciones con un grupo llamado Frente por los Derechos Humanos y, más recientemente, crearon su propia "Universidad de las Madres", que organiza talleres y otros eventos para jóvenes. Los miembros del grupo han llamado a los jóvenes que las rodean "la reencarnación de nuestros hijos" y describen, constantemente, la relación como madre e hijo;[66] sin embargo, observadores cercanos (incluso simpatizantes) afirman que la dinámica de poder es mucho más al revés. Bouvard escribe que estos jóvenes "capitalizaron el afecto de las mujeres" y reemplazaron el antiguo modelo político improvisado de las Madres con un izquierdismo latinoamericano ortodoxo: "Posteriormente, sus periódicos chorrearon de imágenes de luchadores revolucionarios de Cuba llenos de rifles, y artículos de alabanza a Fidel Castro".[67]

Ya sea a través de influencias externas o del desarrollo de sus propias sensibilidades políticas, la Asociación Madres ha evolucionado desde activistas de derechos humanos centrados en la desaparición y en la responsabilidad a verdaderas representantes de la izquierda latinoamericana. En las últimas décadas, Hebe de Bonafini ha emitido una serie de declaraciones incendiarias, desde la guerra en Yugoslavia hasta los ataques del 11 de septiembre de 2001 contra las Torres Gemelas en Nueva York, declaraciones en las que Estados Unidos invariablemente aparece como el "peor enemigo de la humanidad".[68] Estas observaciones desencadenan inevitablemente un circo mediático (que, por supuesto, puede ser su objetivo). Sin embargo, mientras los comentaristas aplauden o lamentan la evolución política de Bonafini y de su organización, rara vez han examinado la relación entre su cosmovisión política más amplia y las afirmaciones que la Asociación Madres ha hecho desde hace mucho tiempo sobre exhumar e identificar a los desaparecidos.

La identificación forense y el nuevo entierro de los cuerpos individuales, en opinión de la Asociación Madres, es "una lucha individualista" que suministra solo los nombres y los cuerpos de las víctimas aisladas.[69] Esto no respalda la narrativa de genocidio político realizado contra una clase de activistas, que es la historia que la Asociación Madres quiere contar.[70] Tampoco une a las familias a través de un lenguaje de solidaridad. Bouvard, abrazando esta perspectiva, escribe que la Asociación Madres tenía una "política de no

---

66. Gómez de Aguilera.
67. Bouvard 2002, 198.
68. De Bonafini y Mascia 1999; Marchesi.
69. Muliero 1992.
70. Sobre la aplicabilidad del término "genocidio" a la violencia de la época de la dictadura en Argentina, véase Klein 2007, 106-7, 114-15.

anteponer sus deseos individuales de dar a sus hijos un lugar de descanso a las necesidades de los treinta mil [desaparecidos]".[71]

Estas Madres, ciertamente, tenían razón en que las leyes de amnistía limitaban drásticamente el potencial para que la evidencia forense contribuyera a los cargos de genocidio y otros crímenes de lesa humanidad. Sin embargo, la futura derogación, por parte de Néstor Kirchner, de estas leyes, y el posterior uso del trabajo del equipo argentino en numerosos procesamientos de derechos humanos, han servido como un poderoso recordatorio de que una evidencia forense bien preservada y bien documentada puede sobrevivir fácilmente a las malas leyes.

En el momento en que se emitieron, las leyes de amnistía causaron una crisis de propósito para el recién formado equipo argentino, desvaneciendo sus esperanzas de poner a los violadores de los derechos humanos en la cárcel. En cambio, los jóvenes investigadores se centraron en acompañar a las familias a través del proceso de identificación y de nuevo entierro,[72] así como a construir una contrahistoria científica sobre las mentiras del régimen.[73] Esta reorientación de los propósitos de los equipos argentinos ha jugado un papel importante en la definición y la expansión del rol que las investigaciones forenses pueden desempeñar en el contexto de los derechos humanos; sin embargo, la Asociación Madres lo percibió correctamente como un reconocimiento de limitación. Las exhumaciones forenses se volvieron hacia la aflicción familiar cuando se habían ejecutado otras vías de acción pública.

Sin embargo, esta historia no apoya la afirmación de que la exhumación sin enjuiciamiento *solo* tiene impacto en individuos o en familias aisladas. De hecho, uno de los proyectos que Clyde Snow emprendió mientras ayudaba a formar el equipo argentino fue un estudio estadístico de todos los cuerpos no identificados enterrados en cementerios argentinos entre 1976 y 1984, durante e inmediatamente después del gobierno de la junta. Por supuesto, un estudio estadístico es distinto de una exhumación y, por lo tanto, no es el objetivo directo de las objeciones de la Asociación Madres. Sin embargo, el estudio de Snow se usó, en parte, para identificar los cementerios donde habían sido enterrados los desaparecidos, proporcionando apoyo para exhumaciones futuras en esos cementerios y confiando en las habilidades de los mismos expertos.[74] El estudio encontró que los entierros N.N., a pesar de ser una forma tradicional de actuar con los cuerpos de los indigentes, habían aumentado dos o tres veces en varios cementerios, cementerios que, según se vio, estaban ubicados cerca de centros de detención militares. Los números también reflejaron un gran aumento en el porcentaje de cuerpos no identificados que eran mujeres, y una nueva gran población de cuerpos

---

71. Bouvard 2002, 166.
72. Cohen Salama 1992, 211; Crossland 2002, 119; Figueras 2005.
73. Joyce y Stover 1992, 266–67.
74. *Ibid.*, 258.

no identificados entre los dieciocho y los treinta y cinco años de edad. En los cementerios cercanos a los centros de detención, el número de N.N. que habían muerto por heridas de bala aumentó de aproximadamente 5,5 a 50 por ciento durante el período 1976-78.[75]

El estudio de Snow y Bihurriet ofrecía un retrato colectivo de los desaparecidos, basado en datos y en gran parte indiscutible, que podía ayudar a las exhumaciones –y ayudar así a los dolientes individuales a volver a enterrar a sus muertos– pero que también tenía mucho que decir sobre quiénes eran, como grupo, los desaparecidos, cómo y dónde habían sido asesinados. Mientras que todas las Madres recuerdan, con indignación, los intentos de la junta de emparejar el regreso de los restos con historias inventadas de batallas armadas entre subversivos y la policía, el estudio dio algunas de las pruebas más tempranas y concluyentes contra este correlato: si una guerra contra los subversivos estaba sucediendo al aire libre, en las calles de Argentina, ¿por qué había tantos muertos agrupados en torno a los centros de detención? Lejos de la continuación del blanqueo realizado por la policía y las autoridades médico-legales durante la dictadura, el estudio también sirvió como una acusación contra los funcionarios que aceptaron y enterraron, en fosas N.N., a víctimas de ejecución que estaban lejos de ser desconocidas o no identificables. Por último, pero no menos importante, al mostrar en qué centros especiales de detención habían desaparecido la mayoría de las personas, los datos abrieron un camino para nombrar a los comandantes y torturadores individuales responsables, la principal preocupación de la Asociación Madres.

El retrato colectivo reunido por Snow, Bihurriet y el equipo argentino se puede comparar con los intentos de la Asociación Madres de atribuir una identidad colectiva y un proyecto político único a los desaparecidos. Muchos de los desaparecidos fueron, de hecho, militantes durante un momento particularmente turbulento en la historia de Argentina. Algunos familiares sobrevivientes, muchos de los cuales desconocían las actividades clandestinas de sus hijos, prefirieron ignorar o minimizar esta realidad a favor de una narración más simple de inocentes devorados por una represión sin lógica.[76] Sin embargo, también es cierto que la junta promovió activamente un conjunto de asociaciones tenues entre cosas como la psiquiatría, el judaísmo, el trabajo social y la universidad, por un lado, y el socialismo o el marxismo, por el otro. En un caso particularmente infame, llamado "La noche de los lápices", un grupo de estudiantes de secundaria que se organizaron para exigir tarifas de autobús subsidiadas para ir a la escuela, fueron desaparecidos, torturados, algunos de ellos violados y (aparte de tres que fueron, en última instancia, liberados) ejecutados como si fueran lo peor de los subversivos

---

75. *Ibid.*, 259–61; Snow y Bihurriet 1992.
76. Figueras 2005.

marxistas.[77] Este patrón de paranoia y brutalidad salvaje no puede llamarse, con razón, "excesos" del régimen porque fue una faceta central y repetida de su represión.

La Asociación Madres no está sola al preocuparse por lo que significaría para los procesos de la justicia transicional, desde las comisiones de la verdad hasta las exhumaciones forenses, tener autoridad exclusiva sobre la historia de la violencia en un lugar como la Argentina. Las comisiones de la verdad, como la Comisión Nacional de Desaparecidos de Argentina, generalmente catalogan las violaciones de los derechos humanos sufridas por los individuos sin muchos detalles sobre las creencias políticas comunes entre las víctimas o los lenguajes de solidaridad y transformación que emplearon.[78] Tampoco se centran en los intereses internacionales que, a menudo, han apoyado y colaborado con regímenes autoritarios: por ejemplo, la manera en que los economistas entrenados en los Estados Unidos y las corporaciones multinacionales se aprovecharon de la represión argentina para implementar reformas de libre mercado y favorables a las empresas sin oposición democrática.[79]

Pero la alternativa propuesta por la Asociación Madres es, al menos, tan estrecha como el énfasis de la comisión de la verdad sobre los nombres de las víctimas y las violaciones específicas; a veces es simplemente inexacta como representación de los desaparecidos del país. Ubicando a los desaparecidos bajo la bandera del Che Guevara, de Fidel Castro, y (mucho más extraña) de Saddam Hussein,[80] el grupo presta apoyo a la propia historia de la junta de una lucha existencial con las fuerzas marxistas sobre el destino de Argentina (esta historia suele ser referida por los críticos como la "teoría de los dos demonios"),[81] en lugar de la realidad de una purga paranoica y extralegal. La Asociación Madres termina por imitar, e incluso amplificar, las afirmaciones del propio régimen militar: que los desaparecidos formaban una hermandad secreta de subversión, que eran "todos iguales".

Las otras madres

Los diversos grupos de Madres, y especialmente la Asociación Madres, vieron mucho en juego al elegir participar (o no) en los diversos programas de Argentina para abordar su pasado violento, las exhumaciones en particular. La decisión sobre si colaborar con las exhumaciones llegó a implicar, al

---

77. Arditti 1999, 21; Feitlowitz 1998, 179.

78. Véase Keck y Sikkink 1998, 95.

79. Klein 2007.

80. La Asociación Madres publicó un libro editado de los escritos de Hussein, *Saddam Hussein: Revolución y resistencia en Irak* (Suleiman 2006).

81. Según Cohen Salama, la "teoría de los dos demonios" debió su éxito, en parte, al hecho de que permitió a los argentinos "imaginarse víctimas de dos bandas empeñadas en matarse entre sí por razones ajenas a los sentimientos de la 'buena gente'" (1992, 100).

menos para algunas Madres, un conjunto de posiciones sobre una panoplia de otras cuestiones: la identidad colectiva de los desaparecidos, el nivel de sinceridad con que el nuevo gobierno estaba abordando los abusos de la dictadura y la obligación de los sobrevivientes de comprometer sus vidas con un tipo particular de activismo. Junto con los argumentos entrelazados que la Asociación Madres ha utilizado para justificar sus objeciones a la exhumación, también es fundamental describir por qué algunas Madres (y Abuelas) eligieron un camino diferente.

Las Madres de Plaza de Mayo-Línea Fundadora se separaron de la Asociación Madres en enero de 1986. Entre las doce mujeres que iniciaron la Línea Fundadora, como su nombre lo indica, había muchas que ayudaron a crear el grupo Madres original y a desarrollar su modelo de activismo. Al igual que sus ex colegas en la Asociación Madres, los miembros de Línea Fundadora han participado en activismo en una amplia gama de asuntos que van más allá de la "Guerra Sucia" de Argentina, incluyendo programas para niños de bajos ingresos, defensa de causas indígenas y la política en Cuba, Honduras y en otros lugares.

Los dos grupos de Madres, generalmente, reconocen que su causa es la misma. Aunque sus posiciones sobre exhumaciones, monumentos conmemorativos y reparaciones difieren radicalmente, ambos grupos han acordado (junto con el equipo argentino) que la exhumación debería llevarse a cabo solo si los familiares del desaparecido que se cree está en la fosa lo aprueban.[82] Las organizaciones evitan hostilidades manifiestas, aunque queda, claramente, una incomodidad mutua.[83]

Sin embargo, la tregua pública entre los dos grupos no borra sus diferencias filosóficas; si la Asociación Madres cree en sus propias declaraciones, para ellas cada exhumación o monumento conmemorativo que la Línea Fundadora y las Abuelas apoyan es una forma de ayudar a cerrar el capítulo, olvidar a los desaparecidos e incluso "asesinarlos una vez más".[84] Si uno presta cuidadosa atención a las palabras de las mujeres en la Línea Fundadora, aunque el estilo es generalmente menos ampuloso, uno encuentra una visión diametralmente opuesta: rechazar las exhumaciones es cerrar las posibilidades concretas, aunque imperfectas, de justicia y de rendición de cuentas. "Aparición con vida" y las posiciones asociadas a ese lema, desde este punto de vista, son *obstáculos* para las causas de justicia y de castigo que todas las Madres declaran como objetivo. Adoptando la plataforma de

---

82. Esta posición tolerante no parece responder al dilema de Liliana Pereyra/Ana María Torti que el equipo argentino enfrentó en el Cementerio Parque, donde no hay certeza (como suele suceder en el caso de las tumbas N.N.) en cuanto a qué cuerpo o cuerpos pueden estar en una tumba particular, enfrentando, potencialmente, a miembros de la familia a favor y en contra de la exhumación sobre el mismo pedazo de tierra.

83. Véase Peluffo 2007.

84. De Bonafini 1988, 13.

"aparición con vida", la Asociación Madres también le da la espalda a valores igualmente importantes, aunque más difíciles de articular, relacionados con el duelo colectivo y el cuidado de los muertos.

No todas las divisiones entre los grupos de Madres son tan profundamente filosóficas. Hay corrientes ocultas de conflicto de clases entre alguna Asociación Madres y, en gran medida, los líderes de la clase media o media-alta de la Línea Fundadora y de las Abuelas.[85] Algunos observadores también han planteado la cuestión del antisemitismo, señalando que muchas de las Madres que formaron parte de la Línea Fundadora "eran judías o estaban casadas con hombres judíos".[86] Estas diferencias de contexto de clase y de religión son indudablemente significativas y pueden alimentar la tensión entre las Madres; sin embargo, hacen poco para explicar las opiniones divergentes que las dos organizaciones (tres, si tenemos en cuenta a las Abuelas) tienen sobre el significado y la utilidad de las exhumaciones.

La compleja y cautivadora historia de Bonafini –que puede pintarse a grandes rasgos, ya sea como el surgimiento de una líder revolucionaria o la trágica deformación de una activista convertida en ideóloga– amenaza con oscurecer la historia más amplia de las Madres como una institución fragmentada. Las Madres de la Línea Fundadora han citado muchas veces el liderazgo antidemocrático de Bonafini y su deseo de libertad para articular sus propias posiciones a través de una estructura más "horizontal",[87] como una de las principales razones para su salida del grupo más grande.[88] Por lo tanto, parecería un perjuicio interpretar sus puntos de vista solo a través de las lentes de la clase y el antisemitismo. Además, el hecho es que las muchas Madres que permanecen bajo el liderazgo de Bonafini han adoptado

---

85. Peluffo 2007, 93–95.

86. Kaplan 2004, 145. Si bien ninguno de los grupos ha abordado abiertamente el papel que el antisemitismo podría tener en las tensiones entre ellos, De Bonafini parece haber confirmado las peores sospechas sobre sus puntos de vista personales. En una serie de declaraciones públicas después de los atentados del 11 de septiembre de 2001 en Estados Unidos, De Bonafini elogió a los secuestradores como "valientes" por hacer "una declaración de guerra" contra el imperialismo "con sus cuerpos" (De Bonafini 2001). Después de que el respetado periodista y activista de derechos humanos Horacio Verbitsky criticara las declaraciones de Bonafini por su dualismo, por pedirle a la gente que elija, en palabras de Verbitsky, "entre las explosiones de Bin Laden y las explosiones de Bush", Bonafini replicó que Verbitsky era "un servidor de los Estados Unidos" y un "judío" (Marchesi).

87. Gueler 2011.

88. "El estilo autoritario de Hebe [de Bonafini] es inaceptable en una organización preocupada por los derechos humanos", escribió Renée Epelbaum (1993, 1). La Línea Fundadora tiene un modelo organizativo descentralizado y pocas posiciones formales de liderazgo, características que, según ellas, representan el espíritu original de las Madres de Plaza de Mayo (Kaplan 2004, 145-47, véase también Gueler 2011).

el programa de "aparición con vida".[89] Rechazan cualquier búsqueda activa de los restos de sus hijos, una decisión que, incluso para los miembros más comprometidos del grupo, a veces debe de ser dolorosa. Teniendo en cuenta lo que está en juego, parece poco probable que todas estas Madres estén alimentadas solo por el resentimiento o por la obediencia incuestionable a su líder carismática. Por el contrario, las diferencias intelectuales y filosóficas entre los grupos de Madres son reales.

Si bien algunos académicos han escrito sobre la Línea Fundadora, en general el grupo ha recibido mucha menos atención que sus colegas. En parte esto se debe a que su organización mantiene un perfil generalmente más bajo. En primer lugar, su estructura menos jerárquica y sus afiliaciones políticas menos explícitas significan que no tiene un mascarón de proa que atrae como el de Bonafini. Aunque el tamaño actual de los dos grupos oscila alrededor del mismo número de sesenta miembros activos,[90] la Asociación Madres tiene muchos más recursos financieros (incluyendo, en los años de los Kirchner, fondos del gobierno de Argentina, algo que la Línea Fundadora no ha buscado). La Asociación Madres disfruta así de una mayor infraestructura y una presencia más pública, que incluye un programa de radio y la Universidad de las Madres.[91]

Sin embargo, la falta de atención a la Línea Fundadora en el estudio sobre el activismo argentino de los derechos humanos, también sigue una notable trayectoria intelectual. Debido a que la Asociación Madres es tan controvertida y aparentemente "irracional", la suposición parece ser que las posturas de la Línea Fundadora son directas y racionales; por lo tanto, pueden, simplemente, ser informadas sin más comentarios. Estoy en desacuerdo. El hecho de que las posiciones de la Línea Fundadora sean más inteligibles o menos controvertidas que las de la Asociación Madres no significa que sean menos filosóficamente ricas. Tampoco significa necesariamente que estén menos cargadas políticamente. Cabe dudar de la noción en general aceptada de que el programa "aparición con vida" de la Asociación Madres es más

---

89. Las Madres de Plaza de Mayo-Línea Fundadora ocasionalmente emplean el lema "aparición con vida" (24 de marzo de 2010). En los últimos años, parecen haberlo hecho únicamente en referencia al caso de Jorge Julio López, un testigo clave en el primer gran juicio de derechos humanos después de que Néstor Kirchner derogara las leyes de Punto Final y de Obediencia Debida. López desapareció en 2006, justo antes de que estuviera programado para terminar su testimonio contra Miguel Etchecolatz, director de un campo de detención de la época de la dictadura (Bradley 2008). La Línea Fundadora quiso decir "aparición con vida" como una demanda muy literal de que se hiciera todo lo posible para localizar a López, a quien creían que aún estaba vivo, y como expresión de una extendida frustración con la lentitud de las investigaciones. No estaba, en este caso, implicando la gama completa de posiciones e ideas que el lema todavía significa para la Asociación Madres.

90. Gueler 2011.

91. *Ibid.*

radical, más desafiante para las leyes de amnistía o la agenda de reconciliación, que la postura a favor de la exhumación de la Línea Fundadora.

Explorar estas dudas también es contrarrestar el desprecio suave que a menudo está insertado en el tratamiento académico de la Línea Fundadora. Por ejemplo, cuando Bouvard dice que la Asociación Madres está poniendo "sus deseos individuales" a un lado para atender las necesidades "de los treinta mil" desaparecidos,[92] por implicación ella está diciendo que los dolientes que favorecen la exhumación –Línea Fundadora, Abuelas y muchos otros miembros de las familias– son egoístas, y que el deseo de un cuerpo para enterrar es, de alguna manera, egoísta. Esta es la misma acusación de individualismo y de pena "privatizada" que los grupos radicales de izquierda en España también han desplegado en su retórica contra los colegas más "reformistas".[93]

Ewa Domanska, en un estilo algo diferente, escribe que "mantener la condición liminar de los desaparecidos era importante para los que estaban más interesados en 'crimen, culpa y castigo' (juicios y castigo a los culpables) que en 'duelo, perdón y olvido" (calmando los recuerdos y construyendo una nueva realidad juntos)".[94] Así, ella repite, sin reflexión crítica, la propia retórica de la Asociación Madres, al igual que Jenny Edkins. "Si ellas [las Madres] hubieran aceptado los restos de sus hijos", escribe Edkins, "éstos habrían desaparecido por segunda vez. Los hijos habrían sido devueltos a sus padres, regresarían al hogar, a la esfera privada, pero su vida política y la voz política de las Madres habría terminado".[95]

Vincular el trabajo de Línea Fundadora con "perdón", "olvido" o "alivio" de cualquier tipo, como lo hace Domanska, requiere ignorar los objetivos políticos del grupo además de los resultados de las investigaciones forenses que ha apoyado. Edkins va un paso más allá, acusando oblicuamente a los firmes activistas de los derechos humanos en la Línea Fundadora de haber hecho desaparecer a sus hijos "por segunda vez" antes de presentar el activismo ideológico de la Asociación Madres como "la única forma" de politizar las muertes de sus hijos.[96] Al no explorar las posiciones de la Línea Fundadora en profundidad, estas descripciones no dan a las dimensiones éticas y políticas de exhumar a los desaparecidos la consideración que merecen; no se debe ahondar en los muchos significados de la exhumación, tanto manifiestos como sutiles, como se ha hecho tantas veces con la retórica más abiertamente mística de "aparición con vida". La Línea Fundadora justifica su decisión

---

92. Bouvard 2002, 166.

93. Véase Renshaw 2011.

94. Domanska 2005, 402.

95. Edkins 2011, ch. 7, para. 43.

96. *Ibid.* Igualmente mal elegida es la frase de Edkins sobre los desaparecidos que aparece en el mismo pasaje: "Fue su política la que los mató". Fue, por supuesto, la ideología asesina y el aparato de seguridad del Estado argentino que los mató, en lugar de cualquier creencia o característica suya, política o de otro tipo.

de apoyar las exhumaciones, en gran parte, en términos de responsabilizar a los perpetradores. Irónicamente, este objetivo es la pieza central de dos programas que son opuestos en cualquier otro aspecto: la *negativa* de la Asociación Madres a las exhumaciones y la *participación* de la Línea Fundadora en ellas. La diferencia parece radicar tanto en las condiciones que cada grupo pondría acerca de las exhumaciones como en la medida en que estén dispuestos a aceptar –y así navegar estratégicamente a través de– los límites de la ley. Hebe de Mascia, de la Asociación Madres (sin relación con Hebe de Bonafini), le dijo a Bouvard que su grupo podría "aceptar la muerte [de sus hijos]" –y, por lo tanto, presumiblemente sus cuerpos– "cuando ellos nos digan quiénes eran los asesinos, por qué y cómo fueron asesinados nuestros hijos".[97] De Mascia deja sin especificar a quién se refiere con "ellos", pero, presumiblemente, es responsabilidad del gobierno democrático ir más allá del trabajo de la Comisión Nacional para la Desaparición de Personas en su informe de los abusos del régimen anterior.

Por lo tanto, la Asociación Madres pide, *primero*, un informe completo, después del cual se puede proceder con las exhumaciones. Pero la pregunta sigue siendo cómo exactamente las instituciones anónimas a las que se refiere Mascía serían capaces de compilar la historia completa de la represión que ella exige, cuando los perpetradores o no cooperan o mueren, los cuerpos de las víctimas están en fosas sin marcar y muchos de los registros de las prácticas de la junta, perdidos o destruidos. Especialmente en ausencia de estos registros, la exhumación es una de las herramientas esenciales para responder a los hechos básicos sobre cómo fueron asesinados los desaparecidos, así como quién los mató. Por lo tanto, las activistas de la Línea Fundadora ven poco sentido en exigir una explicación completa de la represión como una condición previa para las exhumaciones; más bien, quieren que las exhumaciones proporcionen la evidencia que hará posible un informe completo.

La Línea Fundadora ha estado dispuesta a trabajar dentro –y a veces alrededor– de las limitaciones de la ley argentina. Por ejemplo, en una carta de 1993, Renée Epelbaum explicó que, aunque una decisión de la corte federal de 1985 contra la junta calificó la desaparición forzada como un crimen de lesa humanidad, la decisión no pudo aplicarse retroactivamente a los crímenes anteriores a 1985. Entonces, sin evidencia de otras violaciones, casi todas las desapariciones que la junta llevó a cabo durante su gobierno solo podían considerarse arrestos ilegítimos, una acusación que conlleva una sentencia máxima de cinco a seis años. Una condena más larga requiere prueba de tortura o de asesinato. Esas pruebas, en su mayor parte, fueron enterradas con los cuerpos en las fosas N.N. "Por esta razón", escribió Epelbaum, "la Línea Fundadora acepta la exhumación de los cadáveres siempre que un juez la ordene en el curso de la investigación y sea llevada a cabo por expertos forenses, como el grupo de antropólogos que Clyde Snow capacitó

---

97. De Mascia 1990, 2–3.

en nuestro país, que está llevando a cabo su difícil y doloroso trabajo con total dedicación".[98]

Las palabras de Epelbaum también hablan de otra diferencia entre las Madres de la Línea Fundadora y sus antiguas colegas. Al menos hasta las presidencias de los Kirchner, la Asociación Madres solía argumentar que, hasta que cada perpetrador hubiera sido juzgado y se revelaran todos los detalles de la represión, la democracia argentina estaría contaminada[99]. Mientras tanto, las posiciones de la Línea Fundadora sobre la exhumación y las reparaciones se basan principalmente en distinguirlas de los precedentes programas de reconciliación y reparación, incluso cuando los mecanismos comparten similitudes superficiales. En el mismo espíritu, la carta de Epelbaum señala a los discípulos de Snow en el Equipo Argentino de Antropología Forense con el fin de resaltar las diferencias entre ellos y las autoridades comprometidas y poco equipadas responsables de las exhumaciones anteriores.[100]

La Asociación Madres continúa hablando de exhumaciones como una forma de declarar muertos a los desaparecidos, en una aparente referencia a la Ley de Presunción de Muerte de la Junta, que vinculaba las indemnizaciones con la devolución de los restos y una declaración oficial de defunción. Sin embargo, el programa de reparaciones bajo Alfonsín no requería ninguna declaración de muerte. De hecho, estipulaba que los pagos financieros del gobierno terminarían si el desaparecido reapareciera. En otras palabras, lejos de declarar muertos a los desaparecidos, la ley de reparaciones de la época de Alfonsín formalizó la naturaleza no resuelta de la desaparición,[101] llegando incluso a dejar a los desaparecidos inscriptos en los registros electorales.[102]

Las indemnizaciones también exponen los diferentes puntos de vista sobre la maternidad que desarrollaron las dos organizaciones. Mientras la Asociación Madres se dedica a crear una nueva generación de jóvenes para emular a los desaparecidos –o, tal vez, la visión particular del grupo de lo que representaban–, la Línea Fundadora ha abogado por indemnizaciones

---

98. Epelbaum 1993, 2. La confianza de Epelbaum en el trabajo del equipo argentino recibió una agridulce reivindicación cuando, a finales de mayo de 2014 –más de dieciséis años después de la muerte de Epelbaum– el equipo identificó exitosamente los restos de su hija, Lila Epelbaum Stopolsky, una de sus tres hijos desaparecidos (Madres de Plaza de Mayo-Línea Fundadora 2014).

99. Para los informes de cómo Néstor Kirchner logró con éxito el apoyo de la Asociación Madres –quizá como parte de sus esfuerzos por mantener una amplia coalición en el centro y la izquierda de la Argentina–, véase Asociación Madres de Plaza de Mayo 2010; Petras y Veltemeyer 2009, 79.

100. La lógica que el equipo argentino ofreció a la Comisión Nacional de Desaparecidos para su existencia, se basó casi por completo en sus diferencias con las autoridades forenses existentes, su capacidad científica para exhumar e interpretar restos esqueléticos, su independencia y su dedicación "exclusiva" a casos de derechos humanos (Cohen Salama 1992, 152).

101. Madres de Plaza de Mayo-Línea Fundadora, 8 de julio de 2010.

102. Cohen Salama 1992, 112.

basadas en las necesidades de los "hijos biológicos" de los desaparecidos. Kaplan señala que la mayoría de los desaparecidos "eran personas de clase obrera, en su mayoría de entre 20 y 30 años, y muchos de ellos eran padres de niños pequeños. A menudo, los secuestrados proporcionaban el único apoyo para sus familias".[103] Aunque las Madres de la Línea Fundadora pueden pertenecer a entornos más privilegiados, sus argumentos a favor de las reparaciones se han centrado principalmente en las necesidades económicas de estas familias de clase trabajadora: "Nosotras creemos que los muchos hijos de los desaparecidos tienen el derecho de no experimentar el hambre, de tener ropa decente, los útiles escolares que necesitan y las posibilidades de recreación, como todos los demás niños".[104] Según ellos, aportar para estos niños es algo concreto que el Estado puede hacer, y de ninguna manera implica que las injusticias cometidas en el pasado puedan repararse por completo.

La búsqueda continua de todos estos hijos biológicos de los desaparecidos es, de hecho, fundamental tanto para las misiones de la Línea Fundadora como de las Abuelas de Plaza de Mayo, y puede ser una razón subyacente de por qué estos dos grupos, que aún definen a la familia de forma más biológica que ideológica, se percibe como más "conservadora" que sus pares.[105] La localización e identificación de los niños vivos secuestrados está inevitablemente vinculada a las exhumaciones de sus padres desaparecidos porque, para muchas abuelas y otros miembros de la familia, la primera pregunta que la exhumación puede ayudar a responder es si hay un niño vivo a quien buscar.

La Asociación Madres critica repetidamente las exhumaciones por centrarse en la muerte y en los cadáveres. Las que son pro-exhumación, en la Argentina o en otra parte, son llamadas "madres de muertos".[106] Pero esto deja fuera una parte fundamental de la narrativa de la exhumación en Argentina. Para Coche de Pereyra, el resultado más importante de los esfuerzos del equipo argentino para exhumar e identificar el cuerpo de Liliana Pereyra en el Cementerio Parque –donde algunas Madres protestaron contra la investigación– fue que no se habían enterrado huesos fetales con Liliana, que estaba embarazada en el momento de desaparecer. Poco después de la exhumación en el Cementerio Parque, el equipo argentino investigó el caso de una pareja, Roberto y Amelia Lanuscou. Las autoridades afirmaron que la pareja fue asesinada, junto con sus tres hijos pequeños, en un tiroteo con las fuerzas de seguridad. El equipo forense pudo demostrar, basándose en los restos, que la pareja y los dos hijos mayores (Bárbara y Roberto, de cuatro y seis años) habían sido asesinados, ejecutados y enterrados juntos. Sin embargo,

---

103. Kaplan 2004, 148–49.

104. Madres de Plaza de Mayo-Línea Fundadora, 8 de julio de 2010.

105. Véase Dawson 2011, 257.

106. Joyce y Stover 1992, 243.

"en el ataúd para bebés que pertenecía a Matilde, de seis meses, el equipo forense encontró huesos que, tras una inspección minuciosa, demostraron ser los del pie de un hombre. También recuperaron ropas de bebé y un chupete que no tenía rastros de un cuerpo o de huesos descompuestos".[107] A modo de explicación, un médico forense que el Estado asignó al caso le dijo a la abuela de la beba, Amelia Herrera de Miranda, que Matilde "era tan tierna que se disolvió como el agua".[108] Al rechazar la fábula cínica, Amelia Miranda se unió a las Abuelas de Plaza de Mayo para buscar a su nieta desaparecida, aunque murió sin encontrarla.[109] Es difícil imaginar cómo el apoyo a las exhumaciones de la Línea Fundadora y de las Abuelas –tan relacionado con la búsqueda de estos nietos– se centra singularmente en la muerte.[110]

Tampoco está nada claro, especialmente una vez que se ha establecido la conexión entre las exhumaciones y la búsqueda de niños vivos, que los grupos pro-exhumación sean realmente más reformistas y menos radicales –*en sus efectos reales en la sociedad argentina*– que la Asociación Madres. La búsqueda de niños desaparecidos ha sido un proceso transformador. Ha ayudado a exponer la ideología de la dictadura, que en su intento de limpiar el país de elementos subversivos trató a los desaparecidos como una categoría pseudo racial y monolítica. Al igual que los colonizadores en América del Norte y en Australia, que robaron a los niños indígenas de sus familias, los militares en Argentina (se cree ampliamente que con el apoyo de figuras de la Iglesia Católica) propusieron que podían "rescatar" a los hijos de los llamados subversivos colocándolos con familias "buenas", en el proceso de tratar la subversión como algo transmitido a través de líneas de parentesco.[111] Dado que la Convención de Genocidio de la ONU considera a la "transferencia forzada" de los niños de un grupo nacional a otro como una forma de genocidio,[112] este programa de secuestro y el pensamiento

---

107. Peluffo 2007, 92.

108. Cohen Salama 1992, 133.

109. En el momento de escribir estas líneas, años de prolongada batalla legal estaban en curso sobre las pruebas de ADN realizadas a Felipe y Marcela Noble, los hijos adoptivos de Ernestina Herrera de Noble, propietaria del principal diario argentino, *Clarín*. Algunas Abuelas de Plaza de Mayo sospechaban que Marcela podría ser Matilde Lanuscou, o la nieta de otra Abuela, "Chicha" Mariani (Ferguson 2009, Goobar 2009). Después de dos series de pruebas en muestras tomadas de los hermanos, aún consideradas incompletas por las Abuelas –que continúan agregando perfiles genéticos de las familias de los desaparecidos a la base de datos de ADN del Estado para comparar–, Felipe y Marcela fueron declarados no coincidentes con las familias Lanuscou o Mariani (Goldman 2012, 65).

110. El libro de Rita Arditti sobre las Abuelas de Plaza de Mayo se titula, bastante apropiadamente, *De por Vida*. La pintura de la portada, de Claudia Bernardi –la hermana de Patricia Bernardi, una de las fundadoras del equipo argentino– muestra a una persona viva saliendo de un cuerpo esquelético.

111. Feitlowitz 1998, 67–68; Goldman 2012, 56–57.

112. United Nations General Assembly 1948.

racializado detrás de él es, quizás, la mejor evidencia de que la represión en Argentina fue una forma de genocidio, un término que durante mucho tiempo la Asociación Madres ha insistido en que se debería usar.

Algunos de los niños que se han reunido con sus familias biológicas a través del trabajo de las Abuelas se han unido a organizaciones activistas, imaginándose no como "reencarnaciones" espirituales de los desaparecidos, sino como hijos de una generación diezmada. Estos niños están dedicados tanto a la "reconstrucción histórica individual" como al "espíritu de lucha" de sus padres,[113] en lugar de verlos como opuestos.

La elección de Néstor Kirchner para la presidencia, tras un período de crisis económica y una rápida sucesión de presidentes, condujo a la anulación de las leyes de Punto Final y de Obediencia Debida. Sin embargo, antes de eso, la búsqueda de niños desaparecidos abrió una de las pocas grietas en el manto de impunidad que rodeaba a los perpetradores. Al tiempo que brindaban cobertura a los torturadores y a los asesinos, las leyes de amnistía no cubrían el secuestro ni el tráfico de niños; por lo tanto, la evidencia de niños vivos desaparecidos dio lugar a una serie de condenas de alto perfil. En 1998, Jorge Videla y Emilio Massera, dos miembros de la junta militar que habían sido indultados por el sucesor de Alfonsín, Carlos Saúl Menem,[114] fueron detenidos por los cargos de secuestro de treinta y cuatro bebés.[115] En julio de 2012, al comprobarse que se habían capturado hasta cuatrocientos bebés, se emitieron nuevas condenas para Videla y para el presidente de la junta final, Reynaldo Bignone (Massera murió en 2010).[116]

Graciela de Jeger, desestimando los esfuerzos de los expertos forenses en Argentina, dice: "Ya sabemos que miles de desaparecidos fueron secretamente asesinados y enterrados. Las exhumaciones no nos dicen nada que no sepamos".[117] Considerando que es típico de la Asociación Madres minimizar el poder *jurídico* de las exhumaciones (como cuando Beatriz de Rubinstein remarcó que "no tienen nada que ver con la justicia"), de Jeger también niega su capacidad de crear nuevos conocimientos. Esta afirmación puede contrastarse con un pasaje de *Activistas más allá de las fronteras*, de Margaret Keck y Kathryn Sikkink, sobre la exhumación de Laura Carlotto por el Equipo de Antropología Forense de Argentina. Laura era hija de Estela Barnes de Carlotto, actual presidenta de Abuelas de Plaza de Mayo:

Clyde Snow (...) sabía que Laura había dado a luz porque había marcas distintivas en los huesos de la pelvis.[118] También estuvo en condiciones

---

113. H.I.J.O.S. 2010.

114. Kaplan 2004, 139.

115. Rotella 1998.

116. "Argentina's Videla and Bignone" 2012.

117. Citado en Fisher 1989, 128.

118. Como ya se mencionó, esta técnica de análisis pélvico ha demostrado posteriormente que no es confiable. Sin embargo, dado el conocimiento que ellos y sus

de decirle a Estela que su hija había sido asesinada a una distancia de unos treinta centímetros, lo que contradecía directamente el relato militar de un tiroteo en una barricada. Dada la dirección de las balas, parecía que Laura había recibido un disparo en la parte posterior de la cabeza a corta distancia. Snow también le dijo a Estela que, si bien estaba claro que su hija se había cuidado los dientes y que estaban en buena forma, en el período anterior a su muerte se habían deteriorado, lo que sugería que había sido detenida y no había podido cuidarlos. Combinado con el testimonio de testigos que habían visto a Laura en prisiones secretas, la información de Snow fue suficiente para que Estela incluyera el caso del asesinato de su hija en la solicitud de extradición de los Estados Unidos del exgeneral Carlos Guillermo Suárez Mason, quien había estado a cargo de la región donde Laura estuvo detenida.[119]

En este pasaje se destaca no solo la cantidad de información que se puede recolectar a partir de la exhumación de una desaparecida, sino también cuántas dimensiones y usos diferentes tiene esa información. La exhumación tuvo impacto sobre el activismo en desarrollo de Carlotto porque parecía confirmarle que un nieto suyo, un niño robado de su hija asesinada, estaba por allí, en alguna parte, viviendo una mentira. (En 2014, Carlotto, de ochenta y tres años, se reunió con su nieto de treinta y seis años Guido Carlotto, un músico que había crecido bajo otro nombre pero con suficientes sospechas como para solicitar una prueba de ADN. "No quería morir sin abrazarlo", dijo Estela Carlotto a la prensa).[120] Lejos de ser cómplice de los intentos de limitar el enjuiciamiento de los torturadores, la exhumación también proporcionó evidencia utilizada en una solicitud de extradición exitosa que, finalmente, ayudó a poner a Suárez Mason en la cárcel, donde murió en 2005. La evidencia del cuerpo de Laura contradijo las mentiras contadas por el régimen, no solo en los trazos muy amplios ofrecidos por de Jeger ("miles de desaparecidos fueron secretamente asesinados y enterrados"), sino más bien con gran precisión ("treinta centímetros", "parte posterior de la cabeza"). Por último, la exhumación proporcionó información que confirmó y profundizó el conocimiento de Carlotto sobre los hábitos, el carácter y la historia de su hija; por ejemplo, el cuidado que le había dado a sus dientes y la evidencia de su larga detención marcada por el cese de este cuidado. En otras palabras, lejos de reducir a Laura a la "vida desnuda" (como Edkins nos haría creer),[121] la exhumación ayudó a reconstruir la persona ausente.

---

colegas científicos poseían en ese momento, las Abuelas consideraron que el análisis pélvico era una justificación importante para exhumar a las mujeres desaparecidas.

119. Keck y Sikkink 1998, 94.

120. Goni 2014.

121. Edkins 2011, ch. 7, para. 43.

Esta última tarea realizada en la exhumación –la tarea de reconstrucción– expone una diferencia verdaderamente radical entre los dos grupos de Madres que usualmente no se menciona: la importancia que cada grupo concede al acto de *cuidar* los cuerpos de los desaparecidos muertos.

Exhumar para cuidar

Parte de la "dureza" y del extremismo asociados con Hebe de Bonafini y con la Asociación Madres se relaciona con sus posiciones políticas inflexibles. Sin embargo, también se deriva de su voluntad de hacer lo contrario de lo que la mayoría de los dolientes, desde la trágica heroína de Sófocles, Antígona, hasta las Madres de Srebrenica, han hecho en contextos postconflicto: insistir en que el derecho más básico que tienen es el derecho a enterrar los cuerpos de sus seres queridos. Ahora se comprenden bien la fuerza política y la atención pública que ha obtenido la Asociación Madres al rechazar las exhumaciones, pero nadie parece estar dispuesto a centrar la atención sostenida en lo que han abandonado.

Las exhumaciones pueden proporcionar información sobre los desaparecidos, información que es, a la vez, probatoria (Laura recibió disparos desde treinta centímetros) y parte de una historia personal (Laura se cuidó bien los dientes, pero no tenía cepillo de dientes en los campos). En Argentina, la exhumación de un cadáver también puede conducir directamente a la búsqueda de hijos vivos. Pero los cuerpos en tumbas sin nombre y los cuerpos mutilados y descompuestos que se han arrojado a las playas argentinas y a las vecinas de Uruguay, no son sólo evidencias. También son víctimas, de violencia continua, de violencia caracterizada no sólo por la ausencia de respeto o cuidado por el cadáver, sino también *por el intento deliberado de privar a ese cadáver de la posibilidad de ser cuidado*. Las tumbas N.N. y los cuerpos mutilados recuerdan prácticas como dejar a los enemigos fuera de los muros de la ciudad para ser devorados por carroñeros (este era el destino que esperaba al hermano de Antígona, Polinices, hasta que intervino la heroína trágica de Sófocles), o la violencia póstuma llevada a cabo contra delincuentes y esclavos.[122] La idea no es solo deshonrar el cuerpo, sino también asegurarse de que se destruya físicamente o de que quede fuera del alcance de cualquier persona que se haya preocupado por la persona en vida. Cuando resulta imposible mostrar respeto o cuidado por el cadáver, tanto la misma víctima como sus seres queridos entran en un estado de sufrimiento permanente, que no puede aliviarse o revertirse excepto a través de las medidas más extraordinarias.[123]

Estas "medidas extraordinarias" son el centro ético, a menudo pasado por alto, de la investigación forense internacional. Como se describe más

---

122. Véase Hunt 2007, 77–78.
123. Véase Robben 2000a 87–90.

adelante en el Capítulo 5, los equipos forenses pueden en algunas circunstancias –aunque no en todas– sacar los cuerpos de los muertos de las fosas comunes y regresar a un mundo afectado por el cuidado. Aunque muchas de sus prácticas surgen de la larga relación entre la justicia penal y la ciencia forense, cuando estos equipos entran en el contexto de la atrocidad de masa, los significados de su trabajo evolucionan; responden a nuevas escalas y tipos de violencia con nuevas formas de cuidado y reparación.

En las últimas décadas, los esfuerzos más persistentes por llevar la idea del cuidado –cuidado de los *cuerpos*, especialmente– a la teoría ética y a la erudición política han venido de académicas feministas. Para estas pensadoras, la relación ética más básica que existe es la relación entre los cuerpos interdependientes, particularmente los de madre e hijo.[124] Por lo tanto, parece extraño que académicas como Bouvard y Kaplan, ambas feministas declaradas, dejen más o menos no mencionada la cuestión del cuidado de los desaparecidos muertos. Cada una de ellas describe los múltiples usos políticos del concepto de maternidad de ambos grupos de Madres. Sin embargo, al igual que la Asociación Madres, parecen ver la existencia continua de los cuerpos de los desaparecidos –y la posibilidad de devolverlos, dentro de algún tipo de relación directa, a sus seres queridos– como algo privado y personal, más allá del alcance de un análisis de las Madres y sus posiciones sobre la exhumación.

Sin embargo, cuando la cuestión del cuidado está sobre la mesa, es posible ver algunos problemas con la autoridad moral que la Asociación Madres reclama para sí misma como el único grupo que tanto mantiene viva la memoria de sus hijos como supervisa su renacimiento que, finalmente, se suman a los reclamos de propiedad sobre todos los desaparecidos. La Asociación Madres tiene un sentido afinado y admirable de los peligros del compromiso orientado a la estabilidad, y de la reconciliación como un proyecto nacional. El programa "aparición con vida", sin embargo, no deja lugar para un reconocimiento de las dimensiones totales de la violencia ejercida sobre sus seres queridos. Si la Línea Fundadora tuviera una figura tan moralista como Hebe de Bonafini, ella podría señalar que la Asociación Madres ha abandonado a sus muertos en las fosas que sus asesinos les habían cavado, fosas que fueron diseñadas desde el principio como una *extensión* de los campos y los sótanos donde estas personas fueron torturadas, violadas y asesinadas. Recuperar los cuerpos no se trata solo de duelo y de cierre, ella podría decir: también se trata de negarse a permitir que los asesinos sean

---

124. Véase Held 1993; Noddings 1984; Ruddick 1995; para comentario, véase Hamington 2004, 18-19. La cuestión de si de acuerdo con la primacía la relación madre-hijo es feminista y progresiva o, por el contrario, esencialista y regresiva, será discutida brevemente en el Capítulo 5 y parece haber figurado en algunas críticas hacia las Madres de parte de las feministas en Argentina (Bouvard 2002, 184). Cabe señalar que, a pesar del interés que han despertado entre las académicas feministas, pocas Madres se identifican como feministas (Fisher 1989, 151, Kaplan 2004, 102).

los únicos en determinar el lugar de descanso final de los desaparecidos y el cuidado que reciben.

Zoë Crossland dice que "aparición con vida" es una estrategia de "exagerar la separación entre los restos físicos de los muertos y sus historias vividas para contribuir a la desencarnación de los desaparecidos".[125] Escribe que, mientras que el Equipo Argentino de Antropología Forense y sus aliados han enfatizado "los nombres y las historias de las personas que desenterraron", la Asociación Madres "tomó el concepto de cuerpos como evidencia, en lugar de gente, y usó esta estrategia para mantener a los desaparecidos a la vista del público".[126] Crossland señala acertadamente la ironía: los expertos forenses, que generalmente operan en el marco rigurosamente impersonal de los procedimientos de la justicia penal,[127] en la Argentina han insistido en que cada desaparecido sea visto como una historia individual, mientras que algunos de los propios familiares de los desaparecidos demandan que sus historias y cuerpos se incorporen a un proyecto más amplio de "justicia transformadora".[128] El equipo argentino y la Línea Fundadora tratan los cuerpos de los desaparecidos como "personas", mientras que la Asociación Madres ha decidido tratarlos –como los panfletos, los pañuelos para la cabeza, la emisora de radio y otras herramientas de su activismo– como parte de una compleja estrategia mediática. La Asociación Madres ha reclutado los cuerpos de los desaparecidos para su causa mientras se protegen de su presencia material (a un costo psicológico, por supuesto, que queda claro por el apoyo que el grupo buscaba en los psicoanalistas mientras consolidaba su oposición a las exhumaciones).[129]

Mientras tanto, la Línea Fundadora y las Abuelas han trabajado para hacerse "dueñas" –aunque solo sea temporalmente– de sus seres queridos de la manera más tangible posible, aceptando y volviendo a enterrar sus huesos. No todos los miembros de la familia querrían hacer lo que hizo Berta Schubaroff, miembro de las Abuelas, después de que el equipo argentino identificara los huesos de su hijo: "Me conmovió mucho... Empecé a besarlo, a besar todos sus huesos, tocarlo y acariciarlo. Pero el sentimiento se mezcló con el dolor, porque ahora que lo había encontrado, supe que estaba muerto".[130]

---

125. Crossland 2000, 155.

126. *Ibid.*, 152.

127. El equipo argentino es, de hecho, una excepción rara e históricamente importante. A diferencia de muchos de los expertos forenses que se involucraron en el trabajo de los derechos humanos, no tenían "trabajos diurnos" en laboratorios forenses y no tenían capacitación médico-legal previa, sino que aprendían las disciplinas de antropología forense y arqueología mientras investigaban casos de derechos humanos.

128. Cohen Salama 1992, 107.

129. Robben 2000a, 92.

130. Citado en Crossland 2000, 154.

Es cierto, como alega la Asociación Madres, que este momento transformó a Schubaroff de madre de un desaparecido a madre de un muerto. Pero a la pregunta de Hebe de Bonafini, "¿Por qué quieres los cuerpos muertos?" Schubaroff ofrece una respuesta poderosa, pero simple: para tocarlos, para amarlos. En la medida en que su encuentro con los huesos de su hijo implicó algún tipo de cierre, es un cierre que no tiene nada que ver con el *olvido*. Ni ella ni ninguna otra madre parecen tener más probabilidades de olvidar a su hijo o la violencia que sufrió porque su cuerpo haya sido encontrado y tocado: todo lo contrario.[131]

La afirmación de que "la voz política de las Madres (...) finaliza" cuando los cuerpos de los desaparecidos son desenterrados se basa en la suposición de que cuidar y volver a enterrar a los muertos es, necesariamente, un acto apolítico e individualista.[132] De hecho, la Línea Fundadora desarrolla y refuerza su solidaridad a través de la exhumación y el nuevo entierro. Como explica Matilde Mellibovsky, miembro de la Línea Fundadora, el grupo "acompaña a cada familia en el momento de la exhumación y la recuperación de los restos de sus seres queridos".[133] En los primeros tiempos, cuando las autoridades argentinas llevaban a cabo sus propias sospechosas "identificaciones", algunos miembros de las familias aceptaron cuerpos que sabían que podrían no ser realmente sus hijos. Creían que, fuera de quien fuera hijo, ahora estaba bajo su custodia y merecía un entierro digno,[134] merecía recibir el mismo cuidado que estas familias esperaban conferir a sus propios muertos. En este caso, los vínculos políticos y sociales prevalecen sobre el parentesco biológico, pero de una manera que no requiere el rechazo de los restos materiales.

Entre los cuerpos que el equipo argentino ha exhumado e identificado están tres de los miembros más antiguos de las Madres de Plaza de Mayo: Azucena Villaflor de Vicente (que era la líder del grupo antes de Hebe de Bonafini); María Eugenia Ponce de Bianco; y Esther Ballestrino de Careaga. Después de que un capitán naval, Alfredo Astiz, se infiltrara en la organización, las tres fueron encarceladas, torturadas, arrojadas al mar y luego –después de que sus cuerpos fueran arrastrados juntos por la playa– enterradas en una tumba anónima.[135] "Juntas fueron secuestradas, juntas lucharon,

---

131. Muchos de los estudiantes que se unieron al equipo argentino fueron inicialmente muy aprensivos al encontrarse con fosas y cadáveres; sin embargo, después de sus primeras exhumaciones con Clyde Snow, casi todos ellos decidieron no solo continuar con su trabajo sino dedicar el resto de sus vidas profesionales a la antropología forense (Cohen Salama 1992, 148, 151-52). El encuentro con los restos de los desaparecidos no los desmovilizó más de lo que lo hicieron sus aliadas en la Línea Fundadora o las Abuelas de Plaza de Mayo.

132. Edkins 2011, ch. 7, para. 43.

133. Mellibovsky 1997, 179.

134. Bouvard 2002, 142.

135. Bouvard 2002, 75–77; Kaplan 2004, 179–80.

juntas fueron asesinadas y juntas el mar las devolvió", dice una nota en el sitio web de la Línea Fundadora.[136] El grupo considera claramente la exhumación y el nuevo entierro de estos cuerpos como un acto de solidaridad y de memoria histórica de sus propias luchas. Más abajo en la misma página web, sin ningún indicio de conflicto entre el duelo y el activismo, o entre el cuidado y el recuerdo, estas mujeres han escrito: "Sin olvido, ni perdón".[137]

Familias y equipos forenses en perspectiva internacional

Los eventos clave descriptos en este capítulo –las exhumaciones por el Equipo de Antropología Forense Argentina, así como las divisiones internas dentro de las Madres de Plaza de Mayo– tuvieron lugar cuando estas organizaciones estaban comenzando los procesos de internacionalización separados pero paralelos. A mediados de la década de 1990, los miembros del equipo argentino participaron en investigaciones de Médicos por los Derechos Humanos sobre la genocida "Campaña Anfal" de Saddam Hussein contra los kurdos y otras minorías en Irak,[138] y luego en exhumaciones en nombre del Tribunal Penal Internacional para la ex-Yugoslavia.[139] Los argentinos y Clyde Snow también trabajaron más cerca de casa para capacitar y establecer equipos forenses en Chile y Guatemala, que se dedicaron a aportar conocimientos científicos a la investigación de violaciones de derechos humanos en sus respectivos países.[140] Las leyes de amnistía y otras restricciones políticas limitaban todas las esperanzas de estos equipos de aportar pruebas al enjuiciamiento de los violadores de los derechos humanos. Debido a estas limitaciones –y también, seguramente, porque los argentinos desarrollaron sus métodos de trabajo en un panorama tan complejo de Madres y Abuelas con visiones contradictorias de la exhumación– el equipo argentino y otras organizaciones latinoamericanas están asociados con un modelo de investigación forense centrado en la familia. Este modelo presenta relaciones de trabajo cercanas con los grupos familiares (cuando es posible), un alto valor puesto en las identificaciones y en los nuevos entierros y, a menudo, estrechos vínculos con la comunidad más amplia de derechos humanos. Las organizaciones de América Latina han formado recientemente una federación, la Asociación Latinoamericana de Antropología Forense, que lleva a cabo capacitaciones en toda la región y realiza una reunión anual.

Mientras tanto, los diversos grupos de Madres y Abuelas también han compartido su modelo de activismo con mujeres en situaciones similares en el extranjero. En 1981, antes de que las Madres se separaran, la organización

---

136. Madres de Plaza de Mayo-Línea Fundadora 2008.

137. *Ibid.*

138. Véase Connor 2009, 250–51.

139. Congram y Steadman 2008, 163.

140. Doretti y Burrell 2007, 47.

ayudó a formar la Federación Latinoamericana de Familias de Detenidos Desaparecidos (FEDEFAM), que incluye grupos de catorce países de América Latina. La Línea Fundadora y las Abuelas han mantenido vínculos con esta federación, que tiene una relación formal con las Naciones Unidas y promueve el desarrollo de normas internacionales contra la desaparición forzada.[141] Las Abuelas también han ayudado a un grupo en El Salvador que utiliza pruebas de ADN para identificar a niños sustraídos a sus padres durante la guerra civil salvadoreña.

Bouvard narra la formación de grupos de apoyo para las Madres en toda Europa, así como la difusión de varios grupos de madres que tomaron prestada y adaptaron la iconografía de las Madres, usando pañuelos y otros símbolos en sus campañas para abordar el envenenamiento por radiación de la catástrofe de Chernobyl, el tráfico de drogas y los crímenes de la mafia, el destino de los niños de la calle y otras causas. En 1994, la Asociación Madres comenzó a organizar conferencias internacionales para estos grupos,[142] que se centran más en la construcción de solidaridad entre las organizaciones de madres, y menos en la colaboración con las instituciones internacionales, que la Federación Latinoamericana de Familias de Detenidos Desaparecidos. Cuando estalló la guerra en la ex-Yugoslavia, los grupos de apoyo europeos de Madres comenzaron a enviar alimentos y suministros médicos a las Madres de Sarajevo.

El equipo argentino y las Madres y Abuelas no sólo fueron diferentes facetas de un movimiento multidimensional de derechos humanos en Argentina, también fueron los ejemplos pioneros de dos nuevas categorías de organizaciones de derechos humanos, sus pares y herederos destinados a encontrarse una y otra vez basándose en el interés que ambos componentes tienen en la búsqueda de personas desaparecidas y en la investigación de las fosas comunes.

Estos dos arquetipos institucionales, el equipo forense internacional y la asociación de madres, tuvieron sus primeras interacciones importantes en la década de 1990 en la ex-Yugoslavia. La búsqueda de los desaparecidos en toda la antigua Yugoslavia dio lugar a una serie de asociaciones familiares, entre ellas las Madres de Srebrenica en Bosnia y las Madres de Vukovar en Croacia. Existen diferencias importantes en la política de exhumación en la antigua Yugoslavia y en la Argentina, comenzando con la realización de las investigaciones mismas y extendiéndose a través de las instituciones involucradas en la búsqueda de los desaparecidos, las tecnologías disponibles, el contexto político y, por supuesto, las prácticas culturales de memoria, dolor, exhumación y nuevo entierro, en cada caso.[143] Los grupos de madres en los Balcanes tomaron prestada la táctica y la inspiración de las Madres

---

141. Bouvard 2002, 164; Madres de Plaza de Mayo-Línea Fundadora 2008.

142. Bouvard 1996, 295–313.

143. Comparar, por ejemplo, Robben 2000b sobre Argentina y Verdery sobre la Antigua Yugoslavia.

de Plaza de Mayo,[144] pero sus demandas solían ser diferentes. Por ejemplo, mientras las Madres protestaban por las leyes de amnistía que bloqueaban el enjuiciamiento de los violadores de los derechos humanos, las Madres de Srebrenica criticaban el enfoque del tribunal internacional en los procesamientos, exigiendo identificaciones individuales y nuevos entierros para todas las víctimas. En otras palabras, su crítica al proceso de exhumación era casi lo contrario de "aparición con vida", con su llamado a enjuiciamientos pero sin identificaciones individuales.

Sin embargo, en otros lugares los ecos de Argentina son difíciles de perder. En 1996, Médicos por los Derechos Humanos reunió un equipo para exhumar una fosa común en Ovčara, en el noreste de Croacia. En la fosa encontrarían prisioneros de guerra, combatientes heridos y pacientes trasladados desde el hospital de Vukovar por miembros del Ejército Nacional Yugoslavo (JNA) y por grupos paramilitares serbios a tierras agrícolas cercanas, donde fueron asesinados. Como relata Clea Koff, las mujeres de la organización Madres de Vukovar –como muchas de sus colegas en toda la ex-Yugoslavia– habían oído rumores de que sus esposos e hijos estaban en campos de prisioneros de guerra. A partir de ese momento, la mayoría de los esfuerzos de las mujeres se habían dedicado a encontrar a sus parientes vivos en alguna parte. Cuando llegó el equipo forense, el grupo de las madres adoptó una estrategia muy similar a "aparición con vida", protestando por las exhumaciones porque, como escribe Koff, "no querían ser sobrevivientes de los muertos, sino buscadores de los vivos".[145] La conmoción de Koff ante esta resistencia de las familias de los desaparecidos recuerda la sorpresa de Bihurriet por el rechazo que sufrió por parte de las Madres en el Cementerio Parque: "Siempre tuve en cuenta la idea de que si trabajaba en este campo, podría estar en contacto con las familias, y de que ellas se alegrarían de que personas como yo estuvieran allí", recuerda Koff, consternada.[146]

Las objeciones de las madres de Vukovar se enmarcaron en tonos menos trascendentes que las de la Asociación Madres. No tenían objeciones al duelo individual o al "cierre", sino que querían una explicación completa de por qué se creía que los cuerpos en las fosas pertenecían a sus hombres desaparecidos.[147] Sin embargo, como en Argentina, la reacción inicial hacia estas mujeres fue considerarlas traumatizadas e irracionales. Un experto forense que trabajaba en la región contrastaba a las madres "tranquilas y

---

144. Wagner se refiere a las madres de Argentina y de Bosnia como "movimientos sociales paralelos" (2008, 250).

145. Koff 2004, 167. Según la periodista Elizabeth Neuffer, en Bosnia algunos vieron las fosas comunes como "el recordatorio más ardiente de cómo la ONU, las potencias occidentales e incluso el gobierno bosnio encabezado por musulmanes habían defraudado al pueblo de Srebrenica. La exhumación, argumentaron, sería la "limpieza étnica final" (2001, 217).

146. Citado en Shin 2005.

147. Koff 2004, 168.

profesionales" con las "histéricas, siempre gritando y gimiendo que todos son culpables: yo soy culpable, el presidente es culpable, la ONU es culpable. Algunas madres esperaban que sucediera un milagro, algo enviado por Dios, que, mágicamente, devolvería al hijo [vivo]".[148]

Es una dinámica desafortunada: las afirmaciones más desafiantes hechas alrededor de las fosas comunes se consideran irracionales y, por lo tanto, están sujetas a poco análisis o reflexión crítica. Este patrón aparece con respecto a los reclamos políticos, así como a los religiosos, como "aparición con vida". Los expertos forenses pueden ser despectivos como en el ejemplo anterior o, por el contrario, profundamente respetuosos. Ambas reacciones, si no tratan estas objeciones como *discusiones*, se traducen en la misma forma de desvinculación. Las demandas de las Madres de Srebrenica de identificación individual han influido en un diálogo constante y rico sobre las tensiones entre los tribunales y los dolientes, la recopilación de pruebas y la identificación; también han provocado cambios significativos en el panorama institucional de la investigación forense internacional (especialmente la formación de la Comisión Internacional de Personas Desaparecidas y la campaña del Comité Internacional de la Cruz Roja sobre "Los Desaparecidos"). Nadie en el campo, sin embargo, parece haberse comprometido completamente con las objeciones más estridentes de la Asociación Madres de Plaza de Mayo o las Madres de Vukovar.

Otro aspecto de la política de exhumación en Argentina que ha resurgido en otras partes es la tensión, real o percibida, entre el dolor individual y la solidaridad colectiva o, en palabras de un activista español, las "muertes particulares" versus las "muertes sociales".[149] Como se describió en el Capítulo 1, el principal grupo de memoria histórica en España, la Asociación por la Recuperación de la Memoria Histórica, ha minimizado estratégicamente las afiliaciones políticas de los civiles muertos en la guerra, proyectando la exhumación de las fosas como una búsqueda de "esposos, hijos o padres".[150] Otro grupo, Foro por la Memoria –que al igual que la Asociación Madres está estrechamente relacionado con las causas izquierdistas– ha abogado por una reelaboración más política de la historia de España.

Aunque su política izquierdista, su aguda retórica y su insistencia en la historia de la lectura a través de la lente de la lucha ideológica son similares a las de la Asociación Madres, existe una diferencia crucial entre Foro por la Memoria y la Asociación Madres: Foro por la Memoria no se opone a las exhumaciones. Por el contrario, el grupo exige *más* de las exhumaciones. Los miembros del Foro han pedido un "equipo multidisciplinario" de "abogados, historiadores, psicólogos, arqueólogos, antropólogos, documentalistas,

---

148. Stover y Peress 1998, 210.

149. Pedreño, citado en Renshaw 2011, 85.

150. Renshaw 2007, 248; véase también Renshaw 2011, 81–88.

archivistas" y otros,[151] que usarían evidencia forense para "dar respuestas a las familias, pero también respuestas sociales y políticas" al legado de la violencia franquista.[152] Esta posición muestra que una perspectiva socialista o colectivista sobre la historia no necesita implicar –como lo sostiene la Asociación Madres– una postura en contra de las exhumaciones. De hecho, la desvinculación completa del proceso forense puede haber excluido oportunidades similares para que la Asociación Madres discuta cómo la información que emerge de las tumbas de los desaparecidos apoya su correlato más amplio de genocidio político y de legado revolucionario.

Los reclamos que los miembros de la familia, los grupos religiosos y otros hacen sobre las fosas comunes pueden, en algunos casos, ser inconsistentes, estar mal informados o ser incluso reaccionarios, pero raramente son completamente "irracionales". Más bien, con demasiada frecuencia su supuesta irracionalidad se convierte en una excusa para no pensar mucho en ello o para tratar de elaborar una respuesta. Cualquiera que sea el destino de una fosa común, la decisión de exhumar o de no exhumar siempre tiene consecuencias políticas, sociales y morales. Afecta las oportunidades de enjuiciar a los violadores de los derechos humanos y de basar los argumentos históricos sobre la evidencia física. Organiza el espacio en una nación post-conflicto: ya sea albergando tumbas sin marcar, espacios sagrados intocables, parcelas colectivas de nuevo entierro o monumentos conmemorativos. Refleja el valor que se le da al cuidado de los cuerpos violados. Por último, pero no menos importante, suele suscitar dudas sobre quién habla por los dolientes y los difuntos, e incluso a quiénes se unge como sucesores o "hijos" de los desaparecidos.

Conclusión: caminos que se bifurcan

La política de exhumación en Argentina fue el punto de partida para la dinámica en curso, a veces bastante difícil entre los equipos forenses y las asociaciones familiares en un escenario internacional. También ofrecen una perspectiva crítica que, a menudo, se pasa por alto en las narrativas populares sobre la justicia transicional. Cuando Domanska retrata a la Asociación Madres como preocupada por "crimen, culpa y castigo" y a la Línea Fundadora por "duelo, perdón y olvido", ubica su análisis dentro de un marco familiar para quienes estudian las políticas post-conflicto y post-atrocidad. La idea crucial es que la justicia transicional es, por naturaleza, un proceso lleno de terribles concesiones entre valores en conflicto.[153]

---

151. Pedreño 2004.

152. Federación Estatal de Foros por la Memoria 2007.

153. Memoria versus cierre, y justicia versus perdón, ambas incorporadas en la frase de Domanska, se encuentran entre estas infames "compensaciones", como es el bien conocido conflicto percibido entre la verdad y la justicia. Este último está más estrechamente relacionado, en la literatura sobre la justicia transicional, con el caso

Incluso en un estudio que simpatiza bastante con las exhumaciones forenses se repite que los esfuerzos de la Asociación Madres para crear una categoría mística, no resuelta, de los desaparecidos, "juegan un papel vital en el mantenimiento del recuerdo de los abusos de los militares, y en la prevención de la creación de una nueva identidad nacional basada en dejar los años de la 'guerra sucia' en el pasado".[154] Esta interpretación nunca es respaldada con evidencia concreta de lo que, en realidad, la posición anti-exhumación de la Asociación Madres –o su negativa a reparaciones y a conmemoraciones– ha hecho para mantener viva la memoria en Argentina. Tampoco explica cómo las exhumaciones realizadas por el equipo argentino colaboraron para resolver o cerrar un pasado traumático. De hecho, si se observa el papel que las exhumaciones han desempeñado en los procesamientos, la atención que reciben en la prensa y el doloroso diálogo público sobre la búsqueda de los hijos desaparecidos (que no siempre requiere exhumaciones, sino que está conectado con esos esfuerzos), existe una razón importante para creer que el proceso forense, en realidad, promueve las causas de la memoria, el diálogo público y la responsabilidad legal.

Sin embargo, en lugar de glorificar un enfoque u otro, es más urgente cuestionar la idea misma de una inevitable compensación entre la memoria politizada y el cierre individual. Los rigurosos binarios de los estudios de justicia transicional han cobrado vida propia. Ahora sirve la idea de que las poblaciones post-conflicto se enfrentan a una elección entre heridas abiertas y sangrantes y un "olvido" cómodo pero irreflexivo[155] –muy parecida a la "teoría de los dos demonios"–, como una forma de parecer astuto y desapasionado mientras se ignora el completo espectro de posibilidades disponibles en la vida política, incluso en tiempos de miedo y de violencia.

Cuando se trata de exhumar a los desaparecidos, Cohen Salama hace una incisiva afirmación: "Desde un punto de vista lógico, no hay necesidad de 'subordinar' un tipo de información a otra".[156] La identificación y el nuevo entierro de los cuerpos individuales no es una especie de concurso existencial con información sobre el programa de represión que los mató, o sobre las creencias por las que murieron. Según Jay Aronson, algunas de las familias de las víctimas de la violencia de la época del Apartheid en Sudáfrica, al

---

de Sudáfrica. La Comisión Sudafricana de Verdad y Reconciliación ofreció amnistía a los perpetradores de violaciones de derechos humanos, sustituyendo, en gran medida, el modelo de justicia como castigo por un modelo restaurativo de justicia mediante la confesión pública y el testimonio de las víctimas (véase Minow 1998; Rotberg y Thompson 2000; Teitel 2002).

154. Crossland 2000, 155. Véase también Domanska, quien escribe que "los crímenes de la junta no serían perdonados ni olvidados mientras los parientes a los que estaban buscando conservaran el estatus de desaparecidos, situados en el 'intermedio' que separa la vida de la muerte" (2005, 402).

155. Domanska 2005, 401.

156. Cohen Salama 1992, 104.

exigir exhumaciones, funerales militares y otros reconocimientos oficiales del gobierno posterior al apartheid, han llegado a una "comprensión de cierre abiertamente política";[157] para ellos, el cierre no se logra en privado sino a través de arreglos públicos negociados con el estado posterior al Apartheid. Estas familias rechazaron –o simplemente ignoraron– la definición psicoanalítica del cierre como delimitada dentro de "la esfera privada y emocional".[158] Como la Línea Fundadora y las Abuelas, han expuesto la falsa elección detrás del viejo lema "¡No llorar-organizar!" Por el dolor se juntaron y se organizaron, y uno de los objetivos de su organización es un proceso de duelo satisfactorio (y, por lo tanto, necesariamente público).[159]

La novela de Nathan Englander de 2007, *Ministerio de Casos Especiales*, cuenta la historia de una pareja argentina, Kadish y Lillian Poznan, y su hijo adolescente, Pato, desaparecido poco después del golpe militar de 1976. A medida que avanza su búsqueda, Kadish y Lillian, cada uno persiguiendo diferentes caminos, comienzan a separarse. Sus métodos de búsqueda (sentarse en oficinas gubernamentales, sobornar a sacerdotes para obtener información, entrevistar a un exoperativo de un campo de tortura) llevan a verdades diferentes sobre la desaparición de Pato.

Las divisiones crecientes entre Kadish y Lillian se pueden comparar –aunque no son equivalentes– con los dos grupos de Madres. La posición de Lillian se asemeja a la de la Asociación Madres, que rechaza cualquier declaración, política o monumento que reconozca la probabilidad de que sus hijos estén muertos. Kadish, en el otro extremo, busca un cuerpo para hacer el duelo de la manera más íntima y física que pueda. El aspecto más trágico del *Ministerio de Casos Especiales* –mucho peor, a su manera, que la desaparición de Pato, un personaje que apenas comenzamos a conocer antes de que sea sacado precipitadamente de la escena– es la bifurcación de los senderos de Kadish y Lillian, que se encuentran, casi sin poder hacer nada, dando estructura y permanencia a la violencia que ha sufrido su familia. No pueden vivir, simultáneamente, con el deseo de que a alguien, en algún lugar, se le exijan cuentas sobre Pato como si fuera un niño vivo y con la necesidad de llorar su muerte probable, por lo que se quedan atrapados en las narraciones divergentes que el crimen de la desaparición les impone. La

---

157. Aronson 2011, 18.

158. Esta concepción psicoanalítica del cierre, como el lenguaje del trauma y las heridas abiertas, ha sido particularmente influyente en el contexto argentino. Argentina ha tenido una larga historia de amor con el psicoanálisis y se encuentra entre los líderes mundiales en el porcentaje de analistas freudianos y lacanianos dentro de la población urbana (Plotkin 2001, 1).

159. Si debemos especular con metáforas, podría señalarse que la dicotomía de "heridas abiertas" y curación negligente, que se usa tan a menudo cuando se habla de los diferentes grupos de Madres, en realidad ignora una de las características de cómo los cuerpos se curan de heridas graves, cicatrices. Una cicatriz es una herida que ya no está en peligro de infección (ha logrado el "cierre") pero permanece como una marca permanente, como un recordatorio, en el cuerpo.

incapacidad de Kadish y de Lillian para crear un modelo de cierre compartido y multifacético constituye para la dictadura un triunfo que perdura mucho después de su propia desaparición. Asegura un sufrimiento continuo para una pareja cuyo último consuelo, el dolor compartido de los padres, les ha sido arrebatado. Al no lograr encontrar una manera de amar, de luchar y de hacer duelo juntos por Pato, Kadish y Lillian logran mantener vivos solo los crímenes que se han cometido contra ellos.

Hay un argumento insertado en la forma en que Englander evita permitir que su lector simpatice, exclusivamente, con Kadish o con Lillian. Tener un ser querido desaparecido y luego seguir viviendo, requiere reinventarse. En ninguna parte la novela de Englander nos muestra a un narrador o a un juez diciéndonos por qué una estrategia de crear sentido a partir de la insensatez es más poética, o más radical, que la otra. La tarea no es elevar un modelo de dolor por encima de otro, sino trabajar entre las variedades del dolor y encontrar un camino lo suficientemente amplio para todos.

— PARTE II —

La filosofía de las fosas comunes

Capítulo 3

La forense de lo sagrado. Investigaciones de los derechos humanos, prohibiciones religiosas

E l antropólogo forense Bill Haglund ganó reputación internacional exhumando fosas comunes en Ruanda y en la ex-Yugoslavia tras los genocidios a mediados de 1990. En 2001, viajó a la pequeña ciudad de Jedwabne, Polonia, en una misión para Médicos por los Derechos Humanos en la que Haglund fue director del Programa Forense Internacional. Gran parte de la comunidad judía de Jedwabne había sido aniquilada en una masacre en 1941. En primer lugar, un grupo de alrededor de cuarenta hombres judíos se vieron obligados a marchar a través de la ciudad sosteniendo una estatua de Lenin (como una demostración de su supuesta simpatía al Sóviet). Más tarde ese día, el resto de los judíos de Jedwabne, alrededor de 250 a 300 entre hombres, mujeres y niños, fueron encerrados en un granero y quemados vivos. Los restos carbonizados fueron enterrados en dos fosas comunes. Durante mucho tiempo, la historia conocida en Polonia era que los ocupantes nazis habían sido los responsables de ese crimen atroz. Un monumento en la ciudad llevaba la inscripción "Sitio de tormento del pueblo judío". El 10 de julio de 1941, la Gestapo y la policía nazi quemaron vivos a 1.600 judíos.[1] Sin embargo, en el libro de 2001 *Neighbors*, ampliamente publicitado y controvertido, el historiador polaco-estadounidense Jan Gross alegó que la responsabilidad de la masacre recaía ampliamente en el propio pueblo polaco.

El libro continúa siendo objeto de feroces debates sobre la culpabilidad polaca contra la culpabilidad alemana en el genocidio de los judíos polacos, así como de la validez de la propia metodología histórica de Gross.[2] También se ha convertido en parte de una conversación nacional difícil y divisiva sobre la Segunda Guerra Mundial y el Holocausto en Polonia, discurso que se complica por los complejos roles de víctima/perpetrador que jugó el país: como opresor de su propia población judía nativa (rol anterior a la Segunda Guerra Mundial, especialmente en los pogromos del siglo XIX y principios del siglo XX), como anfitrión de campos de exterminio bajo la ocupación nazi, y como víctima de crímenes terribles tanto por los nazis como por

---

1. Wolentarska-Ochman 2006, 155.
2. Véase Chodakiewicz 2005; Polonsky y Michlic 2004.

los soviéticos.[3] Gross, que ha publicado libros posteriores que enfatizan la participación polaca en la violencia y el saqueo antisemita (*Golden Harvest and Fear*), continúa este tenso terreno del diálogo;[4] recientemente, el cineasta polaco Władysław Pasikowski se ha unido a él en una película del año 2012, *Aftermath*, que se basa libremente en la narración de Gross de los eventos en Jedwabne.

La controversia sobre *Neighbors* tuvo muchos resultados concretos. El presidente polaco Aleksander Kwásniewski se disculpó oficialmente por la masacre de Jedwabne. Se construyó un nuevo monumento en la ciudad, aunque el alcalde no estuvo presente en el acto.[5] El Instituto de Memoria Nacional polaco (IPN), la agencia encargada de la investigación de los crímenes de guerra de la Segunda Guerra Mundial en el país, también había comenzado exhumaciones forenses preliminares en las dos fosas comunes que se creía contenían los restos de los judíos masacrados.[6] Se le pidió a Haglund que observara el trabajo de los antropólogos polacos en el sitio.

La evidencia producida por las investigaciones, que se basó en el testimonio de los testigos así como en el análisis de las fosas, respaldaba algunos detalles de lo relatado por Gross como la participación polaca en los asesinatos, pero también mostraban que los soldados alemanes habían estado presentes en el pueblo en ese momento.[7] Continuó el furioso debate sobre si lo que sucedió en Jedwabne fue un "pogromo espontáneo antijudío" llevado a cabo en gran parte por los polacos de la ciudad, o si "los alemanes organizaron la masacre y algunos polacos los ayudaron".[8]

Este capítulo no trata de estos debates sobre la historia del Holocausto, que ya es tema de un gran número de estudiosos. Por el contrario, explora una de las principales razones por las cuales es probable que nuestro conocimiento sobre lo que realmente sucedió en Jedwabne permanezca siempre turbio. La exhumación de cinco días en Jedwabne fue detenida por las objeciones de los judíos ortodoxos, quienes afirmaron que perturbar las tumbas y los cuerpos era contrario a la ley judía.[9] Jóvenes judíos polacos, muchos de los cuales llegaron de Varsovia, recitaron salmos en la fosa,[10] mientras que una serie de rabinos de Varsovia, Israel y Londres vinieron para supervisar la excavación y minimizar cualquier posible profanación.[11] El informe de Haglund sobre su visita expone, en un tono cuidadosamente clínico, "De

---

3. Fox 2002, 97–98; Polak 2001, 23; Polonsky y Michlic 2004.

4. Véase Parry 2012.

5. Oster 2011.

6. Chodakiewicz 2005, 141.

7. Ignatiew 2002.

8. Chodakiewicz 2005, 1, 147.

9. Chodakiewicz 2005, 142; Gross 2004, 359; Polak 2001, 23–24.

10. Barry, 31 de mayo de 2001.

11. Barry, 1 de junio de 2001.

acuerdo con el libro del Antiguo Testamento de Samuel, una vez enterrados, los huesos debían dejarse tranquilos. La perturbación de los restos mortales de un individuo también perturba el alma".[12]

Al fin, las autoridades polacas llegaron a un compromiso con los representantes religiosos: sólo la capa superior de la fosa sería exhumada, con pequeños restos fragmentarios retirados para su examen y fotografía. Los huesos más grandes quedarían en su lugar. Los objetos asociados con los restos serían puestos bajo custodia.[13] En una escena de cierta ironía histórica, como lo recuerda Haglund, la exhumación terminó con algunos de los investigadores polacos no judíos llorando de frustración al ver a uno de los rabinos bajar dientes carbonizados y fragmentos de huesos de víctimas judías –que habían sido cuidadosamente filtrados entre otros escombros– de regreso a las fosas.[14] (Ver Figura 3.)

Una exhumación de fosas comunes sin la remoción ni la investigación de los cadáveres está severamente limitada en cuanto al número de conclusiones que se pueden extraer sobre cómo murieron, sobre el número de víctimas, así como sobre la certeza con la que se puede llegar a estas conclusiones. El informe del Instituto Polaco de Recuerdos Nacionales estima que treinta a cuarenta cadáveres estaban en una fosa y unos trescientos en otra,[15] pero, como observa el historiador polaco-americano Marek Jan Chodakiewicz, esta estimación estaba basada sobre la observación de la capa superior de una fosa y en los cálculos que se habían hecho sobre su tamaño y la cantidad de "seres humanos por cada cien kilogramos de cenizas". "Sólo una exhumación completa de cada hueso", continúa, "habría revelado el número exacto de víctimas".[16] El número de víctimas se ha convertido, como era previsible,

---

12. Haglund 2002, 2.

13. Chodakiewicz 2005, 250; "Polish Investigators" 2001.

14. Haglund, entrevista telefónica con el autor, 17 de noviembre de 2009. Haglund recuerda el nombre del rabino descripto como "Rabino Epstein" (entrevista telefónica con el autor, 1 de marzo de 2011). Uno de los rabinos presentes en las exhumaciones –un experto en las leyes judías relevantes– fue Menachem Ekstein (también escrito "Eckstein"), de Israel (Barry, 1 de junio de 2001, Instituto de Memoria Nacional, 31 de mayo de 2001). Sin embargo, aparentemente Ekstein se fue antes de que se completara la exhumación limitada y luego fue reemplazado por el rabino de Londres Morris Herschaft ("Polish Investigators" 2001). A pesar de mis esfuerzos por contactar a las figuras religiosas presentes en la exhumación, y de las conversaciones con Haglund y el rabino Joseph Polak, no he podido verificar quién está exactamente en la foto de Haglund.

15. Ignatiew 2002.

16. Chodakiewicz 2005, 142. "Número exacto de víctimas" es una exageración. Aunque una exhumación completa probablemente daría como resultado una estimación más precisa del número de cuerpos en la fosa, ningún experto forense responsable afirmaría ser capaz de proporcionar un número exacto, especialmente para una fosa llena de restos fragmentados, quemados, mezclados.

en uno de los principales puntos de fricción en el enconado enfrentamiento entre Gross y sus críticos.[17]

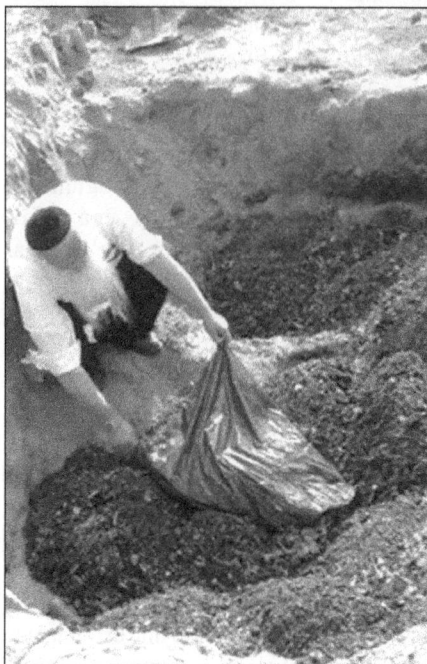

Figura 3. Un rabino devuelve fragmentos quemados de judíos asesinados en Jedwabne, Polonia, a la fosa común donde fueron enterrados antes de que los antropólogos polacos los exhumaran. Fotografía de William Haglund.

A pesar de la naturaleza inconclusa y, para muchos, insatisfactoria de la investigación forense, el Instituto Polaco de Recuerdos Nacionales y Médicos por los Derechos Humanos abandonaron los planes para el futuro trabajo forense en Jedwabne. La oposición religiosa, proveniente de la misma comunidad judía, que estas instituciones habían visto como actores principales en las exhumaciones, era políticamente impracticable.[18] La exhumación abortada de Jedwabne es un poderoso ejemplo del desafío que los equipos forenses y otras organizaciones de derechos humanos enfrentan para equili-

17. Musial 2004, 324–25, 357; Gross 2004, 395.

18. De hecho, el *Instituto de Recuerdos Nacionales* consideró que su investigación del sitio sirve tanto a las poblaciones étnicas polacas como a las judías en la causa común de la reconciliación. La declaración oficial del instituto sobre la investigación de Jedwabne dice: "La publicación de un Libro Blanco sobre Jedwabne se convertirá en evidencia de aclaración, de nuestra parte, de responsabilidad por el destino del pueblo judío en tiempos de guerra, cuyos antepasados han vivido con nosotros en la misma tierra durante siglos, contribuyendo al bien común y a nuestra historia común. Nos gustaría enfatizar que el drama de los eventos de Jedwabne no puede ser la base de generalizaciones dañinas en la evaluación de la posición del pueblo polaco durante los años trágicos de la Segunda Guerra Mundial" (*Institute of National Remembrance*, 14 de marzo de 2001).

brar sus propios compromisos básicos con sensibilidad respecto a las voces de otras partes interesadas. Haglund y los antropólogos polacos (así como Gross y muchos de sus críticos) están todos guiados por la idea de que una historia precisa de atrocidad es una forma de restaurar la justicia tanto para los vivos como para los muertos. Sin embargo, muchos expertos forenses también son cautelosos al imponer soluciones científicas particulares a las comunidades locales que, en realidad, no las quieren.

Con algunas variaciones, el choque entre investigación y preservación –entre el deseo de descubrir verdades ocultas y el deseo de respetar los espacios sagrados– se ha convertido en una característica persistente de la política posterior al Holocausto en Polonia. Por ejemplo, un monumento a los muertos del Holocausto en los terrenos del antiguo campo de exterminio Belzec fue el lugar de mayor controversia y un intento de juicio sobre "un camino de doce pies de ancho a treinta pies bajo tierra, imaginado por los diseñadores polacos del monumento como un intersticio que recorre cientos de metros a través del campamento como una grieta en la tierra". Aunque el Comité Judío Estadounidense apoyó el proyecto y un rabino lo supervisó, los opositores alegaron que la "trinchera" inevitablemente perturbaría a los judíos muertos.[19]

Sin embargo, Polonia es sólo un contexto en el que las exhumaciones masivas han tenido que lidiar con afirmaciones sobre la sacralidad de los cuerpos y de las tumbas. De hecho, los equipos forenses se han visto enfretados con prohibiciones religiosas en contra de la exhumación en muchos lugares diferentes, y en los cuales se invocan diversas doctrinas religiosas.

Este capítulo examina algunas objeciones religiosas a las exhumaciones post-conflicto y comienza un proceso tanto de investigación como de comparación. Las objeciones religiosas al trabajo forense han recibido mucha menos atención que las batallas más ideológicas en Argentina y España. En esos lugares, la identidad religiosa a veces influye las actitudes hacia la búsqueda de los desaparecidos,[20] pero está en gran medida subordinada a la cuestión de cómo la exhumación vuelve a narrar el pasado y cuál es el rol que juega la política en esa narrativa. Sin embargo, existen similitudes importantes en cómo se pueden entender estos desafíos a la exhumación. El lema de "aparición con vida" de las Madres de Plaza de Mayo, que tanto resumía como reafirmaba su objeción a exhumar a los desaparecidos, tenía

---

19. Berkofsky 1999. Las fosas descubiertas durante proyectos de construcción y otras excavaciones en Israel han planteado los mismos problemas, enfrentando a los arqueólogos que quieren tiempo para examinar los restos (muchos de ellos bastante antiguos) con los judíos ortodoxos que afirman, en palabras de un arqueólogo frustrado, que "Cada hueso encontrado en Israel puede ser un hueso judío, y sólo ellos tienen el derecho de decidir qué hacer con él" (Nagar 2002, 88). En la mayoría de los casos, a los arqueólogos se les permite tomar algunas medidas, pero deben volver a enterrar rápidamente los restos. El análisis de laboratorio adicional es, por lo tanto, imposible.

20. Véase, por ejemplo, Renshaw 2011, 204–11.

---

una prehistoria importante y albergaba múltiples propósitos, tanto retóricos como organizativos y filosóficos. Las prohibiciones religiosas contra la exhumación de fosas comunes también tienen historias distintas y múltiples propósitos potenciales, y no todos son fundamentalmente de carácter religioso. Explorar tanto la universalidad como las particularidades de las tumbas sagradas ofrece una idea de lo que nos pueden enseñar sobre los derechos humanos.

Fosas sagradas

Las prohibiciones religiosas no siempre tienen que detener las investigaciones forenses por completo, como lo hicieron en Jedwabne. En algunos casos, los expertos forenses podían encontrar justificación simplemente ignorando las objeciones de las personas religiosas. El historiador Chodakiewicz parece desear que este haya sido el caso en Jedwabne, señalando con frustración que "a pesar de la división constitucional entre iglesia y Estado", las autoridades polacas se doblegaron a las objeciones de los judíos ortodoxos.[21] De hecho, la separación entre iglesia y Estado en muchas democracias no ha resuelto el complicado estatus del cuerpo muerto. Como escribe Alison Dundes Renteln, las autoridades médico-legales a menudo deben buscar el consentimiento de sus familiares para realizar una autopsia; cuando hay objeciones religiosas, deben demostrar "un interés lo suficientemente fuerte como para superar el derecho a la libertad religiosa",[22] como la necesidad de realizar una investigación penal o inquietudes sobre la salud pública. Además, incluso si las *autoridades estatales* tienen el derecho de ignorar las creencias religiosas para las investigaciones de acciones criminales, recurriendo a organizaciones no gubernamentales como Médicos por los Derechos Humanos, introducen un conjunto diferente de limitaciones. Ignorar las objeciones de las comunidades sobre las fosas comunes es incompatible con la ética centrada en las víctimas y los dolientes adoptada por la mayoría de los equipos forenses internacionales, independientemente de las justificaciones constitucionales o el apoyo que tendrían del Estado.

Con la mediación entre equipos forenses y líderes religiosos, algunas exhumaciones han avanzado a pesar de las objeciones iniciales. Recordando una investigación en Indonesia, Haglund dice: "Todo lo que necesitábamos era que el imán viniera y dijera una oración en el sitio antes de que empezáramos... Por lo general, en cualquier país, las necesidades de la justicia reemplazan las objeciones religiosas".[23] En realidad, puede que sea que el problema no es tanto que la justicia "reemplace" las objeciones religiosas, sino que permita que las figuras religiosas tengan la oportunidad de explicar

---

21. Chodakiewicz 2005, 142.
22. Renteln 2001, 1007.
23. Citado en MacDonald 2004.

por qué las exhumaciones son compatibles con la santidad de los muertos. En las aldeas indígenas guatemaltecas que enfrentaron la secuela de las campañas de "tierra quemada" de los años ochenta, la antropóloga Victoria Sanford fue testigo de este tipo de reinterpretación:

> Después de encender las velas, quemar incienso de copal y adornar la zona con gladiolos rojos y agujas de pino, el sacerdote maya hablaba con Dios para explicar por qué debía realizarse la exhumación y pedirle a Dios permiso para molestar a los huesos. Luego, el sacerdote invocaría a los espíritus para explicarles que Dios le había dado permiso para que se llevara a cabo la exhumación... En lugar de usar sus poderes contra aquellos que perturbaban los huesos, el sacerdote les pidió a los espíritus que usaran sus poderes para bendecir y proteger al equipo forense y a todos los que trabajaban en la exhumación.[24]

En el caso de las creencias judías ortodoxas y de las fosas comunes de Jedwabne, así como en muchas otras áreas de práctica judía, existe una rica tradición de debate sobre la interpretación de las Escrituras. Jacob Baker, un rabino nacido en Jedwabne que emigró a los Estados Unidos en 1937 cuando empeoró el clima para los judíos en Polonia,[25] habló a favor de reubicar los restos de los judíos asesinados en un cementerio judío, tal vez en Israel.[26] Después del regreso de Haglund de Polonia, Médicos por los Derechos Humanos solicitaron al rabino Hillel de la Universidad de Boston, Joseph Polak, que investigara los puntos de vista judíos sobre la exhumación y el nuevo entierro. El resultado fue una larga y erudita discusión en el periódico académico judío *Tradition*, en la cual se describe más de una interpretación potencial de la ley judía. En una interpretación, las almas muertas vigilan sus lugares de descanso y las entristece cualquier perturbación. En otra, el rabino Polak debate apasionadamente que hay numerosos aspectos del nuevo entierro indigno y sacrílego de judíos en las fosas comunes de Jedwabne que hacen que "no sólo sea apropiado sino también *obligatorio*" que los cuerpos sean exhumados y vueltos a enterrar.[27] Entre estos factores está la falta de espacio entre los cuerpos y su ubicación más allá de los confines en algún cementerio judío cercano. Polak argumenta que de ser factible, los cuerpos judíos enterrados en las cercanías de un cementerio, pero fuera de sus límites, deben ser movidos. Cita el comentario talmúdico: "Si se encuentra una tumba en un lugar inusual (fuera de un cementerio)...el *met* [cadáver]

---

24. V. Sanford 2003, 41.
25. Darewicz 2001; Nowak-Jezioranski 2004, 89.
26. Gross 2004, 359–60; Nowak-Jezioranski 2004, 89.
27. Polak 2001, 24. Polak encuentra particularmente molesto que el cementerio judío de la ciudad esté, cruzando la carretera, frente a la fosa común de los judíos quemados vivos en el establo. Acerca de los cuerpos en la fosa común, dice, "Uno tiene la sensación del deseo de cruzar la calle y descansar con sus antepasados" (entrevista telefónica con el autor).

se puede volver a enterrar en un cementerio judío".[28] El argumento del rabino Polak es muy similar al de algunas comunidades sobrevivientes en Guatemala: "La paz no vendrá a Guatemala...mientras los restos de nuestros familiares masacrados continúen enterrados en cementerios clandestinos y no podamos darles entierros cristianos".[29] Entonces, en el mejor de los casos, la investigación forense de las fosas comunes no es sólo compatible con la afirmación de que los cadáveres son sagrados; más aún, uno de los posibles resultados no científicos de la investigación forense es permitir que los dolientes ofrezcan al difunto un tratamiento sagrado, de hecho, para deshacer la blasfemia y volver a sacralizarlos.

Sin embargo, Jedwabne está lejos de ser una aberración. "Desde Polonia hasta Bosnia y el Congo", escribe G. Jeffrey MacDonald en el *Christian Science Monitor*, "los sobrevivientes de diversos orígenes religiosos a veces han hecho una súplica común: nuestros seres queridos sufrieron lo suficiente en vida. Que al menos tengan paz en la muerte". MacDonald tiene razón en que a los equipos forenses se les ha pedido, en todos estos casos, no desenterrar cuerpos. Sin embargo, el motivo puede no ser tan "común" como parece a primera vista. Hay formas importantes en que las objeciones a las investigaciones de fosas comunes, enmarcadas en el lenguaje religioso, varían según el contexto.

La primera variación es la sinceridad con la que se hace el reclamo. Al igual que los derechos humanos, lo sagrado es una poderosa herramienta retórica y puede usarse como cortina de humo para otros fines. El ejemplo del Congo, mencionado en el artículo de MacDonald, es instructivo. En 1997-98, las Naciones Unidas contrataron al Equipo Argentino de Antropología Forense para liderar los esfuerzos forenses de un equipo internacional encargado de investigar las violaciones de los derechos humanos y el derecho humanitario en la República Democrática del Congo.[30] El equipo fue llamado Misión Investigadora Conjunta de la Organización de las Naciones Unidas para el Zaire oriental, y su trabajo resultó ser un ejercicio efímero y frustrante. Según MacDonald, el equipo finalmente abandonó los planes para una importante exhumación en la ciudad de Mbandaka, Congo, en parte debido a los cargos de los lugareños según los cuales estaban profanando fosas.

Se creía que las fosas en cuestión albergaban los restos de más de 550 refugiados hutu, parte de una oleada de más de un millón de refugiados de ese tipo que huyeron de Ruanda a Congo, en ese momento llamado Zaire. Durante el genocidio de Ruanda de 1994, los grupos militantes hutu asesinaron al menos a quinientos mil tutsi y hutu moderados. En julio de ese año, el Frente Patriótico Ruandés dominado por los tutsi (FPR), dirigido por el actual presidente de Ruanda, Paul Kagame, capturó la capital, Kigali,

---

28. *Ibid.*, 27.

29. Stover y Shigekane 2004, 88.

30. Véase Argentine Forensic Anthropology Team 1997, 57–73; Argentine Forensic Anthropology Team 1998, 24–29.

y puso fin al genocidio.[31] A medida que el FPR obtuvo el control del país, millones de hutu, temiendo represalias, huyeron a Burundi, Congo, Tanzania y Uganda. Su temor no era infundado, como demostraría la matanza de hutu en lugares como el campamento de Kibeho en el sudoeste de Ruanda, "a la vista de los trabajadores humanitarios y de las tropas de mantenimiento de la paz de las ONU".[32]

Los campamentos de la ONU, construidos para albergar refugiados hutu en el Congo, terminaron siendo el hogar de una mezcla difícil de discernir de civiles, combatientes y genocidas,[33] en medio de otra nación que también estaba envuelta en un conflicto. El dictador de Zaire, Mobutu Seso Seku, tenía vínculos bien conocidos con el movimiento Poder Hutu en Ruanda. Las potencias lideradas por los tutsi en Ruanda observaron con frustración cómo el Alto Comisionado de las Naciones Unidas para los Refugiados contrató al ejército de Mobutu –los aliados naturales de los genocidas hutu que ahora se encuentran en los campos para futuras incursiones militares en Ruanda– para servir como fuerzas de seguridad. En 1997 una coalición de grupos militantes, encabezada por el luchador rebelde Laurent-Désiré Kabila, y que contaba con el apoyo significativo de Ruanda, logró hacer que Mobutu se exiliara. Kabila se proclamó a sí mismo presidente de la recién nombrada República Democrática del Congo. Sus fuerzas atacaron a grupos de refugiados hutu y de otras aldeas, "a pesar de la presencia de civiles, incluidas mujeres, niños y ancianos".[34] Los refugiados en Mbandaka, donde la Misión Investigadora Conjunta de la Organización de las Naciones Unidas para el Zaire oriental intentaría realizar exhumaciones, incluían bebés y niños que, según los testigos, fueron golpeados hasta la muerte contra una pared.[35]

Como lo dejan claro los informes, la política detrás de las fallidas investigaciones forenses de la ONU en 1997-98, al igual que la guerra y la crisis de refugiados que los instigó, a menudo no eran lo que aparentaban a primera vista. Junto con la flagrante obstrucción de las investigaciones, el equipo tuvo que lidiar con los temores por su seguridad ya que los hombres armados les impidieron hablar con los testigos o examinar las fosas.[36] A medida que la ONU llegó a un acuerdo con el control de Kabila sobre el país, el peso político que estuvo dispuesto a dejar atrás las investigaciones pareció

---

31. Argentine Forensic Anthropology Team 1997, 59; Rieff 2002, 179–81.

32. Rieff 2002, 188.

33. Argentine Forensic Anthropology Team 1997, 59; Rieff 2002, 184–87.

34. Argentine Forensic Anthropology Team 1997, 60.

35. Argentine Forensic Anthropology Team 1998, 26; Maykuth 1997. Las tensiones étnicas y de otro tipo que alimentan el conflicto en el Congo, son anteriores al conflicto en la vecina Ruanda e involucran a muchos grupos e identidades más allá de los hutu y los tutsi (véase Equipo Argentino de Antropología Forense 1997, 57-62).

36. Argentine Forensic Anthropology Team 1997, 64–65; "U.N. Examiners" 1998.

haberse evaporado.[37] Miembros del equipo argentino viajaron a la región cinco veces, entrevistaron a testigos y localizaron 210 posibles sitios de masacre, pero el gobierno de Kabila en Kinshasa discutió sobre el período que debería ser investigado y presentó quejas sobre el personal del cuerpo de investigación para mantener a los investigadores alejados de las fosas.[38] Los informes de los argentinos sobre las investigaciones del Congo son ejercicios en la moderación diplomática, la frustración hirviendo a fuego lento debajo de frases moderadas sobre la planificación y las tareas logísticas completadas durante semanas marcadas por la espera de poder superar los trámites burocráticos. El equipo viajó varias veces de un continente a otro, viéndose con frecuencia obligado a reclutar nuevos expertos forenses a medida que la investigación se extendía a lo largo de múltiples viajes y más allá de los horarios planificados. Cuando finalmente comenzaron a exhumar algunas de las fosas en y alrededor de Mbandaka, antes de que su trabajo se viera truncado por protestas, amenazas e intentos de extorsión,[39] los sitios ya habían sido evidentemente alterados y muchos restos de esqueletos eliminados por las fuerzas gubernamentales en lo que el equipo llama una operación de "limpieza".[40] Quizás lo más importante es que lo que MacDonald describe como una erupción de sentimientos religiosos contra la exhumación, entre la población civil en Mbakanda, era en realidad parte de un programa central de obstrucción. Como informó el *New York Times*, "Un investigador que se dirigía a un sitio sospechoso de matanzas vio a funcionarios que repartían pancartas manifestando por la investigación a los aldeanos, que luego realizaron una protesta".[41] El equipo argentino señala que el "momento y la ubicación" de las protestas contra el equipo forense "se correspondían estrechamente con el itinerario de la misión, que sólo el gobierno sabía";[42] también señala que los carteles estaban impresos en tres idiomas, incluido el francés y el inglés, algo que normalmente no se esperaría en una ciudad provincial congoleña.[43] En este contexto, la preocupación por la profanación de fosas parece haber sido exagerada o inventada para mantener a raya una historia inconveniente. Tal vez el gobierno de Kinshasa estaba sacando provecho conscientemente de un conjunto de estereotipos de aldeanos africanos, y de un medio demasiado ansioso por considerarlos supersticiosos e ignorantes, para dar la apariencia de legitimidad a una manifestación artificial.

Los debates sobre los derechos humanos han estado marcados durante mucho tiempo por una dicotomía entre la universalidad de los derechos

---

37. French 1998.
38. Argentine Forensic Anthropology Team 1997, 62–63.
39. Snow, entrevista personal con el autor.
40. Argentine Forensic Anthropology Team 1997, 64–65.
41. French 1998.
42. Argentine Forensic Anthropology Team 1997, 64.
43. Argentine Forensic Anthropology Team 1998, 27.

humanos y la particularidad de la "cultura local". Sin embargo, el desenmarañamiento de las exhumaciones en el Congo demuestra cuán imprudente puede ser suponer que todo reclamo de lo sagrado es naturalmente "local". Por otra parte, lo local y lo internacional no son lados opuestos de un binario, sino que apuntan a una red compleja que también incluye niveles nacionales, étnicos y otros niveles de lealtad y comando.

Incluso en Jedwabne, donde la naturaleza religiosa de las objeciones de los rabinos es más difícil de discutir, el drama se desarrolló en el contexto de una situación nacional tensa que habría sido difícil de ignorar. En los años previos a la publicación de *Neighbors*, Polonia había comenzado a experimentar un "renacimiento" del interés entre muchos polacos corrientes –en gran parte imprevisto– por la cultura judía que casi se había extinguido en el país. Cada vez más personas estaban redescubriendo las raíces judías, que a veces se habían ocultado para sobrevivir y comprometiéndose con la observancia religiosa.[44] La controversia sobre *Neighbors* provocó recuerdos dolorosos del pasado judío en Polonia y algunas vigorosas expresiones de antisemitismo[45] amenazaron con trastornar, o incluso descarrilar, esta nueva fase de las relaciones judeo-polacas.

El rabino Michael Schudrich, el representante más destacado de los judíos ortodoxos polacos que visitó las fosas comunes de Jedwabne,[46] es una figura destacada en el renacimiento judío de Polonia.[47] Schudrich expresó su incomodidad por los efectos políticos y culturales del trabajo de Gross: "La escritura de Gross es provocante, no educativa, y los polacos no reaccionan bien ante esto. Demasiadas personas rechazan lo que él tiene que decir debido al estilo".[48] El antropólogo forense Haglund plantea la hipótesis de que el temor a alterar la frágil reconciliación entre no judíos y judíos en Polonia jugó un papel en el afán del rabino por cerrar las exhumaciones de Jedwabne.[49] El rabino Polak, de la Universidad de Boston, está en desacuerdo. Aunque piensa que el hecho de exhumar la fosa común en Jedwabne es "irrefutable", está convencido de que aquellos que expresaron objeciones religiosas tenían las mejores intenciones: "Su respeto por la ley judía, en *Halakha*, es digno, pero no tienen las habilidades para resolver [la interpretación correcta de la ley]".[50]

---

44. Dres 2012; Vasagar y Borger 2011.

45. De hecho, tan recientemente como en 2011, el nuevo monumento conmemorativo de las masacres en Jedwabne –que se colocó allí en julio de 2001, justo después de las exhumaciones parciales– fue pintarrajeado con esvásticas y graffitis declarando: "Se quemaron fácilmente" y "No se disculpen por Jedwabne" (*Anti-Defamation League* 2011).

46. Barry 2001; Polish Radio 1 2001.

47. Lipman 2010; Schudrich 2012.

48. Citado en Vasagar y Borger 2011.

49. Entrevista telefónica con el autor, 1 de marzo de 2011.

50. Rabbi Polak, entrevista telefónica con el autor.

Independientemente de las posibles motivaciones políticas detrás de la intervención de los rabinos, la cuestión de qué es lo que se considera como "cultura local", tanto en Jedwabne como en el Congo, requiere un análisis detallado. Schudrich es un judío de ascendencia polaca; nacido en Nueva York, se mudó a Polonia en la década de 1990 para trabajar en una fundación judía. No ajeno a la historia de Jedwabne, ayudó al Instituto Nacional de Recuerdos a localizar parientes de las víctimas y solicitarles sus testimonios y ofició allí en ceremonias recientes.[51] Sin embargo, en el momento de los esfuerzos de exhumación en Jedwabne, Schudrich estaba sirviendo como rabino de Varsovia. y Łódź,[52] ambas a cientos de millas de Jedwabne (en 2004, ascendió al puesto de Gran Rabino de Polonia). La autoridad de Schudrich para hablar en nombre de los judíos polacos, especialmente en un sitio histórico como Jedwabne es, en sí mismo, un tema divisivo para esta compleja comunidad de la diáspora.

En la novela gráfica de no ficción de Jérémie Dres, *We Won't See Auschwitz*, que explora la vida judía contemporánea en Polonia, un miembro de la Asociación Social y Cultural Judía de Polonia (TSKZ)[53] se refiere despectivamente a Schudrich como a "¡un estadounidense con ciudadanía polaca que habla el polaco repugnante! ¡Y él es el rabino de todo el país!".[54] Otro tema de la entrevista se refiere al renacimiento tan estrechamente asociado con Schudrich como a "una Disneylandia financiada por los estadounidenses para iluminar a los *pequeños polacos* sobre los judíos que vivían entre ellos".[55] Los otros rabinos que visitaron las exhumaciones de Jedwabne para expresar sus objeciones habían llegado desde Israel y Londres.[56]

Los temores de estos rabinos sobre la profanación de las fosas de Jedwabne no fueron unánimes entre las autoridades judías, como lo aclara el artículo del rabino Polak. Tampoco es seguro que se pueda decir que estas figuras hablaran en nombre de las creencias religiosas de los judíos asesinados en Jedwabne, o de los muchos judíos de la diáspora, muchos de ellos extremadamente laicos, con parientes enterrados en suelo polaco.[57] Después del Holocausto, los temas de la autoridad y de la voz de las víctimas y de los sobrevivientes fueron enormemente complicados, tanto por el alcance del asesinato masivo nazi como por el tamaño y la complejidad de la diáspora judía. En un nivel aún más profundo, se puede argumentar la perenne

---

51. Institute of National Remembrance, 8 de febrero de 2001; Oster 2011.

52. Lerner 2010.

53. Nota de las T.: Por su sigla en polaco.

54. Dres 2012, 61.

55. *Ibid.*, 181.

56. Barry, 1 de junio de 2001; "Polish Investigators" 2001.

57. Me cuento entre ellos. Por parte de mi padre, mis bisabuelos y todas mis tías abuelas y tíos abuelos, salvo uno, murieron en liquidaciones de guetos, campamentos y cámaras de gas en Polonia.

cuestión de qué *es* el judaísmo: una religión, una cultura o una etnia, cuán importantes han sido esas diferentes formas de identidad en la persecución histórica de los judíos, y cuán necesario es que todas estén presentes en la identidad judía contemporánea –y sigue siendo el trasfondo oculto debajo de todas las cuestiones de la memoria, de la profanación y de quién habla por los muertos en los sitios del Holocausto.

El verdadero alcance de la convicción religiosa, y las fuentes de autoridad a través de las cuales se expresa, son variables importantes cuando las fosas post-conflicto se declaran como sagradas. Otro es si estas objeciones o prohibiciones son exclusivas de las fosas *comunes*, en el contexto especial de la violencia. El artículo de MacDonald en el *Christian Science Monitor* retrata las circunstancias especiales de las violaciones de los derechos humanos ("Nuestros seres queridos han sufrido lo suficiente") como la razón principal por la que las personas religiosas se han opuesto a las exhumaciones forenses internacionales. De hecho, como escribe Renteln, muchas culturas y religiones (incluidos los hmong, judíos ortodoxos, musulmanes, mexicoamericanos,[58] y los navajos diné) observan prohibiciones en cuanto a interferir en la integridad física de *cualquier* cadáver. Estas creencias conducen a situaciones complejas cuando las autoridades nacionales quieren realizar una autopsia, incluso cuando no se han producido violaciones de los derechos humanos. Melanie Klinkner, quien exploró la posibilidad de hacer investigaciones forenses sobre las atrocidades del Khmer Rouge en Camboya, menciona como un posible obstáculo la creencia "de que los espíritus de aquellos que mueren de muertes no naturales no pueden descansar y, por lo tanto, pueden causar desgracias entre los vivos".[59] Esta creencia coloca a las víctimas de la violencia aparte de los muertos "normales", lo cual puede perturbar su descanso. Sin embargo, uno de los informantes camboyanos de Klinkne le advierte que exhumar cadáveres no es en general "aceptable para el pueblo camboyano",[60] lo que sugiere una prohibición más generalizada.

También es posible, en algunos sistemas culturales, que las fosas comunes estén menos sujetas a prohibiciones religiosas que las tumbas normales. En Guatemala, los sacerdotes recurrieron a los recursos y rituales de su fe para "pedir permiso" a Dios para exhumar a las víctimas de la violencia en sus aldeas. La prohibición de perturbar las tumbas, en general, permaneció vigente pero la divinidad también se mostró flexible, sensible a un contexto particular en el que los medios que normalmente están prohibidos (exhumación) podrían contribuir a fines sagrados (proporcionando un entierro cristiano). En su artículo, el rabino Polak reclama aún más firmemente que exhumar a los muertos de las fosas comunes no sólo está permitido sino

---

58. Renteln (2001) no explica si las creencias de los mexicoamericanos sobre la autopsia difieren de alguna manera generalizable de las creencias de los mexicanos en México.

59. Klinkner 2008, 16; véase también Cougill.

60. Klinkner 2008, 16.

también es *necesario*: en otras palabras, él ve a los rabinos en Jedwabne como si hubiesen malinterpretado las demandas de lo sagrado.

Por mucho que difieran estas perspectivas entre los líderes religiosos, las prohibiciones están unidas en el tratamiento de *lo sagrado* como el valor principal en el destino de las fosas comunes. Aunque aparezca en complejas interpretaciones textuales, el debate entre los rabinos en Jedwabne y el rabino Polak se reduce a la cuestión de qué es más sagrado: la ubicación de una tumba original y el resto inalterado de sus habitantes, o las leyes y rituales religiosas que rigen el entierro y que fueron violadas por aquellos que crearon las fosas comunes. Es importante distinguir este sentido compartido de lo sagrado, que puede existir incluso entre las partes en desacuerdo sobre el destino de una fosa común, de los otros usos del término. Cuando un periodista le preguntó a Laura García Lorca, la sobrina del poeta Federico García Lorca, si le molestaba la idea de dejar los restos de su tío en la zanja donde lo habían dejado sus asesinos, ella respondió: "¿Qué zanja? Es un lugar sagrado. Todos ellos [García Lorca y sus compañeros víctimas] están allí en buena compañía".[61] García Lorca enmarca su afirmación de que la fosa es sagrada –y por eso la oposición de su familia a la exhumación– en términos de solidaridad y justicia. La religión está involucrada mucho más oblicuamente.[62]

Si uno cree que molestar a una fosa es una ofensa *religiosa* contra lo sagrado y una perturbación para las almas muertas, uno lo creerá sin importar cualquier otro interés que favorezca una exhumación, esto a diferencia de la familia de García Lorca, que finalmente aceptó una exhumación por respeto a los deseos de las familias de las otras víctimas que, muy probablemente, estaban enterradas con él.[63] Incluso el rabino Polak discute con sus colegas con una interpretación opuesta *sobre las exigencias de lo sagrado*; él no dice que otras consideraciones puedan atenuar o alterar esas demandas. Una objeción religiosa a la perturbación de las fosas comunes es, en su carácter absoluto y en la consistencia interna de su lógica, tan firme como la lógica de "aparición con vida" lo fue en Argentina.

Recopilación de información, señalando límites

Anteriormente destaqué el desarrollo reciente y rápido de códigos de ética internacionales para equipos forenses involucrados en investigaciones de los derechos humanos. ¿Qué es lo que estos códigos les dicen a los expertos forenses en situaciones como las de Camboya, Congo o Jedwabne?

---

61. Citado en J. Anderson 2009, 48.

62. Los sentimientos de Laura García Lorca se hacen eco de los de un anciano compatriota que, según Leyla Renshaw, llegó al lugar de una exhumación de la Guerra Civil española para amonestar a los arqueólogos por alterar el terreno "¡hecho sagrado por los huesos de estos mártires!" (2011, 204).

63. Keely 2009.

Un documento crucial para buscar respuestas es el informe del Comité Internacional de la Cruz Roja (CICR) sobre "Los desaparecidos y sus familias".

La conferencia que precedió al informe, convocada en tres reuniones a lo largo de 2001, fue motivada en parte por los desafíos y controversias que surgieron durante las investigaciones forenses masivas, complejas y burocráticamente onerosas en la ex-Yugoslavia a mediados de los años noventa. Pero también fue, más específicamente, una respuesta a las experiencias desgarradoras que fueron exclusivas del Comité Internacional de la Cruz Roja.

Desde la Primera Guerra Mundial, el mandato de la Cruz Roja incluyó la documentación y búsqueda de personas desaparecidas,[64] así como la coordinación del intercambio de cuerpos entre ejércitos opositores. Originalmente, las listas de desaparecidos y muertos de la Cruz Roja incluían sólo hombres uniformados; sin embargo, cuando surgió una nueva era de conflictos intracomunitarios y grandes bajas civiles en la segunda mitad del siglo XX, los Convenios de Ginebra adoptaron protocolos adicionales para reflejar estas realidades.[65] La Cruz Roja, el mayor defensor de los Convenios de Ginebra, se encontró cada vez más a cargo de la búsqueda de civiles desaparecidos. Con este rol apareció un nuevo conjunto de dilemas, formulados de manera elocuente por Marco Sassòli y Marie-Louise Tougas:

> En muchos contextos, el CICR sabe, poco después de la guerra, que casi todas las personas desaparecidas están muertas... ¿Debería una organización humanitaria como el CICR destruir la esperanza cuando, a menudo, es imposible estar absolutamente seguro de que una persona desaparecida está muerta? ¿A la inversa, puede el CICR perpetuar el sufrimiento, aunque sea por omisión, simplemente porque no existe la certeza absoluta? ¿Debería el CICR dejar que las familias decidieran lo que quisieran? Su primera opción, aferrarse a la esperanza de que su ser querido esté vivo, no está en su interés genuino pues puede haber una alta probabilidad de que la persona esté muerta. Su segunda opción, insistir en la absoluta prueba de la muerte, también prolonga el sufrimiento, en los muchos casos en los que, tal vez, la prueba nunca aparezca.[66]

Eric Stover, uno de los principales actores en llevar la pericia forense a la Argentina en la década de 1980, viajó a Bosnia y a Croacia durante la guerra que disolvió Yugoslavia. En ese momento, él era el director de Médicos por los Derechos Humanos y sirvió, junto con Clyde Snow, como consultor de una comisión de la ONU que investigaba fosas comunes y otras violaciones del derecho internacional humanitario. Stover recuerda el asedio de Vukovar en 1991, una ciudad croata, como un momento decisivo para la

---

64. "History of the ICRC" 2010.

65. *Ibid.*

66. Sassòli y Tougas 2002, 728.

Cruz Roja, así como para la historia más amplia de la violenta disolución de la ex-Yugoslavia.

En el verano de 1991, tanto Croacia como Eslovenia declararon su independencia del gobierno de Slobodan Milošević, quien rápidamente envió al Ejército Nacional Yugoslavo (JNA)[67] a ambos territorios para recuperar el control sobre estos. A medida que la Guardia Nacional croata, sin entrenamiento y fuera de combate, comenzó a perder terreno ante el JNA, civiles, pacientes y combatientes croatas convergieron por seguridad en el céntrico Hospital Vukovar.[68]

En un principio, los representantes de la Cruz Roja en Croacia obtuvieron permiso para evacuar a los pacientes enfermos y heridos del hospital. Sin embargo, el comandante de la JNA incumplió su promesa, y el alterado personal de la Cruz Roja se vio oblgado a permanecer de pie y presenciar cómo los autobuses llenos de pacientes, personal hospitalario, civiles y combatientes pasaban casi rozándolos.[69] Más tarde, la mayoría de estas personas serían encontradas enterradas en fosas comunes en Ovčara, una zona agrícola al sur de Vukovar.

El estatus de la Cruz Roja como observador neutral y actor humanitario siempre ha sido un acto de equilibrio difícil, ya que la definición de "neutralidad" es más un arte que una ciencia.[70] Sin embargo, encontrarse en el papel de espectador impotente de una masacre en Croacia fue, según Stover, una fuente de dolor y consternación para una organización ya fuertemente cuestionada, que enfrentaba tensiones entre el personal de campo y los oficiales con base en Ginebra, la falta de recursos, y un mundo donde los terribles conflictos no escaseaban.[71]

La paz en la región no aliviaría estos desafíos para la organización. Después de la firma de los Acuerdos de Dayton en 1995 y del cese de las hostilidades, la Cruz Roja comenzó a recopilar sus listas de personas desaparecidas y a tratar de encontrar una respuesta para las esposas y otros miembros de la familia, atrapados en un limbo de incertidumbre. Su programa de "certificación de muerte" coincidía con las declaraciones de testigos con información sobre las personas desaparecidas reunidas gracias a varias de las nuevas autoridades gubernamentales de la ex-Yugoslavia. El programa estaba destinado a dar a las viudas y otros sobrevivientes certificaciones legales de sus pérdidas y permitirles seguir adelante. En cambio, causó indignación. En las "limpiezas étnicas" de la región, los miembros de la familia solían estar separados, los hombres y los niños eran masacrados mientras se salvaba la vida de las mujeres para ser sometidas, a menudo, a violaciones sistemáti-

---

67. Nota de las T.: por su sigla en cirílico.

68. Stover y Peress 1998, 103–4.

69. *Ibid.*, 105; Stover, entrevista telefónica con el autor.

70. Véase Barnett 2011; Forsythe 2005; Harroff-Tavel 2003.

71. Stover, entrevista telefónica con el autor.

cas.[72] A pesar de estos patrones de desplazamiento y reagrupación familiar, la Cruz Roja permitió que sólo miembros de la familia inmediata agregaran una persona desaparecida a su lista, excluyendo el testimonio de vecinos y otros testigos.[73] Para muchas mujeres que creían en rumores persistentes de que sus maridos todavía estaban vivos, el plan de la Cruz Roja para declarar a sus seres queridos muertos, basado en rumores y registros oficiales, sin un cuerpo u otro letrero material, era "inaceptable" en el mejor de los casos, y monstruoso en el peor de ellos.[74] Stover escribe: "Si bien los delegados de la Cruz Roja hubieran podido entregar las notificaciones de muerte de una manera más sensible y apropiada, ellos también fueron víctimas desafortunadas de las circunstancias. Además de las tropas de la OTAN, el CICR fue el más visible de todos los organismos internacionales y, por lo tanto, un objetivo fácil de desprecio".[75]

Independientemente de que la Cruz Roja hubiera merecido o no este desprecio, la organización que surgió de sus experiencias en la ex-Yugoslavia tuvo la evidencia de que su rol, como organismo de coordinación en la búsqueda de personas desaparecidas, requería de una intervención más directa en el destino de los restos materiales de esas personas, en otras palabras, de la medicina forense. La conferencia convocada sobre "Los desaparecidos y sus familias" constituyó un raro intento de reunir a casi todas las organizaciones involucradas en las investigaciones forenses internacionales. Sus hallazgos y recomendaciones se encuentran entre las mejores reflexiones disponibles hasta la fecha de un consenso en el campo sobre cuestiones tanto éticas como prácticas.

Como respuesta humanitaria a las cosas terribles y conflictivas presenciadas en la ex-Yugoslavia, el informe sobre "*The Missing*" (los desaparecidos) es un documento notable. Combina consejos prácticos con una profunda reflexión sobre las realidades posteriores al conflicto, el duelo y la ética de la exhumación y de la autopsia. En gran medida, cumple la esperanza de Lola Vollen de "capturar la sabiduría acumulada de los pasados esfuerzos en todo el mundo y comenzar el proceso de desarrollar un modelo integral para recuperar e identificar los restos de las víctimas de atrocidades a gran escala".[76] Cuando el informe se dirige brevemente a las creencias religiosas de los dolientes –y especialmente la creencia de que las tumbas son sagradas– revela involuntariamente tanto la dificultad del sujeto como la tentación siempre presente de las abstracciones evasivas.

El informe sugiere que la "expoliación y profanación" de los muertos debería convertirse en un crimen según el derecho internacional, incluso

---

72. Véase Stiglmayer 1994.
73. Stover y Peress 1998, 195; Wagner 2008, 91.
74. Stover y Peress 1998, 196.
75. *Ibid.*
76. Vollen 2001, 340.

cuando ocurre durante un conflicto dentro de las fronteras de una nación.[77] Para quienes trabajan en fosas, con los restos y con las familias de los desaparecidos, también recomienda las mejores prácticas para entrevistar a familiares, crear bases de datos de información *ante mortem* sobre el fallecido y manejar los cuerpos de manera sistemática para preservar la evidencia, un registro de la cadena de custodia y cualquier pista sobre la identidad individual.[78]

En otras palabras, la mayoría de las recomendaciones del informe tratan de cómo *juntar y preservar* información. Encuentran el punto de convergencia en una mezcla compleja de influencias: los métodos de la ciencia forense, el deseo de las organizaciones de los derechos humanos de crear un registro histórico preciso, la importancia de poner fin a la incertidumbre de las familias de los desaparecidos y de la misión permanente de la propia Cruz Roja para obtener acceso a las cárceles y a otras áreas sensibles de conflicto como un buscador neutral de hechos.

Sin embargo, otras recomendaciones tienen un tono más filosófico. En una sección sobre "Consideraciones sobre el significado de la muerte y recomendaciones para un comportamiento apropiado", el informe dice a los expertos forenses y otros trabajadores de ayuda humanitaria que "Respeten los restos; son parte de la persona fallecida y, como tales, son de alguna manera sagrados".[79] En un documento publicado por una organización secular,[80] esta es una declaración sorprendentemente inequívoca. En lugar de sugerir, simplemente, que muchos de los trabajadores de la Cruz Roja que ayudan en el campo creen que los cadáveres son sagrados, es declarativo: los cadáveres son (de alguna manera) sagrados. El lenguaje sugiere no sólo respeto por las creencias de los dolientes, sino identificación con su perspectiva. Abandona la distancia habitual que *vemos* en los textos humanitarios, entre las personas necesitadas y las que acuden en su ayuda: expertos y trabajadores sociales

---

77. Comité Internacional de la Cruz Roja 2003. El párrafo continúa: "La mutilación intencional de los restos antes de su repatriación como parte de una política generalizada y sistemática debe considerarse como una forma agravada del delito. La obstrucción intencional, la interferencia o la obstaculización del proceso de identificación de restos humanos con el fin de prevenir dicha identificación deberían ser castigados como un delito penal en la legislación interna". Entre muchos precedentes legales citados por la Cruz Roja, el Estatuto de la Corte Penal Internacional prohíbe los "atentados contra la dignidad personal", incluida la dignidad de los muertos (Comité Internacional de la Cruz Roja 2014, "Customary IHL-Regla 113. Tratamiento de los muertos").

78. En 2009, la organización colaboró en la aún más completa "Gestión de cadáveres después de desastres: un manual de campo para socorristas".

79. *International Committee of the Red Cross* 2003, 114.

80. Aunque el símbolo de la Cruz Roja en sí tiene una afinidad obvia con el simbolismo cristiano, la organización no está afiliada religiosamente, y otros símbolos, como la Media Luna Roja, el Cristal Rojo y el Escudo Rojo de David, han sido adoptados para diferentes contextos culturales.

cuyas propias creencias y culturas suelen volverse invisibles.[81] Por el contrario, en su propio conjunto de recomendaciones, el Equipo Argentino de Antropología Forense toma un tono más desapasionado, preservando esta distancia: "Las prácticas culturales y religiosas de los familiares con respecto a los muertos y a las ceremonias de nuevo entierro deben respetarse y tenerse en cuenta a medida que avanza la investigación".[82]

El informe luego delinea un conjunto de requerimientos específicos para expertos forenses: "Respeta los restos... Mutilarlos es profanarlos"; "El cuerpo nunca debe presentarse desnudo"; "Si el cadáver ha sido mutilado, las mutilaciones deben ocultarse en la medida de lo posible".[83] De hecho, desde una perspectiva forense, no se gana nada al presentar cadáveres desnudos a sus familias (siempre que puedan ser desvestidos cuando son examinados en la morgue) o en mutilarlos gratuitamente. Sin embargo, al no ofrecer una definición de "mutilación", el texto omite un área importante de controversia. Una experta forense como Clea Koff puede encontrar "cosas como extraer el pubis para obtener el sexo, o ver fragmentos de fémur para un muestreo de ADN" que son desagradables o incluso "horribles";[84] pero, finalmente, los justificará como males no gratos, *necesarios* al servicio de un esfuerzo mucho mayor y, en última instancia, mucho más *respetuosos*, un esfuerzo para contar la historia completa de lo que sucedió con esos cuerpos. Ella sólo puede ver el daño intencional, infligido con malicia (como la demolición de fosas por los militantes serbios) como la mutilación. Sin embargo, si se cree –como lo hacen muchas personas religiosas– que los cadáveres nunca deben ser molestados ni sometidos a autopsia, entonces los hombres con excavadoras y los patólogos con batas de laboratorio no son tan fáciles de distinguir: lo que los peritos forenses ven como "*males necesarios*" se ven como otra forma de mutilación. Sólo si la comunidad forense se encarga de definir la "mutilación", los expertos pueden estar tan seguros de que sus métodos son respetuosos.

Definir la "mutilación" y ocultar sus efectos a los dolientes puede ser la tarea de expertos humanitarios y forenses, pero el informe ofrece otros roles importantes para los líderes religiosos, a los que se refiere como "representantes de lo que es sagrado".[85] Dada la importancia, es una designación apropiada, más allá de cualquier doctrina religiosa en particular, de la *categoría* de lo sagrado como una fuerza que trabaja en el tema de las fosas comunes. Según el informe, estos representantes de lo sagrado pueden guiar a las familias a través del proceso de duelo, oficiar en funerales y mediar

---

81. Véase Dawes 2007, 33.
82. Argentine Forensic Anthropology Team 2010.
83. International Committee of the Red Cross 2003, 114–15.
84. Koff 2004, 57.
85. International Committee of the Red Cross 2003, 113.

entre expertos forenses y las comunidades.[86] Haciéndose eco de las ideas antropológicas sobre los sistemas de creencias en los que los muertos pueden contaminar espiritualmente el mundo de los vivos,[87] el informe reconoce que los ritos funerarios pueden ser "peligrosos" para una comunidad si no son realizados por una persona experta.[88]

Sin embargo, queda un enigma. Mientras en "Los desaparecidos y sus familias" se visualiza a los líderes religiosos trabajando junto a expertos forenses en roles complementarios, en Jedwabne fueron precisamente estos "representantes de lo sagrado" quienes cerraron las exhumaciones. Por un lado, el informe sugiere que los líderes religiosos deben interpretar o "representar" lo sagrado en nombre de sus comunidades. Por otro lado, también afirma que los equipos forenses llegan a la escena con su propia ética, tal vez incluso con su propia concepción de lo sagrado, que ven como compatible con sus técnicas científicas. Quizás porque los enfrentamientos alrededor de las fosas comunes en lugares como el Congo y Jedwabne eran aún nuevos en el momento de la redacción del informe, se deja sin explorar la posibilidad de que estos dos grupos –y dos maneras muy diferentes de pensar sobre lo sagrado de los muertos– podrían estar en conflicto.

Incluso el Equipo Argentino de Antropología Forense, conocido por su sensibilidad hacia las familias de los desaparecidos y el contexto local, recurre a proyecciones esperanzadoras cuando se enfrenta con la cuestión de las prohibiciones religiosas. Sus recomendaciones sobre "Exhumaciones y respeto por los ritos funerarios culturales y religiosos" dicen:

> A menudo hay formas no conflictivas de respetar la decisión de las "familias" de las víctimas en el caso extremo de su oposición total a la exhumación. Desde un punto de vista legal, esto a veces es posible ya que (1) la mayoría de los Tribunales y Comisiones ordenarán el trabajo forense en un número muy selecto de casos; y (2) para probar una masacre, por ejemplo, no todos los cuerpos deben ser encontrados y examinados. Desde un punto de vista histórico y de documentación, a menudo, podemos proporcionar una estimación de los individuos no exhumados.[89]

Al igual que la Cruz Roja, el equipo argentino se enfoca en situaciones "no conflictivas", las mismas situaciones de las que otros expertos forenses son menos propensos a necesitar las recomendaciones de profesionales experimentados y reflexivos. Además, como ilustraron las primeras exhumaciones en la ex-Yugoslavia, los dos tipos de resolución descriptos en las recomendaciones del equipo argentino –muestreo selectivo de tumbas

---

86. *Ibid.*, 114.
87. Véase Durkheim 1965; Douglas 1989.
88. International Committee of the Red Cross 2003, 113.
89. Argentine Forensic Anthropology Team 2010.

"representativas" para un tribunal, y la exhumación parcial de los cuerpos en una determinada fosa– pueden generar un gran descontento entre comunidades de sobrevivientes. En Jedwabne, reemplazar una exhumación completa con estimaciones calculadas sobre el número de individuos que había en las fosas –la única opción que queda para el Instituto de Recuerdos Nacionales después de la intervención de los rabinos– claramente, dejó lejos de estar satisfechos a los que esperaban una historia precisa de la masacre.

Algunos expertos forenses expresaron una humildad positiva sobre su condición de expertos visitantes en lugar de dolientes o de sobrevivientes. Sin embargo, dedicarse a este trabajo va de la mano con una convicción básica de que los cuerpos de las víctimas de atrocidades, si no son identificados en una fosa común junto con la evidencia de los crímenes cometidos contra ellos, están sufriendo una injusticia constante. Es una convicción que comparten los expertos forenses con los activistas de derechos humanos de todo el mundo y, con frecuencia, con las familias de los desaparecidos y otras partes locales interesadas. Las víctimas y los dolientes pueden tener muchas opiniones diferentes sobre lo que constituye la profanación y cómo mostrar respeto a sus muertos. El trabajo de los equipos forenses es tan complejo porque no sólo ofrece conocimientos científicos sino que, a través del proceso de exhumación e identificación, también se convierte en la voz de creencias particulares sobre lo que se les debe a los muertos.

¿Qué valor comparativo tienen estos imperativos de los derechos humanos frente a los reclamos sagrados? ¿Hay alguna manera de conciliar estas dos actitudes diferentes en lo que respecta a las fosas comunes o, cuando fracasa la reconciliación, una forma honesta de decidir cuál tiene mayor derecho sobre la tumba? Aunque estas preguntas en gran medida piden soluciones prácticas, también existe cierta confusión conceptual detrás de ellas. En lo que sigue, sin esforzarme por elaborar un nuevo conjunto de directrices (algo que sólo los profesionales están preparados para hacer), trato de aclarar la relación entre los derechos humanos y lo sagrado en el contexto único y altamente cargado de la fosa común.

Fundamentos sagrados

Las relaciones entre la religión, lo sagrado y los derechos humanos han sido polémicas desde el comienzo. El proceso de redacción de la histórica Declaración Universal de los Derechos Humanos, aprobada por las Naciones Unidas en 1948, fue largo y, a veces, muy rencoroso, a punto de desmoronarse en varios momentos clave.[90] La Comisión original de los Derechos Humanos de las Naciones Unidas, dirigida por Eleanor Roosevelt, consideró la idea de incluir una referencia a "Dios" o "el Creador" como la fuente de los derechos humanos, haciéndose eco de la afirmación de la Declaración

---

90. Véase Glendon 2001; Morsink 2011.

Americana según la cual los hombres "son dotados por su Creador de ciertos derechos inalienables". En última instancia, sin embargo, rechazaron esa idea porque veían estos términos como amenazas a la "universalidad del documento".[91] La comisión estaba preocupada de que no sólo los ateos, sino también aquellos cuya cosmovisión religiosa no incluía un solo Dios-creador no aceptaran ese lenguaje.[92] El preámbulo y el primer artículo de la declaración están colmados de un lenguaje secular muy conocido, en gran parte inspirado en la *"Déclaration des droits de l'homme et du citoyen"* y otros precedentes de la Ilustración, sobre la dignidad inherente a la persona humana, igualdad, libertad, paz, "hermandad" y "familia humana".[93] Unifica puntos de vista normativos sobre la naturaleza humana, la familia y la comunidad, el estado de derecho y las relaciones internacionales, evitando cuidadosamente cualquier lenguaje religioso de justificación.

Entre los representantes de la comisión hubo interpretaciones significativamente divergentes sobre cómo se eligió este lenguaje. La propia Eleanor Roosevelt, junto con P. C. Chang, un dramaturgo-diplomático chino y uno de los "líderes intelectuales" de la comisión, sintió que "aquellos que creían en Dios (…) todavía, podrían encontrar la idea de Dios en las fuertes afirmaciones de que todos los seres humanos nacen libres e iguales y dotados de razón y de conciencia". Al hablar sobre valores compartidos sin especificar ningún fundamento religioso particular para esos valores, Roosevelt escribió que la declaración "dejó que cada uno de nosotros aporte su propia razón".[94]

Por el contrario, Charles Malik –un filósofo educado en el Occidente que se desempeñó como representante libanés en la Comisión de Derechos Humanos (y que presidiría después de Roosevelt)– apoyó inicialmente una referencia a un "Creador" en la declaración. El lenguaje original que redactó para el Artículo 16, protegiendo el matrimonio y la familia, declaró que "la familia derivada del matrimonio" fue "investida por el Creador con derechos inalienables anteriores a toda ley positiva".[95] La comisión rechazó la frase y la posición de Malik parece haber evolucionado, hasta el punto en que en las reuniones finales del comité, no sólo aceptó el lenguaje propuesto por

---

91. Glendon 2001, 89.

92. La cuestión de la relación entre la religión y los derechos humanos ya había sido examinada por un Comité sobre las bases teóricas de los derechos humanos, encargado por la Organización de las Naciones Unidas para la Educación, la Ciencia y la Cultura (UNESCO) e integrado por intelectuales de diversas religiones y tradiciones culturales. Sin embargo, la lista de miembros del comité y las personas que consultaron (incluyendo luminarias como Mahatma Gandhi y Aldous Huxley) abarca mucho más "académicos y estadistas" (Glendon 2001, 51) que sacerdotes, rabinos, imanes o chamanes. El comité de la UNESCO encontró un apoyo significativo para la idea de los derechos humanos en varias tradiciones religiosas (Glendon 2001, 73-78).

93. *"Universal Declaration of Human Rights"* 1948.

94. Roosevelt 145–47.

95. Morsink 2011, 284.

Roosevelt y Chang, incluso lo defendió de un intento tardío de agregar una referencia a lo divino.[96]

Mary Ann Glendon, en su relato detallado de la redacción de la declaración, afirma que el apoyo final de Malik para el texto en su forma actual, sin referencias a un Creador, significaba que había "llegado al punto de vista de Chang y la Sra. Roosevelt",[97] pero en el proceso ella suprime una diferencia importante. Chang y Roosevelt propusieron que la relación entre los derechos humanos y la creencia en Dios podrían resolverse a través de la amplia evocación de valores como la dignidad y la igualdad de la declaración. Estos valores podían ser religiosos, pero no necesariamente *tenían que serlo*: ambas posibilidades, una base religiosa y una base no religiosa de derechos eran igualmente válidas y accesibles a la razón individual.[98] Malik estaba mucho menos satisfecho. Él escribió que los debates sobre referencias teológicas "a menudo se concluyen silenciosamente por la pura percepción de que el clima de opinión prevaleciente nunca admitiría tales términos".[99] En su opinión, la cuestión de los fundamentos religiosos de los derechos humanos no se *resolvió*, sino que más bien fue diferida debido a razones pragmáticas.[100] En un discurso de 1949 en el que reflexionaba sobre la redacción de la declaración, Malik todavía parecía insatisfecho con los intentos de articular una ética internacional sin referencia a lo divino. Hizo hincapié en la misma importancia de "las alegres libertades de las ciudades-estado griegas" y la "caridad cristiana" como "fuentes auténticas" de la tradición occidental, y criticó como "superficial" el intento del siglo XIX de "emancipar al (...) hombre de la posibilidad de cualquier dogma o fe".

La visión insatisfecha de Malik sigue viva. En un capítulo de su libro, *La idea de los derechos humanos: cuatro investigaciones*, el filósofo Michael

---

96. Glendon 2001, 161.

97. *Ibid.*

98. Johannes Morsink escribe: "La mayoría de las tradiciones religiosas involucradas en la redacción permitieron el acceso independiente a las verdades básicas de la moralidad y, por lo tanto, a una declaración secular" (2011, 285). En una elegante elaboración posterior de este enfoque de "consenso superpuesto" sobre los derechos humanos, la religión y la diferencia cultural, Abdullahi An-Na'im escribe: "La premisa de la igualdad requiere que ninguna tradición religiosa o cultural afirme ser la única base para la universalidad de los derechos humanos. En consecuencia, cuando las bases de los derechos humanos difieren entre culturas, debemos verlas como interdependientes y de mutuo apoyo, no antagónicas ni mutuamente excluyentes. La existencia de fundamentos variados para los derechos humanos es intrínseca a la empresa "de articular y promover los derechos en primer lugar" (2005, 61).

99. Citado en Glendon 2001, 161.

100. Tenía la compañía del delegado holandés, Leo Josephus Cornelis Beaufort, un sacerdote católico y consecuente campeón del lenguaje religioso en la declaración. Beaufort se quejó de que "no compartía la opinión de que las cuestiones controvertidas debían eliminarse para lograr la unanimidad" (citado en Morsink 2011, 289).

Perry se propone demostrar que los derechos humanos son "ineliminablemente religiosos". Al igual que Malik, Perry parece sentir que dejar sin especificar la relación entre los derechos humanos y la religión no es tanto un compromiso satisfactorio como una estrategia continua de evasión, privando a los derechos humanos de una justificación completa. Además, contribuye a un mayor empobrecimiento intelectual, a través del cual el cuestionamiento religioso (que es diferente del dogma o ritual religioso) es desterrado de la plaza pública al cortar el vínculo entre la moralidad y la cosmología. Ya no existe el sentido de que un informe sobre qué hacer con el sufrimiento humano esté ligado en primer lugar a responder preguntas sobre quiénes somos y por qué estamos en este mundo.[101]

Probablemente, el proyecto más amplio de criticar el secularismo no sea de ayuda inmediata para los expertos forenses que intentan descubrir hasta qué profundidad pueden cavar. Pero los argumentos de Perry merecen atención por la forma en que ayudan a caracterizar la confrontación entre los imperativos de los derechos humanos de los equipos forenses y de las prohibiciones religiosas, especialmente planteando la cuestión crucial del lugar de la *moralidad* en esa confrontación.

Perry comienza su capítulo con un epígrafe del historiador económico y crítico social R.H. Tawney (1880-1962): "La esencia de toda moralidad es esta: creer que cada ser humano tiene una importancia infinita y, por lo tanto, ninguna consideración de conveniencia justifica la opresión de unos por otros. Pero, para creer esto es necesario creer en Dios".[102] Aunque Tawney escribió este pasaje en 1913, antes del desarrollo de los derechos humanos en su forma moderna, capturó una idea cercana al núcleo de los derechos humanos: todo ser humano individual tiene una importancia que está en desacuerdo con cálculos utilitarios.[103] Para Tawney (y Perry), simplemente,

---

101. Perry 1998, 13–16.

102. Citado en Perry 1998, 11.

103. El ensayo de H. L. A. Hart *"Natural Rights: Bentham and J.S. Mill* "tiene un excelente debate sobre la incompatibilidad final de los derechos y el utilitarismo (1982, 79-104); el mismo sentido de incompatibilidad impulsa la crítica, enormemente influyente, de John Rawls sobre el utilitarismo y una visión alternativa de "justicia como equidad" en *A Theory of Justice* (véase 1999, 27-30). En realidad, aunque la Declaración Universal de los Derechos Humanos proclama la dignidad y el valor de cada individuo, así como sus derechos a la vida y a la "seguridad de la persona" (Artículo 3), no está claro si no permite una situación en la que el razonamiento utilitarista influya en la "importancia infinita" de toda vida humana. Aunque la declaración prohíbe prácticas intencionalmente abusivas como la tortura, en general se considera complementaria y no contraria a los Convenios de Ginebra, que permiten la declaración de guerra, el asesinato de soldados e incluso –en los casos en que se han tomado medidas apropiadas para evitar la innecesaria pérdida de vidas– algunas bajas civiles. En otras palabras, es probable que los redactores de la declaración, escrita después de la Segunda Guerra Mundial, pudieran imaginar situaciones en las que la importancia de la vida humana en general, o de los valores humanos básicos, requeriría la toma de vidas específicas. Al otorgar

no se puede proclamar la "importancia infinita" de la persona humana, en todas las situaciones y contra todos los desafíos, sin explicar la fuente de esa importancia. Además, la "dignidad inherente", como la razón y muchas de las otras cualidades enumeradas en las declaraciones de los derechos humanos, simplemente plantea la pregunta: ¿De dónde viene esa dignidad?[104]

Para Perry, la respuesta no es sólo una cosmovisión religiosa sino, más específicamente, el concepto de lo *sagrado*. Lo sagrado da voz a la idea fundamentalmente religiosa "de que todo ser humano es el hijo amado de Dios".[105] Por lo tanto, Malik tenía razón en sentir que la Declaración Universal de los Derechos Humanos carecía de una referencia a un "Creador", porque esta conexión con la fuente divina de toda vida es lo que le da a cada vida humana su valor intrínseco. A diferencia de Laura García Lorca, que atribuye "sacralidad" a la fosa de su tío en lenguaje secular e incluso político, Perry tiene cuidado de especificar que el núcleo religioso de lo sagrado no es adaptable ni negociable; escribe: "la convicción de que todo ser humano es sagrado –*sagrado en un sentido fuerte/objetivo, sagrado en lo que el mundo realmente es y no por lo que valoramos en el mundo*– es inevitablemente religiosa".[106]

"importancia infinita" –una frase que no se encuentra en la declaración misma– a toda vida humana, Perry puede ir mucho más allá de los reclamos del marco contemporáneo de los derechos humanos.

104. Véase Perry 1998, 12-13. En una reciente seguidilla de libros y artículos sobre la dignidad, filósofos e historiadores interesados en los derechos humanos han tratado de responder a esta pregunta. Véase Beitz 2013; Kateb 2011; Rosen 2012; Waldron 2012. Moyn 2013, en una revisión de algunas de estas obras, concuerda con el juicio de Perry de que una cosmovisión religiosa no puede separarse del llamado a la dignidad en tantas constituciones modernas y documentos de derechos humanos. Pero Moyn en su argumento enfatiza más las razones históricas que las conceptuales. La dignidad, escribe, se insertó en el discurso público global a mediados del siglo XX, principalmente por pensadores y políticos católicos. Estos líderes, lejos de ser radicalmente igualitarios, a menudo veían el principio de la dignidad humana inherente como perfectamente compatible con la jerarquía social, el antisemitismo y la creencia de que el "lugar [de las mujeres] estaba dentro del hogar".

105. Perry 1998, 26.

106. Perry 1998, 29, énfasis en el original. Perry está particularmente preocupado por el intento de un colega filósofo, Ronald Dworkin, de esbozar un concepto de lo "sagrado secular". Dworkin no está proponiendo lo sagrado secular como una base para los derechos humanos universales; más bien, lo ofrece como una forma de repensar el debate sobre el aborto en los Estados Unidos que, durante tanto tiempo, se ha visto estancado en el callejón sin salida de las posiciones "pro-vida" frente a "proabortistas". Ambas partes, en opinión de Dworkin, piensan que el Estado es correcto para tratar la importancia de la vida –su carácter sagrado, en su estilo– como un asunto público. Un lado ("pro-vida") considera que la vida es sagrada, en gran parte debido a la "inversión natural" que Dios o alguna otra fuente puso en su creación (p. 91); el otro lado ("a favor de la elección") tiende a enfatizar las elecciones y acciones por las cuales todas las personas "moldean sus vidas y, en

Si los derechos humanos en sí mismos se basan en una concepción irreductible y universal de lo sagrado –como argumenta Perry enérgicamente– esta percepción filosófica tiene una relevancia directa para los equipos forenses que enfrentan prohibiciones religiosas contra la exhumación. En el informe de la Cruz Roja, que afirma directamente que los restos humanos son "de alguna manera sagrados", los equipos forenses pueden encontrar que, al menos, comparten un lenguaje común con personas como los rabinos en Jedwabne. Aunque científicos, sacerdotes, imanes y rabinos no comparten todos las mismas tradiciones o textos, al menos pueden abordar el tema como una cuestión de desacuerdo entre los diferentes "representantes de lo que es sagrado" acerca de lo que exige exactamente lo sagrado. Aun así, una resolución fácil podría ser difícil de alcanzar, después de todo, incluso los rabinos todavía no están de acuerdo con la aplicación de la ley judía a las fosas comunes. Pero al menos desaparecería el sentimiento entre los científicos y creyentes que se miran los unos a los otros amargamente: un sentimiento difícil de no tener debido a la exhumación incompleta en Jedwabne.

Sin embargo, existe otro desacuerdo mucho más profundo. Está entre la manera en que los teóricos de los derechos humanos, como Perry, hablan de lo sagrado, y los tipos de afirmaciones sagradas que encuentran realmente las personas que realizan el trabajo diario de los derechos humanos. En los debates teóricos sobre los derechos humanos, lo sagrado aparece como una categoría *moral*. Parte de lo que impulsa la necesidad percibida de resolver su relación con el ascendente vocabulario moral de los derechos humanos es, entonces, la sensación de que los dos vocabularios comparten y, tal vez incluso, compiten en el mismo terreno, definiendo el valor moral de las personas humanas. En ninguna parte este vínculo se aclara más que en el argumento de Perry de que simplemente no podemos llegar a una afirmación defendible sobre que *"ciertas cosas no se deben hacer a ningún ser humano y ciertas otras cosas se le deben hacer a todo ser humano"*, su elegante encapsulación de la idea de los derechos humanos, sin basarse en "la convicción de que todo ser humano es sagrado".[107]

Las fosas comunes conducen a una comprensión muy diferente de la relación entre los derechos humanos y lo sagrado. La objeción religiosa básica contra las exhumaciones forenses no es que los expertos forenses subestimen o falten el respeto a los muertos. Más bien, es que al exhumar una tumba perturbarán un cierto orden. El cadáver, para los rabinos que detuvieron las exhumaciones en Jedwabne, es sagrado, y el espacio que ocupa

---

cierto sentido, se crean a sí mismas" (Kohen 2007, 9). Según Dworkin, el valor trascendente de este proceso de autocreación es también una forma de tratar la vida como sagrada. Como en realidad pocas personas de ambos lados valoran "elección" o "vida" excluyendo al otro, su sentido compartido (secular) de que las vidas humanas tienen una importancia sagrada puede permitir un equilibrio más pragmático de las prioridades en conflicto.

107. Perry 1998, 16, 29.

la fosa común es un mundo aparte. Entrar en esa zona con guantes de látex, retroexcavadoras y palas es profanar los lugares más sagrados. Así, el informe de Haglund sobre Jedwabne y otros relatos similares se centran en el riesgo de perturbación más que de inmoralidad o, incluso, de falta de respeto. El sacerdote maya que intervino en las exhumaciones en Guatemala, como lo describe Sanford, "pidió [permiso] a Dios para molestar a los huesos". En su crítica al camino subterráneo excavado en el monumento al Holocausto en Belzec, Polonia, el Rabino Weiss escribe: "El proyecto ya ha perturbado –y seguirá perturbando– las cenizas y los huesos que cubren toda la superficie del campamento y los restos humanos que se encuentran debajo... Nosotros [los judíos] santificamos a los muertos cubriéndolos, no cavando en ellos". Los problemas morales que surgen a causa de esta perturbación no se centran en el valor de personas individuales vivas o muertas. Tampoco especifican qué deberíamos hacer o qué no hacer los unos a los otros, cosas que Perry identifica correctamente como el verdadero tema de los derechos humanos. La violación que tiene lugar cuando los equipos forenses cavan en un espacio sagrado es categóricamente diferente de una violación de los derechos humanos. No es un ataque contra una persona humana, sino más bien sobre un conjunto de reglas o acuerdos de que ciertos lugares no son apropiados para entrar, que no pertenecen a la comunidad de los vivos sino a la de los muertos y, posiblemente, a lo divino.

Existe en realidad una larga tradición de pensamiento sociológico y antropológico que ha capturado con mayor precisión esta realidad, la cual está ausente en la teorización de Perry y de muchos de sus interlocutores. Esta define lo sagrado no tanto como un vínculo moral entre lo humano y lo divino, sino como una categoría social estableciendo límites. En la opinión del pionero e influyente sociólogo Emile Durkheim, lo sagrado es en realidad más universal para la cultura humana que cualquier moralidad. Además, la división que marca –entre lo sagrado y lo profano– es más rigurosa, más "absoluta" que la división moral entre el bien y el mal:

En toda la historia del pensamiento humano no existe otro ejemplo de dos categorías de cosas tan profundamente diferenciadas o tan radicalmente opuestas entre sí [como lo sagrado y lo profano]. La oposición tradicional entre el bien y el mal no es nada en comparación con esto; porque lo bueno y lo malo son sólo dos especies opuestas de la misma clase, es decir, moral, así como la enfermedad y la salud son dos aspectos diferentes del mismo orden de hechos, la vida, mientras que lo sagrado y lo profano siempre y en todas partes han sido concebidos por la mente humana como dos clases diferentes, como dos mundos entre los cuales no hay nada en común.[108]

Para Durkheim, lo sagrado está más entrelazado con la epistemología –preguntas sobre la naturaleza y el alcance del conocimiento humano– que

---

108. Durkheim 1965, 53–54.

con la moralidad.[109] Lo profano abarca el mundo que podemos conocer, tocar y comprender; lo sagrado es lo incognoscible e intocable.[110]

A diferencia de los argumentos en los que lo sagrado define la importancia intrínseca e infinita de las personas humanas, y por lo tanto se superpone a los derechos humanos, Durkheim ve lo sagrado en términos espaciales y materiales. Él escribe: "Una roca, un árbol, un manantial, un guijarro, un pedazo de madera, una casa; en una palabra, cualquier cosa puede ser sagrada".[111] Mientras que el informe de la Cruz Roja se refiere vagamente al cadáver como si fuera "de algún modo sagrado", Durkheim es más específico: "El hombre muerto es un ser sagrado. En consecuencia, todo lo que está o ha estado conectado con él está, por contagio, en un estado religioso que excluye todo aquello perteneciente a la vida profana".[112] El cuerpo muerto puede ser temido, reverenciado o ambos. Lo importante es reconocer la distancia que ha viajado desde nosotros, y la carga sagrada del espacio que lo rodea. Estudios posteriores que toman un enfoque histórico, antropológico o incluso literario han enfatizado que llamar a alguien sagrado no es establecer su valor intrínseco o su inviolabilidad; más bien, a menudo, es señalar su

---

109. Mary Douglas, reconociendo la influencia de Durkheim en *Pureza y peligro: un análisis de los conceptos de contaminación y tabú*, objeta la distinción que hizo entre la magia y la religión, que exilió los rituales de la higiene de su análisis de lo sagrado y de lo profano. Douglas argumenta que las ideas sobre suciedad e higiene son tan centrales para la organización social como lo es la religión para Durkheim. Además, ella lo encuentra demasiado absoluto en su descripción de lo sagrado y de lo profano: "La santidad y la impiedad, después de todo, no siempre tienen que ser opuestos absolutos. Pueden ser categorías relativas. Lo que es limpio en relación con una cosa puede ser impuro en relación con otra, y viceversa. El idioma de la contaminación se presta a un álgebra compleja que toma en cuenta las variables en cada contexto" (1989, 8-9).

110. Durkheim 1965, 55, 62. Del pasaje anterior, tomado solo, puede parecer que Durkheim está impaciente o incluso indiferente por la moralidad; sin embargo, este no es el caso. Tampoco está sugiriendo que no haya relación entre religión y moralidad. Si bien lo sagrado no es una categoría moral, la iglesia, afirma, es una "comunidad moral" (1965, 62). Es este aspecto de la religión –su capacidad para ligar y organizar comunidades morales, más que su atención a las categorías de lo sagrado y de lo profano– lo que tiende a conectarlo con las ideas sobre lo correcto, lo incorrecto y la importancia infinita de los seres humanos.

111. 1965, 52. Por lo tanto, Durkheim también evita la tendencia antropocéntrica en el trabajo de Perry y de otros teóricos centrados en los derechos humanos. Mientras afirma que sus observaciones sobre lo sagrado son culturalmente universales, Perry privilegia las cosmologías en las que los seres humanos se encuentran en el pináculo del orden de una creación divina. Para Durkheim, el objeto particular importa menos que el "espacio" que ocupa una vez que ha sido designado como sagrado. Una piedra sagrada participa, no menos que un ser humano, en lo sagrado y todas las cosas que van con él, como la veneración y el miedo.

112. Durkheim 1965, 435.

marginalidad de la comunidad que lo ha marcado como sagrado.[113] La pira o el altar es, generalmente, el siguiente y último destino para este ser sagrado.[114]

De este modo, el encuentro entre la ciencia forense y las prohibiciones religiosas tiene poco que ver con el valor que se les da a las personas humanas, con los desacuerdos morales, o incluso, con el estado ético del cuerpo muerto. Una de las razones por las cuales los autores del informe de la Cruz Roja ocasionalmente pueden comentar que un cadáver es "de algún modo sagrado" es, de hecho, porque las comunidades forenses, humanitarias y de derechos humanos, han mayormente evitado las preguntas filosóficas sobre qué significan los cuerpos muertos o qué es lo que les debemos. Por lo tanto, no existe un vocabulario alternativo de la práctica humanitaria o forense que compita con la idea religiosa de que los cadáveres y las tumbas son sagrados. El sentido de terreno compartido (de algún vínculo necesario pero inarticulado entre los derechos humanos y lo sagrado) que motiva tanta discusión teórica, resulta estar completamente ausente aun en una situación concreta en la que los derechos humanos y los reclamos sagrados se cruzan. También ausente es la visión optimista de que lo sagrado podría establecer un lenguaje nuevo y compartido entre los equipos forenses y los representantes de lo que es sagrado.

Dos árboles, diferentes raíces

A primera vista, puede parecer extraño que el informe de la Cruz Roja exprese su observación de que los cadáveres son "de algún modo sagrados" en medio de una discusión sobre la mutilación, la cual convoca imágenes de los cuerpos "humanos" encontrados en fosas comunes, que han sido violados, fragmentados y son poco reconocibles. Para aquellos que normalmente asocian lo sagrado con hermosos santuarios, objetos de museos o paisajes deslumbrantes, o con ideas elevadas sobre la importancia infinita de las vidas humanas, el enfoque en estos cuerpos abyectos es discordante.

De hecho, en esta parte clave del informe, los autores hacen eco de la versión matizada y ambivalente de lo sagrado que se encuentra en los escritos de Durkheim y otros. Los objetos, lugares y cuerpos sagrados inspiran respeto y horror, asombro y distancia.[115] Si lo sagrado se define puramente de la manera inequívoca y positiva que ofrece Perry –como una conexión con la imagen de un Creador divino–, el cuerpo muerto en descomposición y mutilado se vuelve difícil de reconocer como sagrado.

---

113. Girard 1977, 270–71.

114. Kohen 2007, 34; van der Ven, Dreyer y Pieterse 2005, 272.

115. Entre los teóricos de los derechos humanos, la descripción de Michael Ignatieff de lo sagrado como "algún reino que está más allá del conocimiento o de la representación humana" (2001, 84) se acerca, tanto en su sustancia como en su uso del lenguaje espacial, a la de Durkheim.

El informe de la Cruz Roja abre la puerta a una concepción más completa de cómo funciona realmente lo sagrado; en el proceso, también sugiere los límites de los derechos humanos como una ética para lidiar con las fosas comunes. A lo largo del informe, el proceso forense está explícitamente relacionado con la búsqueda de precisión histórica, la responsabilidad legal de los perpetradores de violaciones, y de los derechos y necesidades de las víctimas y los dolientes. Sin embargo, cuando comienzan a hablar de prácticas que se centran en el *hecho material* del propio cuerpo muerto, los autores pasan de los derechos humanos a otro lenguaje: el lenguaje ambiguo de lo sagrado. El informe parece decir que lo sagrado es más adecuado para el cadáver y la forma en que lo experimentamos –el hedor, la abyección, la reverencia, la necesidad de lo ritual– que los derechos humanos. Aunque no es un texto filosófico, el informe de la Cruz Roja brinda un apoyo importante a la opinión de que lo sagrado no es la raíz sino otro árbol.

A consecuencia de la atrocidad sufrida, toma lugar en las tumbas sagradas un encuentro entre una ética de búsqueda en expansión y un lenguaje relacionado con el trazado de límites en torno al conocimiento. A pesar de toda su complejidad científica y organizativa, existe una característica unificadora en las prácticas de los equipos forenses de derechos humanos: ya sea que se concentren en encarcelar a los perpetradores o en construir una historia a prueba de revisionistas, todos exigen acción. Los equipos deben *encontrar* la tumba, *reunir* la evidencia, *identificar* los cuerpos, y *documentar* sus hallazgos. La respuesta a lo desconocido, en ética forense, es encontrar respuestas (incluso si estas respuestas, producidas a través de un conjunto particular de tecnologías, sólo pueden capturar ciertos tipos de verdad, por ejemplo, un nombre, pero no una descripción matizada de las creencias políticas de la persona muerta). Cuando aparecen obstáculos a esa búsqueda, los expertos arman nuevas tecnologías, encuentran nuevos métodos y trabajan para que lo incognoscible sea cognoscible, excepto, por supuesto, en casos como Jedwabne, donde, a regañadientes, acordaron dejar tumbas designadas como sagradas.

Lo sagrado delimita ciertos espacios como inaccesibles para el conocimiento humano: no por limitaciones técnicas, sino porque las actividades y el conocimiento de la comunidad viva requieren límites, tanto voluntarios como involuntarios.[116] Frente al conocimiento humano y a las tecnologías en constante expansión, sirve preservar una línea del horizonte.

---

116. Es cierto que algunos comentarios judíos sobre la exhumación se centran principalmente en evitar la humillación de los muertos, una cuestión de honor y de respeto más que de límites. Sin embargo, otros textos se centran en la "confusión" experimentada por la persona muerta que, "temblando ante el juicio de Dios", repentinamente, es llamada al mundo de los vivos (Geller 1996, 414). Esta segunda preocupación trata mucho más sobre el límite entre lo sagrado y lo profano. La persona muerta, que se encuentra en el umbral de una entrada completa y permanente en lo sagrado, experimenta un retorno desorientador hacia un reino al que ya no pertenece. Hay, por lo tanto, una doble intrusión: la persona que lo desenterró se

Negociaciones

El informe de la Cruz Roja es correcto cuando indica que el conocimiento de lo sagrado y de lo profano tiene sus propios representantes, cuyo conocimiento experto es, a menudo, tan exclusivo como la capacidad del antropólogo forense de darse cuenta de la edad de un esqueleto al examinar los huesos. Los equipos forenses parecen entender que impugnar la base de las afirmaciones sagradas no sólo fracasaría, sino que también generaría acusaciones de arrogancia, incluso de imperialismo cultural, que sólo pueden dañar la misión y la reputación de sus organizaciones.

Sin embargo, a pesar de la sabiduría genuina y de las tentadoras sugerencias del informe de la Cruz Roja, generalmente, este y otros manuales similares de investigaciones forenses no logran anticipar gran parte de la complejidad real de las interacciones entre la ciencia forense y las creencias religiosas, entre tumbas sagradas y derechos humanos. El informe de la Cruz Roja advierte sobre las relaciones de poder que existen entre los trabajadores humanitarios y aquellos a quienes ayudan.[117] Sin embargo, abandona este análisis de poder cuando se trata del tema de los líderes religiosos. Los autores del informe parecen dispuestos a conceder plena autoridad a estos líderes sobre qué espacios son sagrados o profanos, y qué tipo de prácticas se permiten allí. Aun así, las figuras religiosas más fácilmente identificables o audibles no siempre tienen un reclamo incuestionable para encarnar los intereses de los muertos (que en realidad nunca pueden determinarse con certeza) o los deseos de las comunidades sobrevivientes. Tampoco deberían subestimarse las diferencias entre lo cultural, lo religioso y lo "local": el rabino Schudrich, por ejemplo, puede tener una forma de autoridad religiosa que lo faculta para hablar en nombre de los judíos polacos, pero su perspectiva histórica y su cosmovisión religiosa no representan a todas las personas –polacas, judías o ambas– que sienten una inversión en el destino de las fosas de Jedwabne y otras similares.

Las fosas comunes sagradas y los intentos de exhumarlas no son sólo otra historia de los derechos humanos donde "la justicia choca con la cultura".[118] Después de todo, los expertos forenses en este campo, altamente internacionalizado, tienen sus propias culturas, así como la cultura compartida de su profesión. Ademas, las comunidades de sobrevivientes y otras "locales" han demostrado estar bien versadas en el vocabulario de la justicia, ya sea que estén expresando el deseo de una historia precisa de atrocidad o los enjuiciamientos contra criminales de guerra. Renunciar a las peticiones de justicia con demasiada facilidad –porque la gente que las hace no usa túnicas

---

ha inmiscuido en un espacio sagrado y, a su vez, ha obligado a la persona muerta a inmiscuirse en el mundo profano de los vivos.

117. International Committee of the Red Cross 2003, 113.

118. MacDonald 2004.

sacerdotales, o no son lo suficientemente "extranjeras" o "cultas"– sería su propia forma de dañar la caricatura cultural, una comprensión exageradamente filosófica y subpolitizada de las diferencias entre los reclamos religiosos y los reclamos de los derechos humanos.

Los equipos forenses tienen razón al tomar muy en serio la creencia de que las tumbas son sagradas y no deben ser tocadas. También le deben a otras partes interesadas investigar cuidadosamente los reclamos sagrados y compararlos con otras prioridades, incluidas las que los propios equipos aportan al campo. Como escriben Mercedes Doretti (del Equipo Argentino de Antropología Forense) y Jennifer Burrell: "Los antropólogos no dictamos las reglas de juego, aunque tampoco las aceptamos pasivamente, especialmente cuando nos impiden investigar completamente un crimen".[119] Una ética de la escucha puede ser combinada con un saludable sentido del extraordinario potencial del trabajo de los derechos humanos forenses. La mayoría de los expertos forenses son conscientes del peligro de imponer sus métodos a personas que no quieren o no creen en su trabajo, pero existe el mismo peligro al pensar que cada voz opuesta representa a todas las personas que dice representar, que está basada en una buena comprensión de las prácticas forenses, o que automáticamente tiene el derecho de interponerse entre los científicos y las fosas comunes que contienen tanto evidencia de crímenes como de cuerpos que pueden ser devueltos a sus dolientes.

Hay una diferencia importante entre los reclamos sagrados y las condiciones en que se hacen. Los reclamos sagrados en Camboya, Congo y Polonia pueden todos compartir las mismas características básicas. Sin embargo, difieren significativamente en su contexto político y en la categoría de actor religioso o político que presenta el reclamo: si los rabinos y congregantes en Jedwabne, el rey Norodom Sihanouk y otros realistas en Camboya,[120] o el régimen ensangrentado y triunfante de Laurent Kabila en Congo. Los equipos forenses no pueden cuestionar fructíferamente el origen de lo sagrado, pero sí *pueden* analizar –y ya lo hacen– las políticas sobre el terreno de los lugares donde se encuentran fosas comunes; de hecho, ningún otro campo de profesionales o eruditos ha acumulado tanto conocimiento sobre estas políticas.

En el caso de Jedwabne, los diferentes "representantes de lo sagrado" discrepaban sobre si se podía realizar una exhumación y bajo qué condiciones. Lo que ha sido tratado como un conflicto irresoluble entre el Estado y la religión, o la justicia y la cultura, parece haber sido mucho más complejo. Por ejemplo, ¿por qué un rabino nacido en Estados Unidos, sus colegas de Israel y Londres y sus feligreses fueron considerados como mayores autoridades –o simplemente partes interesadas más importantes– que el rabino Baker y el rabino Polak, nacidos en Jedwabne, que aprobaron las exhumaciones? Tristemente, la exhumación de "compromiso" en Jedwabne

---

119. Doretti y Burrell 2007, 48.
120. Véase Cougill.

no parece haber estado a la altura de los estándares *ni* de lo sagrado *ni* de los derechos humanos. Nadie tiene motivos para celebrar: ni los rabinos y congregantes que creen que ni siquiera la exhumación parcial fue una profanación no deseada, ni aquellos que creen que los judíos masacrados aún merecen un nuevo entierro, y ciertamente tampoco Gross, Chodakiewicz o cualquier otro historiador que espera el informe definitivo de una terrible masacre. La conversación sobre exhumaciones en Jedwabne, como lo dice el fraseo elocuente y frustrado de Charles Malik, parece haber sido "concluida silenciosamente" debido al "clima predominante" en lugar de haber alcanzado una resolución.

Por ahora, sólo saldrá al campo el examen de estos asuntos y negociaciones sobre la base del caso por caso. Se podría hacer un valioso trabajo comparativo para entender qué hace la diferencia entre los lugares donde equipos forenses y líderes religiosos han trabajado juntos y los lugares donde han estado en desacuerdo. ¿Por qué podrían encontrarse compromisos satisfactorios en Guatemala e Indonesia, pero no en Polonia? ¿Es la doctrina religiosa judía más estricta que la fe en estos otros lugares, o hay factores políticos o históricos que tienden a afectar el grado en que las interpretaciones religiosas amigables con la exhumación están o no disponibles?[121]

Lamentablemente, para los equipos forenses no hay escapatoria de su rol como actores políticos que operan dentro de un paisaje de partes interesadas en competencia. Incluso cuando se someten a la afirmación de que las tumbas y los cuerpos son sagrados, esa decisión es *política* en el sentido de que crea ganadores y perdedores entre las comunidades con un interés en la exhumación (o en la no exhumación). Si las autoridades a veces pueden usar prohibiciones religiosas para enmascarar otros intereses, o si las opiniones de las figuras religiosas que más se hacen escuchar reflejan un consenso entre los dolientes, entonces puede haber ocasiones en que, como sugieren Doretti y Burrell, la aceptación pasiva puede no ser el mejor curso de acción. En estos casos, los equipos forenses necesitarán el mejor conjunto de herramientas para explicar, sin un falso manto de autoridad universal, por qué la demanda de investigaciones de derechos humanos debe ser escuchada tan abiertamente como las afirmaciones sagradas, y por qué a veces estas investigaciones pueden requerir el peligro de cometer lo que algunas personas considerarán una profanación. Es posible que tengan que movilizar a las partes interesadas locales que desean exhumaciones y pedirles que defiendan la causa de los

---

121. Por ejemplo, la comunidad de sobrevivientes en Guatemala constituye una mayoría indígena de larga opresión con un ardiente deseo de contrarrestar la negación oficial de las recientes atrocidades. Mientras tanto, los resurgentes judíos de Polonia representan una pequeña minoría que enfrenta una extinción casi total. Como se observó anteriormente, una exhumación de tumbas de sesenta años podría fácilmente (y en gran medida lo hizo) alterar las relaciones aparentemente pacíficas, y en ocasiones incluso afectivas, con la cultura polaca dominante. ¿Estos diferentes tipos de precariedad explican por qué una comunidad estaba más inclinada a ser flexible en sus interpretaciones religiosas que la otra?

derechos humanos, ya que, desagradablemente, este proceso puede llegar a parecer una campaña de relaciones públicas.[122]

Lo desagradable parece valer la pena. Donde los reclamos sagrados tienen la fuerza de la sinceridad –donde los dolientes, descendientes y otros con conexiones más íntimas con los muertos comparten la creencia de que las tumbas deben permanecer intactas– los equipos forenses estarían en lo cierto volviendo a casa. Donde estas condiciones no se cumplen, renunciar a una exhumación sin ensuciarse las manos (una especialidad, literal y metafóricamente, de los expertos forenses) sería abandonar no sólo su propia misión, sino también los deseos de las familias, los dolientes y otros que ven las fosas comunes no como un mundo prohibido, sino como una parte infernal de nuestro propio mundo, una parte que invita a que la conozcan y, de algún modo limitado, a ser reparada.

---

122. El Centro de Documentación de Camboya, o DC-Cam, parece haber sido particularmente efectivo y persistente en otorgar algunas concesiones a los realistas antiexhumación mientras también moviliza a los aliados entre el gobierno, el clero y la población para dejar claro que sus puntos de vista representan una minoría (Cougill).

Capítulo 4

Muertos sin derechos

"No ve lo esencial quien no puede afrontar las limitaciones".
Louise Glück, "El poder de Circe"

La silenciosa parte interesada

Tenía una última pregunta para Clyde Snow. Ya habíamos pasado una larga mañana en su sala bebiendo café guatemalteco que él había tostado en su casa, ya habíamos hablado sobre las posibles fuentes de error científico en la identificación de los desaparecidos de Chile, las frustraciones y las lecciones aprendidas de las investigaciones forenses en Bosnia y Congo, cómo demostrar que se habían usado armas químicas contra los kurdos en el Irak de Saddam Hussein, y muchas otras cosas. Antes de ir a almorzar, le pregunté si podía molestarlo con una pregunta más filosófica en comparación con los otros temas de los que habíamos estado platicando hasta entonces, una pregunta que había estado guardando para este encuentro cara a cara con la persona más importante de la ciencia forense de los derechos humanos. "¿Tienen derechos humanos los *muertos*?", le pregunté. "Si te presentaran un escenario del que ya se sabe que la evidencia legal de la fosa no iba a ir a ninguna parte, y que no había familiares sobrevivientes que se pudieran localizar y para quienes la identificación podría ser significativa, ¿todavía sentirías que valdría la pena gastar tiempo, esfuerzo y recursos para sacar gente de una fosa común sólo por su bien, a pesar de estar muertos?"

Snow, cortésmente, me dijo que era una buena pregunta, a lo que siguió la pausa más larga de la entrevista. Cuando comenzó nuevamente a hablar trató un poco de eludir la pregunta; primero habló de la importancia del conocimiento obtenido a través del estudio de los restos humanos ("Lo último que los muertos pueden hacer es enseñarnos"), y luego de los límites de la capacidad de cualquier persona para exhumar e identificar a todos los muertos en casos de muertes masivas como el tsunami del Océano Índico en 2004 o el terremoto de enero de 2010 en Haití. Dijo, "creo que tienes que ver las cosas desde lo que es factible", con resolución firme regresando a su tono. "Si vas a gastar millones de dólares repatriando a los muertos, habría que preguntarse si no es mejor invertirlos en escuelas y clínicas. Y tal vez sea una mejor forma, en muchas de estas situaciones, de conmemorar a los muertos. Plantar un árbol, plantar mil árboles".[1]

Era una respuesta práctica, incluso humana, a una gran pregunta abstracta. Sin embargo, también era extrañamente modesta proviniendo de un científico que había pasado una larga e interesante carrera exhumando y estudiando cadáveres, un hombre a veces llamado el "detective de huesos" y citado a menudo, rindiendo tributo a la autoridad del cuerpo muerto, al hablar contra asesinos y criminales.[2] En efecto, la persona que había sido pionera en la investigación de las fosas comunes en algunos de los peores sitios de masacre del siglo XX, "me decía debes saber cuándo apartar la vista de las fosas y fijarla en las condiciones que te rodean. Tienes que saber cuándo plantar árboles".

No me sorprendió por completo la respuesta. En todo el tiempo que estuve trabajando junto a expertos forenses, entrevistándolos, estudiando sus informes, folletos y sitios web, nunca los había escuchado hablar sobre las víctimas muertas a consecuencia de la atrocidad como si hubieran tenido derechos humanos. Si bien el pragmático asentimiento de Snow hacia las necesidades de los vivos y la magnitud del desastre es indudablemente una pieza crucial de esta historia, aún merece una exploración más completa. Después de todo, los silencios en el discurso pueden enseñarnos tanto como lo que se dice. Explorar la cuestión de si los cuerpos muertos en fosas comunes tienen algún derecho humano requiere pensar sobre la dinámica de la investigación forense y los contextos en los que tiene lugar, como lo hizo Clyde Snow durante nuestra entrevista. Pero también requiere una consideración cuidadosa de la naturaleza y el alcance de los derechos humanos.

Los derechos humanos, junto con el método científico, son el concepto de organización más crucial en el campo de la investigación forense internacional.[3] Junto con un punto de partida obvio para muchas investigaciones de fosas comunes (que generalmente se desencadenan por informes de violaciones de derechos humanos), los derechos humanos son ahora cada vez más vistos como parte de sus *resultados*. El derecho de las familias a conocer el destino de las personas desaparecidas, la importancia de la preocupación mundial por las víctimas de los derechos humanos y quizás incluso las actividades de las instituciones de derechos humanos (como los tribunales internacionales) se reafirman mediante procesos de exhumación e identificación de los muertos.

---

1. Snow, entrevista personal con el autor.

2. Gorner 1991.

3. Aunque una perspectiva "humanitaria" sobre las investigaciones forenses y las necesidades de las familias de los desaparecidos –descripta en el Capítulo 1– ha ido en aumento en la última década y ahora está entrelazada de maneras complejas con el discurso de los derechos humanos que fue más visible en Argentina, Guatemala, Ruanda, la ex-Yugoslavia y otros importantes proyectos forenses de los años ochenta y noventa.

La idea de los derechos humanos está estrechamente ligada a una serie de suposiciones sobre la legitimidad de la intervención en conflictos en todo el mundo y en los asuntos de estados soberanos.[4] Las cuestiones de derechos humanos también suelen tener ciertos elementos *narrativos* comunes,[5] y por lo tanto tienen un impacto sobre cómo se usa y se divulga la evidencia de investigaciones forenses –por ejemplo, la importancia de establecer ciertas categorías de personas como perpetradores, víctimas y, en ocasiones, espectadores, o en la clasificación de lo que a veces son distinciones bastante difusas entre combatientes y civiles. Sin embargo, a pesar de la presencia inevitable de las leyes de derechos humanos, de las organizaciones de derechos humanos y de la retórica de derechos humanos, en el trabajo de los expertos forenses, éstos han evitado, en gran medida, una pregunta problemática: ¿realmente tienen derechos humanos los cuerpos muertos?

Quizá cualquier persona sensata evitaría romperse la cabeza por ese motivo, sin embargo, vale la pena recordar que los expertos forenses en otros lugares han demostrado ser muy hábiles para interpretar e incluso innovar conceptos de derechos humanos en el trabajo que realizan, sobre todo en su enérgica articulación del derecho de las familias de conocer el destino de sus familiares desaparecidos.[6] Los derechos humanos son el tejido conectivo que se supone que vincula al experto forense que testifica frente a un tribunal de crímenes de guerra, al genetista trabajando para reunir a los niños desaparecidos con sus familias biológicas, al investigador desenterrando los cuerpos de guerrilleros con mentalidad liberadora, y muchos otros. Todos estos expertos, en diferentes contextos, persiguen los derechos de las víctimas, los sobrevivientes y los seres queridos para saber lo que realmente sucedió, para ver que se haga justicia, para que se conozcan sus historias y para llorar. En la era en la que los "derechos hablan" ocupa un lugar privilegiado en la justificación de la acción humanitaria, los derechos humanos de los muertos parecen ser un lugar natural para que los equipos forenses busquen la autoridad moral y política para el trabajo que realizan. Además, esa parte crucial del círculo que forman los derechos humanos en torno a la investigación forense internacional sigue sin dibujarse más allá del alcance tanto del vocabulario científico, como moral y político, que es empleado en el campo.

En su mayoría, en publicaciones de equipos forenses internacionales así como en informes de los medios, las investigaciones de fosas comunes se describen como una avenida hacia algún objetivo ético o político, básicamente, destinado a beneficiar a personas *vivas*: el final de la incertidumbre para las familias de los desaparecidos (que no saben si sus seres queridos están vivos o muertos), enjuiciamientos de criminales de guerra o estabili-

---

4. Véase Stacy 2009, 76–108; "A Solution from Hell" 2011.

5. Véase Wilson 1997; Dawes 2007.

6. Véase International Committee of the Red Cross 2003; Stover y Shigekane 2004; Wagner 2010.

dad política para una nación que sale de un conflicto. El cuerpo muerto es un "objeto de estudio" u "objeto de duelo",[7] a veces incluso un objeto de negociación política,[8] pero rara vez es descrito como beneficiario directo de las actividades de los equipos forenses. La persona muerta está más allá del dolor o de la alegría, según las suposiciones racionalistas del científico; puede ser conmemorada, incluso honrada, pero no *cambiada*. El cuerpo muerto, a diferencia de los dolientes vivos (que pueden avanzar a través de varias etapas del duelo que eventualmente logran "cerrar") es estático, un *objeto*, pero no un sujeto, del proceso forense. Derek Congram y Dominique Austin Bruno declaran con confianza que, "después de todo, estamos excavando a los muertos únicamente por el bien de los vivos".[9]

Esta lógica está en tensión con las creencias de muchas personas de que los cuerpos muertos habitan en un espacio sagrado separado del mundo de los vivos, pero no del todo pasivo en sus efectos sobre ese mundo. Tal vez este es un vacío que no se puede, y no se debe, salvar, después de todo, existen formas productivas para que los científicos forenses y los dolientes trabajen juntos sin compartir todos los mismos supuestos. Sin embargo, el silencio sobre los derechos de los muertos también introduce preguntas importantes y sin respuesta para las organizaciones de derechos humanos que llevan a cabo investigaciones de fosas comunes.

Por supuesto, no hay ninguna prueba de la existencia concreta e independiente de los derechos humanos para *nadie*, y mucho menos para los muertos. Ningún patólogo podrá abrir un cuerpo y encontrar, escondidos detrás del apéndice o enroscado alrededor del corazón, sus derechos humanos. Algunos filósofos han llegado a una prueba independiente de la existencia de los derechos humanos basada en argumentos racionales,[10] mientras que para otros, en la tradición de los "derechos naturales", son tan obvios como el hecho de que decir la verdad es mejor que mentir.[11] Otros, como

---

7.   Domanska 2005, 403.

8.   Verdery 1999.

9.   Congram y Bruno 2007, 47.

10. Véase Gewirth 1983.

11. Etzioni 2010, 191. Etzioni no deja completamente claro en su perspectiva si la naturaleza "autoevidente" de los derechos humanos se extiende solo a aquellos derechos clásicos, liberales y "negativos" mencionados específicamente en el texto –"que los seres humanos tienen derecho a no ser matados, mutilados o torturados" (2010, 189)– o a todo el corpus establecido en la Declaración Universal de los Derechos Humanos y los pactos y tratados internacionales resultantes, que incluyen un conjunto bastante ambicioso de arreglos económicos y sociales "positivos" a los que todas las personas tienen derecho (el derecho a la alimentación, a la vivienda, a la educación, al descanso y al esparcimiento, al matrimonio con una pareja elegida libremente, a afiliarse a un sindicato, etc.). La ausencia de tal discusión parece desafortunada, ya que los muchos críticos que han sostenido que los derechos humanos no son "evidentes por sí mismos", sino más bien flexivos con los valores de las sociedades capitalistas occidentales, han tendido a centrarse

Michael Perry, piensan que si creemos que la vida humana *"en realidad es"* sagrada, también podemos justificar la existencia de los derechos humanos, independientemente de las vicisitudes de dónde y cuándo se respetan, o no, esos derechos.[12] Sin embargo, cualquier mirada al mundo problemático que nos rodea parece apoyar la opinión de Hannah Arendt de que los derechos humanos sólo obtienen aceptación *práctica* entre las personas que son parte de una comunidad política capaz de escuchar sus reclamos y actuar para proteger sus derechos.[13] Los debates sobre si los derechos humanos tienen un "fundamento" lógico son interesantes. Aun así, parecen ser menos urgentes que una conversación que reconozca la influencia de los derechos humanos en los niveles internacionales, nacionales y comunitarios, y que a la vez reconozca el continuo fracaso del marco de derechos humanos, altamente desarrollado, y sus instituciones asociadas para aliviar muchos de los horrores que fueron diseñados para prevenir. Con esta realidad en mente, queda mucho trabajo por hacer para investigar en qué tipo de proyectos se traducen los derechos humanos: coherentes o contradictorios, liberadores o hegemónicos, adaptables a los nuevos desafíos (como el cambio climático), etc.

Arendt ve una conexión esencial entre los derechos humanos y la habilidad que tiene la persona que ha sufrido para reclamar esos derechos ante una audiencia. Aquellos que "ya no pertenecen a alguna comunidad" tienen una esperanza particularmente tenue de disfrutar de cualquier derecho humano.[14] Los muertos no están completamente fuera del alcance de varios tipos significativos de "pertenencia", los cuales no son todos religiosos o basados en rituales organizados. Pero, en la mayoría de los casos, no son miembros de las comunidades políticas creadas por el estado-nación moderno,[15] que es, la mayor parte de las veces, el garante aceptado de los derechos humanos. Tampoco son tomados en cuenta más allá de unas pocas reglas sobre el tratamiento y la repatriación de restos durante tiempos de guerra, por las leyes y tratados internacionales que brindan un recurso legal a aquellos cuyos derechos los estados-nación han violado o ignorado. La cuestión de si los muertos tienen derechos humanos, en los raros casos en que se ha abordado, tiende a generar ya sea un firme "no" o una defensa vacilante e intrincada.[16]

Preguntar si los cuerpos muertos en las fosas comunes tienen derechos humanos, siguiendo la lógica de Arendt, es realmente preguntar si todavía son parte de las diversas comunidades políticas que los rodean. El lenguaje

---

menos en las protecciones básicas contra el daño físico que hay en la declaración, que en los arreglos económicos y sociales que promueve.

12. Perry 1998, 28–29.
13. Arendt 1976, 290–302.
14. Ibid., 295.
15. Véase Mulgan 1999.
16. Para un estudio más detallado de los argumentos sobre la acción, la dignidad y los derechos de los muertos, véase Rosenblatt 2010.

de pertenencia y no pertenencia es uno de los principales determinantes de lo que constituye una comunidad, y los derechos humanos son ahora el lenguaje moral de mayor alcance que se utiliza en la escena internacional. ¿Qué significa para las organizaciones y las personas que viajan por el mundo desenterrando a las víctimas muertas de la atrocidad ver su trabajo a través de la lente de los derechos humanos? ¿Qué preguntas los ayudan a responder los derechos humanos, y qué preguntas nuevas plantean? No hay nada teórico o quijotesco en estudiar cómo los equipos forenses hablan o no sobre los derechos humanos, sobre los cuerpos muertos que hay entre ellos, y qué líneas trazan entre los dos. El esfuerzo es, de hecho, esencial para entender a los equipos forenses como comunidades políticas y qué rol juegan los propios muertos en un proyecto global de exhumación cada vez mayor.

La paradoja de los derechos humanos para los muertos

Hay una paradoja básica en hablar sobre las investigaciones de fosas comunes como una forma de trabajo de derechos humanos. La paradoja es que los equipos forenses internacionales llegan a las fosas comunes sólo *después* de que los derechos más fundamentales de las personas en las fosas ya han sido violados. Operan en un escenario que está teñido por el fracaso: el fracaso de los gobiernos para preservar las instituciones democráticas y proteger los derechos básicos; el fracaso de otras naciones para intervenir contra el genocidio de manera pronta y efectiva (si en el contexto particular tal intervención fuera incluso posible); y el fracaso moral cotidiano de los seres humanos que asesinan, violan y torturan en nombre de ideologías destructivas. Rony Brauman, expresidente de Médicos Sin Fronteras, dice: "Cuando uno habla de un fracaso, uno implica que podría haber habido éxito. Me cuesta imaginar lo que sería un éxito humanitario en situaciones donde la violencia es en sí misma el signo del fracaso. Como humanitarios, nos inscribimos en el fracaso".[17]

En el caso de los científicos y trabajadores humanitarios que trabajan para equipos forenses internacionales, trabajar largos días en medio de la evidencia material de un sufrimiento humano irreversible puede causar una sensación particularmente aguda de que es "demasiado tarde para los derechos humanos". Los expertos forenses generalmente miden su trabajo en términos de cuántos autores han sido condenados o de cuántos restos de personas han sido identificados y devueltos a sus familiares. Las condenas, las identificaciones y los informes publicados proporcionan puntos de referencia concretos para presentar objetivos cuantificables a los donantes y mantener a la gente motivada para realizar este trabajo agotador, aunque también explican algunas de las razones políticas y morales más importantes para exhumar fosas comunes.

---

17. Citado en Dawes 2007, 18–19.

Sin embargo, como lo ilustran los problemas desde la reforma escolar a las crisis financieras, las variables que son más fáciles de cuantificar y medir no son necesariamente las únicas o las más importantes. Además, hay una política para todo tipo de medida. Solemos proceder desde la suposición de que el acto de medir es lo que viene después del proceso de ser medido: se planta un bulbo y luego se observa cómo, poco a poco, los brotes surgen de la tierra. Pero, en realidad, especialmente en un entorno institucional complejo, la medición empieza a crear un circuito de retroalimentación en el cual la acción original, ahora que se mide, está cada vez más influenciada por la medición misma. Un ejemplo famoso de este fenómeno es la controversia sobre la "enseñanza para la prueba" en las escuelas de EE.UU., en las que en las últimas décadas se ha implementado una proliferación de nuevas evaluaciones para medir el aprendizaje de los estudiantes. Las medidas, diseñadas como formas de examinar cómo las escuelas y los docentes estaban haciendo su trabajo en ocasiones han servido para remodelar el plan de estudios y la vida cotidiana en el aula, e incluso el objetivo de la enseñanza en sí misma, así como crear incentivos para engañar.[18] "Incluso si la medida, cuando se la concibió por primera vez, era una medida válida, su propia existencia normalmente pone en movimiento un tren de eventos que socava su validez. Vamos a llamar a esto un proceso mediante el cual 'una medida instala un comportamiento'", escribe el antropólogo político James C. Scott.[19]

Los puntos de referencia actualmente utilizados para medir y evaluar las investigaciones forenses internacionales captan gran parte de lo que es importante para las partes interesadas vivas, así como lo que también podría razonablemente suponerse que es importante para las víctimas muertas por violaciones de los derechos humanos. Ayudar a las familias a descubrir lo que realmente sucedió con los desaparecidos, condenar a los criminales de guerra y violadores de los derechos humanos, y establecer un registro histórico respaldado por la ciencia, cada una a su manera, son formas indirectas de respeto hacia los muertos.[20] Pero los expertos forenses también trabajan

---

18. Véase Aviv 2014.
19. Scott 2012, 114.
20. Sin embargo, incluso esta presunción, como hemos visto en capítulos anteriores, está sujeta a algunas dudas y precauciones. En vida, algunos de los muertos pueden haber compartido los puntos de vista acerca de la sacralidad y del estado intocable de las fosas descriptas en el Capítulo 3. Otros, en contraste, pueden haber sido ateos que ahora se sorprenderían o se enojarían de encontrarse enterrados en una forma religiosa, ya que la constelación de identidades nacionales post-conflicto se reordena (véase Wagner 2008, 216), o de ser recordados póstumamente como mártires de un movimiento político con el cual su relación en vida era mucho más ambivalente. En la medida en que la exhumación es sólo el comienzo de un proceso que continúa a través de la identificación, el reconocimiento por los vivos y la conmemoración, hay numerosos lugares donde las necesidades y deseos de los vivos, así como las identidades que elaboran para los muertos, pueden diferir radicalmente de los deseos e identidades que los muertos mismos habrían reconocido.

para y con los muertos de maneras mucho más directas y concretas. Hay una dimensión ética importante de las investigaciones forenses internacionales que, en palabras de Michael Barnett, aún "queda fuera del alcance del modelo".[21]

Mercedes Doretti, del Equipo Argentino de Antropología Forense, ve la tarea de pegar las piezas de una calavera, tarea pequeña, casi mecánica, como una forma de "reparación".[22] En las últimas décadas, los equipos forenses han expandido sus actividades y se ocupan no sólo de las tumbas, sino que también ofrecen asistencia psicosocial a las familias y capacitación a los profesionales locales de la salud, pero su característica más singular sigue siendo la de desenterrar a los muertos. Lo hacen de una manera que requiere habilidades especiales porque el proceso forense es, a la vez, *conservador* y *transformador*. Se deben preservar las pruebas, tomar fotografías, llevar un registro de la posición de los cuerpos asociándolos con la ropa y, a fin de cuentas, idealmente, los restos anónimos se convertirán en cuerpos con nombres, las fosas comunes en tumbas, cementerios o monumentos. ¿Corresponde esta compleja y profundamente ética actividad a alguna forma de derecho humano? Si no, ¿qué otro lenguaje lo expresa? ¿Se puede medir, se debería?

En ciertas jurisdicciones políticas los muertos tienen derechos legales, como el derecho a que no se trafique con ellos, a que no se los diseccione sin consentimiento o a no ser utilizados sexualmente.[23] Pero todas las complejidades que uno encuentra cuando se trata de cuerpos muertos, en el contexto doméstico se magnifican muchas veces en la relación entre las víctimas muertas por la atrocidad, los proyectos globales de justicia transicional y la revelación de la verdad, y los derechos humanos universales. Los derechos humanos tienen la intención explícita de trascender las leyes locales y exigir una preocupación internacional, si no una acción internacional inmediata. ¿Los cuerpos muertos arrojados a fosas anónimas sufren "crímenes contra la humanidad" como los vivos, lo que significaría que sus destinos nos conciernen a todos, sin importar cuán lejos estemos de sus tumbas? ¿Tienen derecho a un trato digno en la muerte –un estándar que, para complicar las cosas, varía enormemente según las culturas[24]– del mismo orden y magnitud

---

21. Barnett 2011, 216.

22. Citado en Tippet 2009.

23. Véase Smolensky 2009.

24. La *Historia* de Heródoto contiene una anécdota útil: Darío, el rey de Persia, preguntó a dos grupos de hombres –uno compuesto por griegos y otro por indios "callatinos"– si, a cualquier precio, intercambiaban costumbres con respecto a los muertos. Los griegos tendrían que canibalizar a sus padres muertos, y los callatinos quemarían los cuerpos de sus padres (nadie parece terriblemente preocupado por las madres en esta historia). Ambos grupos lloraron al pensar en tales "horrores" y se negaron (1998, 228). El punto de Heródoto, que ha sido llamado un ejemplo temprano de relativismo cultural, no es solo que cada cultura privilegia sus propias costumbres, sino que las costumbres, aparentemente motivadas por el mismo sentimiento, pueden terminar pareciendo, cuando se ven a través de los ojos de

que los derechos humanos que se violaron mientras vivían? ¿Es una violación de los derechos humanos lo que hicieron las fuerzas de seguridad en la Argentina cuando enterraron cuerpos en cemento,[25] o cuando arrastraban cuerpos de una tumba a otra para hacer casi imposible su identificación, como lo hicieron las fuerzas serbo-bosnias con las fosas comunes en Bosnia?[26]

Respetar los derechos, comprender sus límites

Hay verdad en la afirmación de Hannah Arendt que se puede aprender el lugar que ocupan un grupo de personas en una comunidad política a partir de los derechos que disfrutan o no. Sin embargo, esto no significa que cada violación de los derechos humanos de un individuo en particular constituya un argumento que nos permita afirmar que el consenso social en torno al marco de los derechos humanos es inexistente o se está desmoronando.[27] Es la misma Arendt la que diferencia entre los grupos históricos particulares que son el sujeto de su propio argumento sobre los límites de los derechos humanos (refugiados y apátridas privados durante toda la vida, e incluso por generaciones, de pertenencia significativa en cualquier comunidad política), y las muchas personas que sufren, cada día, violaciones de derechos humanos dentro de las comunidades políticas existentes que no están cumpliendo sus más altos propósitos cuando esas violaciones toman lugar. El argumento de Arendt, al considerar a los refugiados y a las personas apátridas, era que el mundo entero podía negarles sus derechos sin que nadie fuera directamente responsable de este fracaso. No había nadie a quien llamar hipócrita porque ninguna comunidad política reclamaba a estas personas como sus miembros. El lenguaje utilizado por un líder como Martin Luther King Jr. –hablaba de un continuo contraste entre la "promesa de democracia" y el "objetivo de América" con la realidad de la segregación racial[28]– muestra cómo la idea de pertenencia, incluso cuando se viola continuamente, proporciona al oprimido un cierto fundamento para defenderse, algún reclamo público que hacer.

Una persona viva puede sufrir las peores violaciones de los derechos humanos y aun así *tener* esos derechos. Mis abuelos fueron víctimas de una violación constante y de larga duración de sus derechos cuando estuvieron prisioneros en los campos de concentración nazis. Pero después de su liberación, en Suecia, una vez más disfrutaron de muchos derechos humanos, desde el más básico (el derecho a la vida) hasta el más complejo (el derecho a la libertad de circulación a través de las fronteras, que, finalmente, utili-

---

otros, completamente contrarias al sentimiento original, incluso blasfemias contra ese sentimiento.

25. Cohen Salama 1992, 233–34.
26. Véase Koff 2004; Stover y Shigekane 2004; Wagner 2008.
27. Véase Etzioni 2010, 194–95.
28. Véase Asad 2000, para. 28.

zaron para recuperar algunas posesiones que tenían en su Polonia natal y establecerse en los Estados Unidos).

El peligro de llamar refugiados, apátridas, prisioneros y otros "sin derechos", un término utilizado por Arendt y muchos críticos contemporáneos,[29] es que vuelve estática y sin esperanza una situación que está abierta al cambio. De esta manera, parece naturalizar la violencia de los perpetradores y la indiferencia del mundo. "Desprovista de derechos" es una descripción de la persona, mientras que las violaciones de derechos son *acciones* que pueden ser protestadas, reconocidas y revertidas. Puede ser extremadamente difícil –en términos prácticos y legales– ofrecer a las víctimas de violaciones graves y continuas de los derechos la posibilidad de disfrutar de sus derechos nuevamente. El trabajo diario y arduo de todo tipo, desde el activismo de base hasta las grandes reformas institucionales en la gobernanza nacional e internacional, es la única manera de reconocer, una vez más, los derechos básicos de generaciones de personas que viven en campos de refugiados, mujeres y niños víctimas de tráfico de prostitución, o las personas que, en el momento de este escrito, continúan detenidas sin cargo en la prisión de los Estados Unidos en la Bahía de Guantánamo, Cuba. Pero mientras una persona tenga un futuro, siempre es posible que sus derechos vuelvan a ejercer alguna fuerza, sin importar lo que haya sufrido.[30] Este es el momento de decir que los derechos humanos son *inalienables*: pueden ser violados, pero no quitados.

Los cuerpos muertos se pueden perder. Pueden ser reducidos a cenizas y dejados a merced del viento como en Auschwitz, vaporizados como en Hiroshima y Nagasaki. Si bien podría ser legítimo hablar sobre ciertos reclamos que estas personas fallecidas hacen sobre las instituciones que las sobreviven (por ejemplo, para que la herencia se distribuya de acuerdo con sus deseos),[31] parece casi imposible imaginar que una persona vaporizada, una persona convertida en ceniza, una persona cuyo cuerpo se pierde irrevocablemente, pueda tener derechos humanos. En el sentido más básico y material, se ha ido el tema de los derechos; es, de hecho, demasiado tarde para los derechos humanos. Pienso en Miriam, la hija de tres años de mi abuelo, asesinada por los nazis en Polonia. No tengo idea de dónde podrían estar sus restos. Puedo llorarla, "recordarla" de manera indirecta y buscar la poca información disponible sobre ella. Pero no hay forma de que pueda respetar sus derechos humanos.

Esto es lo que realmente significa la violación de los muertos. Tal vez no es moralmente equivalente a las violaciones de los vivos porque no

---

29. Arendt 1976, 295–96.

30. Por esta razón, según James Ingram, Arendt en realidad estaba buscando no prescindir de la idea de los derechos humanos, sino más bien enfatizar la importancia de "expandir las condiciones para la participación en la vida política" como una forma de traer los derechos desde un ideal elevado a una realidad vivida (2008, 412).

31. Véase el argumento de Callahan de 1987 de que incluso los derechos de este tipo, en realidad, pertenecen a los herederos vivos en lugar de a los benefactores muertos.

sabemos qué sufrimiento, si es que lo hubo, les causó a los muertos. Pero tiene su propio horror especial. La violación de los muertos puede volverlos permanentemente "sin derechos" en un sentido *definitorio*, precisamente el sentido que no podemos ni deberíamos usar para los vivos. Las cámaras de gas, las bombas atómicas y las formas más crueles de violencia pueden quitarles a los muertos cosas que nunca se pueden devolver: su identidad, su lugar en el mundo, sus cuerpos. El elemento crucial de la visión moral de los derechos humanos es que son inalienables: que el intocable, el prisionero del campo de concentración, la persona encerrada en una escuálida habitación de hotel o en la parte trasera de una camioneta todavía pueden aferrarse a ellos como reclamo, esperanza y reprimenda. El hecho de que los muertos puedan estar tan claramente y absolutamente más allá de cualquier esperanza de poder restaurar sus derechos significa, en primer lugar, que nunca tuvieron derechos humanos.

Este horror, el horror de la violación permanente, obsesiona a la práctica de la investigación forense internacional. Los equipos forenses trabajan con recursos limitados, en lugares donde el clima, los límites del conflicto, las minas terrestres y la descomposición de los restos, pueden hacer que les sea imposible encontrar y exhumar cada fosa. Incluso en Bosnia, donde se hicieron esfuerzos multimillonarios, sin precedentes, a lo largo de décadas para identificar a los muertos, no todas las fosas han sido exhumadas y no todos los cuerpos han sido identificados.[32] En muchas de las fosas que han sido exhumadas, los cuerpos –que los perpetradores trasladaron de tumba en tumba en un esfuerzo por ocultar y destruir evidencia– son fragmentos desgarrados y mezclados. Al describir los desafíos que enfrentan los expertos forenses que intentan identificar a los desaparecidos en el Patio 29, la fosa común más infame de Chile, Paco Etcheverría nos pide que imaginemos un avión lleno de pasajeros no registrados que se estrella contra la cima de una montaña y todos mueren. El avión se incendia al chocar, dañando irreparablemente los restos de algunos de los pasajeros. La cima de la montaña es, en realidad, un cementerio lleno de cuerpos cuyas muertes no tenían nada que ver con el accidente aéreo. Cuando los investigadores descubrieron el sitio del accidente una década más tarde, se enfrentaron a un paisaje subterráneo que contenía los cuerpos que estaban buscando, y otros cuerpos de personas que habían muerto en circunstancias no violentas.[33]

En circunstancias como estas, algunos de los muertos pueden llegar a ser identificados; muchos no lo serán. ¿Se puede ganar algo si seguimos utilizando el lenguaje de los derechos humanos como una promesa, incluso cuando nunca va a ser plenamente realizada? ¿Deberíamos hablar de personas muertas que tienen derecho a ser identificadas cuando tantas otras nunca lo tendrán?

---

32. Véase S. Anderson 2014; Wagner 2008.
33. Citado en Bustamante y Ruderer 2009, 51.

Los teóricos de los derechos humanos han asumido una serie de posiciones diferentes sobre la importancia de la "viabilidad" de los derechos humanos, en otras palabras, sobre si algo debe ser realizable para llegar a ser un derecho humano. Michael Ignatieff escribe:

> Los derechos y responsabilidades implicados en el discurso de los derechos humanos son universales, pero los recursos de tiempo y dinero son finitos. Cuando los fines morales son universales, pero los medios son limitados, la desilusión es inevitable. El activismo por los derechos humanos sería menos insaciable y menos vulnerable a la desilusión si los activistas pudieran apreciar en qué medida el lenguaje de los derechos impone -o debería imponer- límites sobre sí mismo.[34]

Una brecha demasiado grande entre los principios de los derechos humanos y el mundo en el que se llevan a cabo, dice Ignatieff, es perjudicial para el proyecto de los derechos humanos en su conjunto. Esta advertencia parece particularmente pertinente para las investigaciones forenses internacionales, agobiadas como están por las débiles esperanzas y el profundo pesar de las familias de los desaparecidos, así como por los difíciles equilibrios necesarios para la estabilidad política en los escenarios posteriores al conflicto.

La "factibilidad" es, en la mayoría de los casos, una descripción de lo que las instituciones y comunidades humanas son o no capaces de lograr: una mezcla de hechos sobre el terreno y los factores políticos y sociales de fondo. Hay condiciones inmutables del mundo: en la analogía de Etcheverría, el avión que se incendia es un ejemplo. Luego hay factores políticos y sociales de fondo, como la falta de registro de los pasajeros a bordo del avión. Es crucial reconocer la diferencia entre estos dos tipos de fenómenos, ya que sólo entonces se puede trazar una línea entre los derechos humanos como un conjunto de afirmaciones sobre lo que podemos (o tenemos el derecho a) esperar, y los derechos humanos como una lista de las expectativas imposibles y contraproducentes.[35] Errar en cualquier dirección tiene su costo: si Ignatieff está en lo cierto, en cuanto a que los derechos humanos deben ir acompañados de una aceptación pragmática de los límites, también debe reconocer que la presentación de las realidades sociales como hechos "naturales" es el mecanismo principal de la ideología, y el mayor obstáculo para una práctica genuinamente liberadora de los derechos humanos.

Un mundo donde nadie sea torturado, o un mundo donde todos tengamos atención médica básica, parece estar muy lejos dadas las circunstancias actuales. Pero no existe un límite específico en cuanto a la intervención humana que nos impida lograr estas cosas. Todos tenemos la libre voluntad de no torturar, y aunque la atención sanitaria básica mundial fuera un proyecto institucional y redistributivo sin precedentes, ninguna barrera natural lo

---

34. Ignatieff 2001, 18.

35. Sobre el significado de esperanza versus expectativa, en una respuesta a Ignatieff, véase Cohen 2004, 191.

hace imposible. Articular estas cosas como derechos, entonces, es la chispa transformadora sin la cual el proyecto de derechos humanos perdería su significado.[36] Tiene el doble propósito de expresar esperanza y ofrecer una reprimenda: está en nuestro poder como humanos no torturar, y nadie debe ser torturado, entonces, ¿por qué todavía torturamos?

Por el contrario, no está dentro de la voluntad colectiva de la gente viva en esta tierra otorgar a cada persona muerta –personas arrastradas por tsunamis o personas quemadas por ejércitos depredadores– un entierro respetuoso u otro ritual. El problema en la articulación de los derechos universales de los muertos y, tal vez, una razón por la cual los equipos forenses evitan ese uso audaz del lenguaje de los derechos humanos, es que la esperanza de que lo que esos derechos expresan es imposible de cumplir, y la reprimenda que acompaña esas esperanzas es injusta. Por lo tanto, existe una lógica detrás del lugar limitado que los derechos humanos tienen cuando describen lo que hacen los equipos forenses: la sensación de que los derechos humanos están en el comienzo de un camino que, lentamente, desaparece en el desierto.

Conclusión: lesiones e indignidades de los muertos, en contexto

El trabajo en favor de los muertos puede ser uno de esos lugares donde es más fácil reconocer y responder a la injusticia que teorizar por completo las condiciones de la justicia. La ética forense surge, a menudo literalmente, de cero. Se puede afirmar inequívocamente que los cuerpos en fosas comunes han sido violados, que lo que han sufrido es una forma básica de injusticia. ¿Pero cómo? ¿Cuál es la estructura exacta de la injusticia?

La violencia contra los cuerpos en fosas comunes traspasa los límites de la vida; se comete primero contra los seres humanos vivos y luego contra sus cuerpos muertos. Llevo a cabo estos ataques más allá de los límites en tres frentes principales:

Identidad

Amor Mašović, el jefe de la Comisión de la Federación para Personas Desaparecidas de la ex-Yugoslavia, señala que los autores de violaciones

---

36. También es una de las diferencias clave entre los derechos humanos y el humanitarismo. Los derechos humanos, tomados en serio, nos piden rehacer nuestros modelos de gobernanza existentes, quebrar la soberanía nacional y los límites de la ciudadanía, y reconsiderar radicalmente los arreglos económicos y sociales en los que vivimos. El humanitarismo, mientras tanto, "dice redimir (…) mayormente en el sentido limitado de que en un mundo desfigurado por la crueldad y el deseo, interviene para salvar a una pequeña proporción de aquellos que corren el riesgo de morir y para dar cobijo temporal a algunos de los muchos que lo necesitan desesperadamente" (Rieff 2002, 91-92).

de los derechos humanos pueden despojar a sus víctimas de su identidad en tres etapas sucesivas.[37] Primero, mientras las víctimas están vivas, los que pronto van a ser sus asesinos potenciales los obligan a darles sus documentos de identidad, artículos personales y ropa. Luego, después de la masacre, los asesinos amontonan a los muertos en pilas o en fosas comunes, sin diferenciar ni sus lugares de descanso ni sus cuerpos. Finalmente, en lugares como Bosnia y Argentina, los perpetradores arrastran los cuerpos hacia tumbas secundarias o los dañan de otro modo en un intento de hacer que su identidad sea irrecuperable a través de los métodos forenses. De esta forma, desafortunadamente, la expansión global de las investigaciones forenses de derechos humanos, ha provocado la violencia preventiva contra los muertos.[38]

Las personas que conducen y estudian investigaciones forenses han sospechado, con razón, que ciertos aspectos de los rituales modernos de la muerte occidental, especialmente el énfasis en lugares de descanso discretos para individuos con una lápida personalizada u otra señal, serían tratados como un estándar incluso para culturas donde otras formas de sepultura y de recuerdo colectivos son la norma.[39] Sin embargo, la privación de identidad es una violación ya sea que tenga lugar o no en un contexto cultural en el que cada tumba está marcada con un nombre y una fecha. Incluso en culturas que incineran cuerpos o los envían al mar, la comunidad que lleva a cabo estas prácticas conoce la identidad de la persona muerta, cuyos restos son el objeto del ritual. Quitarle la identidad a alguien es una violación, ya sea que todas las culturas opten por marcar o preservar esas identidades de la misma manera una vez que la persona está muerta.

Ubicación

Los responsables de las fosas comunes no sólo despojan a los cuerpos de sus identidades individuales; también los dejan en un lugar ni elegido ni deseado. La idea de que hay un *lugar* apropiado para ser enterrado es, como mínimo, tan antigua como la idea de que hay rituales que se deben llevar a cabo para los muertos, más antiguos que el pedido de Israel a su hijo Joseph: "No me entierres, te ruego, en Egipto: me sacarás de Egipto, descansaré junto a mis padres; en su misma sepultura, porque ahí me sepultarás".[40] En el contexto forense, incluso en los casos en que los sobrevivientes creen que las personas deben ser enterradas en el lugar donde fueron asesinadas, han tomado medidas tales como obtener control de la tierra, practicar rituales de purificación y, a veces, trabajar con equipos forenses para exhumar a los

---

37. Wagner 2008, 56–57.
38. Véase Dawes 2007, 70.
39. Para un estudio histórico del desarrollo de estas normas en la cultura occidental, véase Ariès 1974.
40. Santa Biblia Gen. 47:29–30.

muertos, identificarlos, y luego volver a enterrarlos en el mismo sitio de la masacre.[41] En otras palabras, estas comunidades transformaron y reclamaron la propiedad del lugar donde permanecerán los cuerpos.

Cuidado

El cuidado que los familiares y otros dolientes ofrecen a un cuerpo muerto, ya sea en forma de lavado, cremación, observación o cualquier otra práctica, no se puede llevar a cabo cuando ese cuerpo se encuentra en una fosa común. Los mismos expertos forenses tienen una ética personal y profesional que guía el tratamiento de los cuerpos muertos, ofreciéndoles algunos de los cuidados que no recibieron de sus asesinos. También devuelven esos cuerpos a sus dolientes, quienes pueden cuidarlos en un entorno más íntimo y culturalmente apropiado. La violación de los muertos, en este caso, no es solo que no les hayan ofrecido ningún cuidado, sino que la intención estuviera dirigida a colocarlos *fuera del alcance de todo cuidado*, una intención que no solo en miles, sino en millones de casos en los que los cuerpos se pierden y se destruyen, tristemente muchas veces ha sido exitosa.

Para otras partes interesadas, incluidos los tribunales internacionales, las familias de los desaparecidos y los gobiernos de transición, los equipos forenses ofrecen una combinación compleja de diferentes beneficios, desde la recopilación de pruebas hasta la verdad histórica y la credibilidad. Lo que ofrecen a los cuerpos muertos es mucho más simple y más específico: nombran e identifican estos cuerpos. Los trasladan o los "repatrían" de lugares no elegidos a lugares seleccionados y reconocidos por una comunidad de dolientes, restituyéndolos al mundo físico y social del que fueron violentamente arrancados. Finalmente, brindan cuidado a los cuerpos: directamente, a través del contacto con ellos, e indirectamente entregándoselos a las familias y a otros dolientes. Tratar de ver estas acciones en términos de derechos humanos, basados en un poco elaborado conjunto de asociaciones entre la investigación forense internacional y el "trabajo por los derechos humanos", abre un abismo entre lo que los equipos forenses realmente pueden lograr y la abrumadora cantidad de cuerpos perdidos a lo largo de milenios de historia humana: un mapa subterráneo de atrocidades que se extiende a través de la superficie del planeta. En cambio, entender la investigación forense como un conjunto de respuestas específicas, parciales pero poderosas respuestas a formas muy particulares de violencia, desplaza el enfoque del fracaso y de las expectativas poco realistas. Abre el camino hacia una orientación ética que es casi tan concreta y táctil como el trabajo que hacen los equipos forenses en las fosas comunes.

---

41. Véase V. Sanford 2003, 228.

Capítulo 5

Cuidando a los muertos

"Lo primero que hago con los huesos es tocarlos".
Patricia Bernardi, miembro del Equipo Argentino
de Antropología Forense

Doble visión

Los cadáveres en las fosas comunes han sido violados, despojados de todo derecho y, a veces, fragmentados, difíciles de reconocer. Ya han perdido sus vidas, una pérdida que nunca puede ser reparada. Sin embargo, estas realidades no terminan la conversación sobre lo que se puede hacer, ni lo que se *está haciendo*, por las víctimas muertas de la atrocidad. El diálogo sobre la ética de las investigaciones forenses internacionales se ha ampliado y profundizado significativamente en las pocas décadas en que Clyde Snow y sus estudiantes argentinos comenzaron a exhumar a los desaparecidos a mediados de 1980. Los expertos forenses han tenido que mirar más allá de los orígenes de su campo en un esfuerzo médico-legal para documentar los crímenes, prestando cada vez más atención a las necesidades de las familias de los desaparecidos, así como a los objetivos de la justicia transicional, la memoria colectiva y la reparación social. Sin embargo, la conversación, sorprendentemente, ha presentado poca reflexión sobre los cambios, físicos o de otro tipo, que estos expertos hacen a los *cuerpos muertos*, cambios que van más allá de identificarlos por su nombre, cuyo resultado puede llegar a ser muy poderoso.

El filósofo Maurice Hamington señala que las experiencias táctiles de cuidado, a menudo, están implícitamente presentes cuando tendemos a enfocarnos en otras formas de conocimiento y de acción. Recordando cómo le enseñó a su hija a andar en bicicleta, él escribe:

> Nuestra atención consciente está en la tarea que tenemos entre manos, aprender a andar en bicicleta, para que el subtexto del baile entre mi cuerpo y el de mi hija pase desapercibido. Ella se tambalea y me alcanza, y yo la agarro. Ella se cae y llora. Yo la sostengo, la consuelo e inspecciono el raspado. Mi hija está aprendiendo, explícitamente, a andar en bicicleta y aprendiendo, implícitamente, a cuidarse.[1]

---

1.   Hamington 2004, 59.

El antropólogo o arqueólogo forense que exhuma un esqueleto de una fosa común, separa sus huesos del suelo y de otros cuerpos, y lo ensambla como a un individuo único, se toma molestias para lavar y limpiar cada hueso, para notar cada marca de trauma nuevo o viejo, y encajar cada pieza en el orden anatómico apropiado, está, explícitamente, practicando ciencia, así como contribuyendo a objetivos más amplios de activismo de derechos humanos y de justicia transicional. Implícitamente, está, también, cuidando a los muertos.

Clea Koff, la autora y antropóloga forense que participó en las investigaciones de las fosas comunes en Ruanda y en la ex-Yugoslavia, dedica gran parte de sus memorias, *El lenguaje de los huesos*, a meditar sobre esta pieza perdida de la ética forense. Ella lo llama su "visión doble": la capacidad de ver lo implícito acoplado a los resultados explícitos, cuantificables, junto a los sentimientos e ideas más elusivos que ella lucha por articular plenamente y, finalmente, fracasa. El fracaso de Koff no es solo de ella. Más bien, cuando trata de expresar una perspectiva de cuidado en su trabajo, encuentra muchos obstáculos en su camino.

En un pasaje particularmente iluminador de las memorias, un periodista de Reuters, Elif Kaban, visita la iglesia de Kibuye en Ruanda, el sitio de una brutal masacre de tutsis ruandeses cuya fosa estaba siendo exhumada por Koff y sus compañeros de equipo. Kaban le pregunta a Koff qué es lo que pasa por su cabeza mientras trabaja en una fosa común, rodeada de cuerpos masacrados. Koff responde que ella está pensando: "Ya vamos. Vamos a sacarte".[2] Sus compañeros de equipo, escribe, se burlaron de ella: "Ya vamos… vamos a llevarte a cenar", era su estribillo bromista. Koff reflexiona: "Para mí, el enigma era que era capaz tanto de distanciamiento científico como de empatía humana, pero cuando revelé lo último, me hicieron sentir que había revelado demasiado".[3]

Koff ahora dice que las burlas fueron principalmente el resultado de la inesperada exposición mediática que recibió su comentario. Ella y los otros expertos forenses que trabajaban en el sitio habían recibido instrucciones de no compartir ningún detalle concreto de la investigación con la prensa, pero les dijeron que las reflexiones personales sobre sus emociones serían aceptadas. Entonces, según Koff, ella fue una de las personas presentes ese día en compartir una perspectiva "solemne" de su trabajo. Sin embargo, después de que apareció el artículo de Kaban, la cita de Koff se repitió en múltiples lugares, una rara sensación humana proveniente de una fosa estrechamente controlada. La ola de solicitudes provenientes de los periodistas, que ahora querían hablar directamente con Koff, trastornó el protocolo establecido, que Koff dice que ella nunca pretendió alterar, ya que Bill Haglund y Robert

---

2.   Koff 2004, 48–49.

3.   *Ibid.*, 49.

Kirschner, los líderes del equipo, eran los que estaban a cargo de hablar con la prensa.[4]

Sin embargo, donde hay burla, también hay incomodidad, y cuando hay incomodidad, hay una historia que contar. La observación de Koff traspasó al menos tres áreas sensibles. Primero, inyectó una emoción franca en un sistema frágil donde la objetividad científica es la norma. En segundo lugar, la frase "Vamos a sacarte" crea una narrativa de rescate, una que coloca al antropólogo forense en la posición de héroe y al cadáver que está abajo como el sujeto necesitado. Los humanitarios tienen buenas razones, basadas en la historia de su campo (especialmente lo que Barnett llama "humanitarismo imperial"), para temer las narrativas de rescate; y la mayoría (aunque no todos) de los expertos forenses son cautelosos para evitar proclamarse abiertamente héroes. En tercer lugar, Koff *describe a los cuerpos muertos como beneficiarios de su trabajo*. La incomodidad de los compañeros de equipo de Koff en este aspecto de sus comentarios es particularmente palpable en las burlas, mientras se burlan de ella por "escuchar voces" y bromear sobre su cena con los muertos. La función de ese ridículo es tomar la descripción afectiva, y no técnica, de Koff de una relación entre el experto forense y las víctimas muertas de la atrocidad, y convertirla en una parodia metafísica. Es como si Koff hubiera revelado que creía en los fantasmas, en lugar de expresar los sentimientos poderosos que surgen al desenterrar cuerpos queridos que han estado siendo buscados.

La ética forense aún tiene que hacer una importante distinción entre lo que Koff intentaba expresar y la exagerada conjetura metafísica en la que sus palabras fueron retorcidas. Sin embargo, la dirección directa de Koff, su promesa a los cadáveres bajo sus pies no era metafísica. Era una simple declaración de hecho: los cuerpos muertos son los objetos principales de la búsqueda de un experto forense, y los interesados que experimentan la transformación más dramática a lo largo de una investigación forense. La tarea de este capítulo final es prestar suficiente atención a esta transformación, a las partes táctiles y afectuosas del proceso forense, que ya no parece ser secundaria a las pruebas o identificaciones de ADN de laboratorio, sino que ocupa su lugar legítimo en la constelación de significados éticos que acompaña a la exhumación de las víctimas muertas por atrocidades.

Cuidado, ubicación y repatriación

El capítulo anterior finalizó identificando tres formas de violación experimentadas por los cadáveres en fosas comunes. Se los despojó de sus identidades, se los abandonó en lugares no seleccionados y no deseados, y se los enterró fuera del alcance de todo cuidado. Cada una de estas violaciones tiene alguna forma correspondiente de reparación en la práctica forense. La

---

4.   Koff, entrevista telefónica con el autor.

importancia de identificar cuerpos individuales después de las violaciones de los derechos humanos (en lugar de tratarlos estrictamente como evidencia) ya ha recibido una atención significativa, académica y de otro tipo; en las últimas décadas, ha sido consagrada en los mandatos de organizaciones como la Comisión Internacional de Desaparecidos y el Comité Internacional de la Cruz Roja. Sin embargo, hay algo que se pierde en una descripción de la investigación forense cuando, como suele ser el caso, el foco exclusivo de atención es la dicotomía entre procesamientos e identificaciones, el cuerpo como evidencia y el cuerpo como persona individual. Además, los esfuerzos recientes para distinguir entre un modelo humanitario y un modelo de derechos humanos de investigación forense internacional relegan los derechos humanos a la sala del tribunal y colocan la etiqueta "humanitaria" en los esfuerzos de identificación que se imagina (a menudo incorrectamente) son menos políticos que los juicios en sus efectos. Esta categorización promueve una visión estrechamente dualista del proceso forense.[5]

Con toda la atención que se está prestando a los métodos informáticos más altamente técnicos de la ciencia forense, especialmente el análisis de ADN, el diálogo dentro y sobre el campo amenaza con volverse aún más estrecho, orientado a los objetivos, y menos humanista. Como dice Sarah Wagner elocuentemente:

> Este esfuerzo [de identificación del ADN] requiere recopilar, catalogar y almacenar cantidades masivas de datos, es decir, la re-presentación de partes y piezas de las vidas de las personas en hojas de cálculo de Excel y ventanas de bases de datos de computadoras... Pero ubicar la evidencia de ADN estadísticamente sólida por encima de otras formas de conocimiento humano, incluidas las técnicas forenses más tradicionales, establece una línea demasiado estricta entre los ámbitos de la ciencia y el humanismo en el trabajo, dentro del proceso de identificación.[6]

Varios aspectos del trabajo forense son irreductiblemente táctiles: exhumar la fosa; levantar, clasificar y ensamblar cuerpos individuales; unirlos con su ropa y otros objetos personales; y extraer las muestras que se usan, por ejemplo, para el análisis de ADN. Más allá de sus contribuciones al proceso de identificación, estas actividades tienen dimensiones éticas, así como sus propias formas de riesgo moral. Estas prácticas son formas de cuidado. También son momentos signficativos donde los actos de cuidado y reparación que son aceptables para los expertos forenses pueden chocar con las propias ideas de los dolientes sobre cómo se debe tratar a los muertos.

De hecho, la identificación, ubicación y cuidado, los tres elementos clave de las violaciones contra víctimas muertas por atrocidades, se entrelazan de maneras importantes y, a menudo, poco apreciadas. Para comprender la

---

5.   Véase Congram y Steadman 2008, 166; Connor 2009; Pearlman 2008; Rosenblatt 2012; Simmons y Haglund 2005, 171.

6.   Wagner 2008, 13.

importancia ética de la ubicación física en el proceso forense, se puede hacer una comparación fructífera entre investigaciones forenses internacionales y los esfuerzos para devolver cadáveres y artefactos de museos y colecciones científicas a los pueblos indígenas. Mientras que los artículos sobre medicina forense ocasionalmente utilizan el término "repatriación" para referirse al proceso de devolver los restos identificados a los miembros de la familia,[7] sorprendentemente poco se ha escrito comparando la política, la ética o los procedimientos de estas dos formas diferentes de repatriación.

La ubicación es una preocupación central en los reclamos de repatriación. La palabra cheyenne para la repatriación, "Naevahoo'ohtseme," se traduce literalmente como "Vamos a volver a casa";[8] por lo tanto, hace referencia al desplazamiento histórico de los nativos de sus tierras ancestrales, así como su demanda contemporánea de que los cuerpos y objetos sean devueltos a los lugares que ahora llaman hogar. Los defensores de la repatriación han dicho que poner las cosas "en el lugar que les corresponde" es parte de un esfuerzo más grande para ver que sus antepasados estén "bien cuidados".[9] Además de atribuir un valor ético importante a la ubicación, la repatriación indígena comparte con las investigaciones forenses internacionales una preocupación por la violencia que afecta tanto a los vivos como a los muertos. La sensación de que la violencia continúa afectando póstumamente tanto a las comunidades muertas como a las sobrevivientes, se traduce en un llamado a un nuevo modelo de reparación. La repatriación de cuerpos y objetos a los pueblos indígenas, como la medicina forense internacional, presenta una compleja política de conocimiento experto y un debate acalorado de preguntas sobre quién es "dueño" de dicho material.

También existen diferencias importantes entre las investigaciones forenses internacionales y la repatriación indígena. Primero, la idea de nacionalidad tiende a jugar un papel muy diferente en estos dos contextos. La palabra "repatriación" se refiere a una "patria" o nación a la que se devuelven los cuerpos y objetos. Para la mayoría de las comunidades indígenas, el reclamo de soberanía –de ser una nación políticamente distinta, incluso si su territorio está integrado en el territorio de otra nación– ha sido una faceta clave de las solicitudes de repatriación. Las fosas comunes contemporáneas que los equipos forenses investigan, por el contrario, aparecen en naciones que se están separando, así como en aquellas que se están reagrupando; de hecho, en casos como Irak, la ambigüedad sobre el futuro de la nación donde se encuentran las tumbas forma parte del telón de fondo tenso de las investigaciones. Las investigaciones forenses pueden exacerbar disputas fronterizas de larga data, ya que la ubicación de los muertos, o las masacres que

---

7. Véase Hunter y Simpson 2007, 288; Steele 2008.

8. Thornton 2002, 18.

9. Ayau y Tengan 2002, 178. Para una investigación filosófica más amplia sobre la conexión entre el cuidado y el lugar, véase Noddings 2002, 150-75.

sufrieron, se utilizan para establecer reclamos en un territorio en particular.[10] En lugares como Argentina y Sudáfrica, los cadáveres son "repatriados" a familias pequeñas, y en un sentido más amplio a las comunidades políticas que están comprometidas con la transformación de sus estados-nación pero, raramente, son propiedad colectiva de un grupo que se concibe a sí mismo como una "nación" diferente. De hecho, en estos casos, fueron los asesinos los que quisieron purgar a sus víctimas de la comunidad nacional, y a las víctimas y a los sobrevivientes que habían buscado reclamar su lugar en esa comunidad.

En el contexto de los derechos humanos, además, se hace hincapié en identificar a los *individuos* por su nombre y devolverlos a sus familias (con algunas excepciones, como Ruanda, donde los entierros colectivos de las víctimas del genocidio fueron comunes, aunque polémicos). En la repatriación indígena de restos históricos, tanto por razones prácticas como culturales, se ha puesto menos énfasis en las identificaciones individuales y más en la idea de una nación que reclama a sus antepasados anónimos.

Finalmente, la ciencia desempeña un rol diferente en las repatriaciones indígenas que el que desempeña en el análisis forense internacional. La ciencia forense ofrece a las víctimas de genocidio una nueva "tecnología de reparación".[11] Mientras tanto, para muchos pueblos indígenas, "los intereses de la ciencia" se han utilizado durante mucho tiempo para justificar el abuso continuo de sus muertos. Aunque los debates entre los científicos y los activistas de la repatriación se han vuelto cada vez menos acalorados y más colaborativos, en muchos casos la principal demanda de los pueblos indígenas es que los científicos renuncien a sus reclamos de propiedad sobre los huesos y artefactos.

Sacar un cuerpo de una fosa común y llevarlo a un lugar donde pueda ser visitado, reconocido y llorado puede verse como una forma de cuidado. Sin embargo, un cambio de ubicación es solo una de las transformaciones que sufre este cuerpo, y el vocabulario de "repatriación", por sí solo, no capta todas las formas en que los expertos forenses y otras personas cuidan a los muertos.

Una ética del cuidado para fosas comunes

"Cuidar"[12] parece un término extrañamente simplista y poco sofisticado para emplear con respecto a la tremenda complejidad científica y política del trabajo forense. Como término de análisis, cuidar –una palabra que aparece tan a menudo en lemas corporativos y en las tarjetas de Hallmark– es vago,

---

10. Sant-Cassia 2005; Wagner 2008.
11. Wagner 2008.
12. N. de las T.: En inglés la palabra "care" tiene el doble significado de "cuidado" y de "cariño".

incluso degradado. Esto se debe en parte a que, en inglés, el término pasa por alto las distinciones hechas más fácilmente en otros idiomas. Por ejemplo, en español, puedo hablar del *cariño* –la tierna sensación de cariño– que siento por mis hijos, y utilizo un término completamente diferente, *cuidar*, para el "trabajo de cuidado" diario que pongo para alimentarlos, bañarlos, vestirlos y atender sus otras necesidades. Si bien estos dos significados a menudo se entrelazan –el *cariño* que siento por mis hijos, mi hogar o mi mascota motivando el *cuidado* que les dispenso–, no son lo mismo. La ternura no siempre es efectiva y se sostiene en actividades de cuidado, o viceversa. El cuidado forense pertenece enfáticamente al último tipo, una forma de trabajo más que un sentimiento.

El cuidar, a pesar de su fluidez, tiene algunas características centrales y repetidas. Quizás la más importante de estas características es que el cuidar tiene un objeto: cuidar es cuidar a *alguien* o *algo*.

De hecho, una de las cosas extrañas acerca de algunas investigaciones filosóficas prominentes sobre el cuidado es que tienen una tendencia a afirmar, desde el principio, que el cuidar se centra en el otro más que en el yo,[13] sin embargo, pasan a dedicar la mayor parte de sus páginas alabando el valor de una "vida ordenada a través del cuidado",[14] la satisfacción que el cuidado brinda al que lo dispensa, y todas las sensibilidades que debe desarrollar,[15] mientras dedica relativamente poco espacio a una discusión de lo que le sucede a las personas y las cosas que reciben cuidado. Por lo tanto, estos trabajos tienden a reflejar, en su propia estructura, parte del narcisismo que rechazan por motivos filosóficos. Mi objetivo es evitar esta tendencia mediante la definición de la atención forense como objeto, en lugar de centrarla en el sujeto. Se enfoca en los cambios materiales de los cuerpos muertos, así como en las relaciones sociales entre ellos y otras personas, lugares y objetos.

El cuidado se orienta, específicamente, a otros, y si bien a menudo expresa la esperanza de varios resultados (que el niño estará sano, la planta crecerá, la obra de arte se preservará para las generaciones futuras) está fundamentalmente *enfocado en el proceso*.[16] Si fuera posible garantizar que un niño puede descubrir sus pasiones simplemente haciendo que se trague una pastilla, o que un jardín tome forma vertiendo una solución especial en un poco de tierra, algunas personas podrían elegir hacer estas cosas, pero ya no serían formas de cuidar. El cuidado como concepto y como proceso es inseparable. Por lo tanto, el cuidado está estrechamente relacionado con la repetición y el ritual: o sea, leerle a un niño un cuento antes de acostarse,

---

13. Una excepción famosa es el tercer volumen de las escrituras de Michel Foucault sobre la historia de la sexualidad, *El cuidado de sí*.
14. Meyeroff 1971.
15. Noddings 1984.
16. Meyeroff 1971, 41.

podar una planta, aplicar un poco de pintura y dejarla secar antes de volver a acercarse al cuadro.

Esta atención al proceso es una de las áreas donde la ética del cuidado tiene más que ofrecer a las conversaciones actuales sobre ética entre los expertos forenses. A pesar de que las pautas éticas producidas por expertos forenses y organizaciones se han vuelto gradualmente más complejas y holísticas, se han mantenido relativamente *enfocadas* en los resultados, e incluso en ese caso, en resultados de un tipo particular.

No puedes cuidar niños si no pasas algún tiempo con ellos; solo puedes admirarlos. Y absolutamente no puedes *cuidar de* los cuerpos muertos (pero sí *preocuparte por* las personas muertas y sus recuerdos) sin tocarlos,[17] realizar rituales en su honor, o alguna otra forma de compromiso directo. En el Occidente contemporáneo, de hecho, hay muy pocas personas, expertos forenses entre ellas, que tienen la oportunidad de cuidar de los cuerpos muertos.[18] Al arrojar luz sobre el proceso, el cuidar ilumina un mundo oculto de ética forense: un mundo de toques íntimos, fragmentos pegados y cortes lamentables.

La razón final para usar el término "cuidar" es un poco contradictoria: lo uso porque es inadecuado. Hay algo acerca de otros términos, como "respeto hacia los muertos", que implica coherencia y consistencia incluso cuando se nos escapa una definición precisa. El respeto, creemos, es algo que al menos conocemos cuando lo vemos. No creo que nos sentamos tan seguros acerca del cuidar.

El cuidado nos *sorprende*. A menudo, cuando ofendemos a nuestros amigos o seres queridos, es porque no hemos percibido cuánto les importaba algo: la cita para un café que no pudimos cumplir, el plato amorosamente preparado que olvidamos alabar. De manera similar, pasar tiempo con niños pequeños es estar constantemente desprevenidos por lo que hacen y por lo que no les importa. Pasas una hora construyendo un castillo de arena con ellos solo para que lo derriben con regocijo y se alejen y, luego, provocas un

---

17. *Cuidar de* es mucho más exigente que *preocuparse por*. Es difícil mentir sobre el cuidado de niños, pinturas o perros: o bien vives una vida que involucra estas cosas o no. Hablamos mucho más libremente sobre las cosas por las que nos *preocupamos*. En última instancia, sin embargo, *preocuparse por* generalmente tiene que estar respaldado por actos específicos de *cuidar de:* si realmente me *preocupo por* el medio ambiente, probablemente *cuido de* él fertilizando, negándome a comer carne o lácteos de animales criados en granjas-fábrica, u otras prácticas concretas. De lo contrario, *preocuparse por* es, en el mejor de los casos, una verdad a medias. (N. de las T.: en inglés, *care for* es cuidar de y *care about* es preocuparse por).

18. Para las discusiones clásicas sobre la distancia entre los ciudadanos de las sociedades industrializadas y sus muertos, y el aumento del manejo profesional de la muerte y el entierro, véase Ariès 1974; y Mitford 1983. Véase también la fascinante examinación de 2008 de Drew Gilpin Faust sobre la importancia de la Guerra Civil estadounidense para cambiar las actitudes y las experiencias de muerte de los estadounidenses.

torrente de lágrimas porque has traído la toalla roja en vez de la azul. Lo que solemos llamar la "irracionalidad" de los niños es muchas veces la fluidez y el dinamismo extremo de su cuidado, un cuidado que aún no se ha asentado en los ritmos y canales de la adultez comparativamente más predecibles.

Cuidar a los demás, jóvenes o viejos, es adquirir constantemente conocimiento sobre *sus* cuidados, así como los expertos forenses deben recopilar conocimiento sobre las necesidades y preocupaciones de los dolientes. Se requiere acostumbrarse a estar equivocado: observar, escuchar, repensar y revisar. Meyeroff escribe: "Una razón importante, tal vez, por nuestra incapacidad para darnos cuenta de cuánto conocimiento hay en el cuidado es, a veces, nuestro hábito de restringir arbitrariamente el conocimiento a lo que se puede verbalizar".[19] Muchos de los que escriben sobre el cuidar parecen conscientes de la insuficiencia de su propio vocabulario, ya que el cuidado es una descripción pasiva de un proceso que solo puede ser vivido. Escribir sobre el cuidar es indicar de antemano que se están trazando contornos en la página, pero que no se tienen todos los colores necesarios para completarlos. Creo que, aunque mi descripción del cuidado forense llena parte de la imagen que Koff y otros tienen aún que dibujar, todavía está lejos de ser a todo color.

Cuerpos, género, derechos y paternalismo

En las últimas décadas, los especialistas en ética, psicología y otros estudiosos han realizado significativos esfuerzos para articular una teoría de la "ética del cuidado". Muchos de estos esfuerzos han sido parte de un intento más amplio de incorporar las perspectivas feministas a la teoría moral.[20] Décadas después Carol Gilligan y Nel Noddings escribieron los primeros libros influyentes sobre la ética del cuidado; ahora tienen defensores que trabajan en teoría moral, política y teoría feminista, bioética y otros campos.[21]

---

19. Meyeroff 1971, 21.

20. Algunos valores elogiados por los teóricos feministas del cuidado también tienen una larga historia fuera de la tradición feminista. Los pensadores de la Ilustración escocesa (Tronto 1993, 25-60), el "padre del conservadurismo" inglés Edmund Burke y algunos comentaristas políticos contemporáneos han argumentado, de diferentes maneras, "la importancia relativa de la emoción sobre la razón pura, las conexiones sociales sobre la elección individual, la intuición moral sobre la lógica abstracta, la capacidad de percepción sobre el cociente intelectual" (Brooks 2011, 27), ideas que se encuentran entre los principios más básicos de la ética del cuidado. Curiosamente, entonces, la ética del cuidado es un área donde se puede encontrar una convergencia significativa de ideas entre algunos estudiosos feministas y un tipo particular de conservadurismo, una que enfatiza la tradición, la cultura y los vínculos sociales sobre, por ejemplo, la pureza de la economía de libre mercado.

21. La teoría del cuidado también tiene sus propias divisiones internas, incluidas las largas conversaciones sobre la relación entre la ética del cuidado y otras escuelas de pensamiento, como el liberalismo, el comunitarismo, el pragmatismo, la ética

En esencia, lo que estos autores y teóricos han hecho es construir un lenguaje para describir el tipo de intuiciones que Clea Koff manifestó en su respuesta a la pregunta de Elif Kaban en la morgue, el lado difícil de expresar su "doble visión". "Es un lenguaje que enfatiza las relaciones y los procesos, en parte como una reacción contra el predominio de larga data del razonamiento abstracto en la filosofía moral occidental".[22] Parte del lenguaje establecido de la teoría del lenguaje se ajusta bien a las investigaciones forenses post-conflicto; otros elementos no. Cuatro temas cuidadosamente examinados por los teóricos del cuidado que tienen relevancia directa son la importancia de los cuerpos, los roles de género, la relación entre los derechos y el cuidado, y los peligros del paternalismo.

Las sociedades industrializadas tienden a otorgar mucho más valor económico y social a las profesiones que mantienen distancia entre los cuerpos, que aquellas organizadas en torno al contacto corporal.[23] Al médico especialista que prescribe productos farmacéuticos e interpreta imágenes radiográficas se le paga más que a una enfermera que "lee" el dolor e incomodidad en los cuerpos de sus pacientes, refrescándolos, ajustando almohadas y vaciando las bacinillas de sus desechos corporales. Un profesor universitario que da conferencias desde un podio es más estimado que una maestra de preescolar que lee una historia a tres niños que comparten el pequeño espacio de su regazo. Además, el conocimiento especial de cómo los cuerpos se pueden confortar, sanar y aprender nuevas tareas –que poseen la enfermera y el maestro de preescolar, pero no necesariamente el médico o el profesor "especializado"– a menudo carece de un nombre y formas ampliamente reconocidas de discernir entre un profesional no calificado, calificado o destacado. Es mucho más fácil saber quién es el mejor podólogo de la ciudad que quién es el mejor trabajador de cuidados paliativos que pueda ayudar a un ser querido a pasar con confort y paz el umbral de la muerte.

---

de la virtud y muchas otras. Para una introducción excelente a estas discusiones, véase Engster 2007, 1-15; Hamington 2004, 9-37.

22. La mayoría de los estudios sobre el cuidado están en deuda con el libro de Carol Gilligan, *La ética del cuidado: Una voz diferente*, que se basó en su estudio de las diferencias en la forma en que los hombres y las mujeres abordan la toma de decisiones éticas. En el libro, Gilligan criticó las teorías anteriores sobre el desarrollo moral que otorgaron un estatus más elevado al razonamiento abstracto e imparcial sobre los principios, que otros tipos de pensamiento moral. La investigación de Gilligan mostró que las formas supuestamente inferiores de razonamiento moral eran más predominantes entre las mujeres que entre los hombres; por lo tanto, argumentó que la "voz diferente" de las mujeres había sido tanto marginada como infantilizada. ¿A qué se refiere esta "voz diferente"? Según Joan Tronto, la ética del cuidado pone énfasis en "responsabilidades y relaciones" y en "circunstancias concretas" en lugar de conflictos entre principios (1993, 79). El cuidado –y la vida ética de manera más amplia– se concibe como una actividad continua en lugar de un argumento ganado o perdido (véase Gilligan 1982, 19-20).

23. Véase Tronto 1993, 113–15.

Como respuesta, los teóricos del cuidado han enfatizado la importancia del tacto, para reconocer las experiencias de dolor, placer y diferencia en el propio cuerpo y en el de aquellos que nos importan.[24] Este aspecto "encarnado" del cuidado es crucial para la medicina forense. Como campo, la investigación forense internacional comparte la misma división de lo técnico, lo abstracto y lo científico de lo corporizado y lo relacional. Los informes anuales de los equipos forenses enumeran las identificaciones realizadas, los testimonios entregados en los tribunales, las subvenciones ganadas y la adquisición de nuevos laboratorios y equipos. Solo en memorias como las de Koff o alguna que otra entrevista franca escuchamos sobre cuerpos que pasan por diferentes etapas de cuidado.

No parece casual que estas emotivas memorias y entrevistas, al igual que las tradicionales "profesiones humanitarias", sean campos en los que predominan las mujeres.[25] Los datos sobre la participación en investigaciones forenses sobre derechos humanos, por género, son limitados. La encuesta de 2005 de Steadman y Haglund a cuatro importantes organizaciones forenses –que midieron solo la participación de antropólogos forenses, y no de otras especialidades– descubrió que el 55 por ciento de los antropólogos involucrados en este trabajo eran hombres.[26] En este campo, las mujeres sólo parecen ser mayoría en los últimos años.[27]

El género, sin duda, juega un papel en la formación de la imagen pública de diferentes expertos forenses. Clyde Snow fue constantemente retratado como un "detective de huesos", mientras que las memorias de Clea Koff la etiquetan como una "mujer de hueso",[28] su género destacado exactamente en el título. De hecho, parece posible que el comentario de Koff "Vamos a llevarte a casa" se haya viralizado no solo por la rara visión que permitía de la vida afectiva de un investigador forense, sino también por la novedad

---

24. Hamington 2004.
25. La relación entre género y ética del cuidado es un área de controversia. Algunos estudios recientes parecen ilustrar que la "voz diferente" de Gilligan está casi tan presente entre los hombres como entre las mujeres (véase Engster 2007, 13). Sin embargo, el proyecto de ética del cuidado continúa identificándose, en psicología moral, con un pensamiento específicamente "femenino" o incluso "materno" (véase Noddings 1984; Ruddick 1995), y como un proyecto político y filosófico con puntos de vista feministas, aunque no exclusivamente *femeninos* (Engster 2007, 13). Los argumentos en contra de la ética del cuidado, y también entre diferentes autores que trabajan en la tradición, se han centrado en si es preciso o aconsejable considerar a las mujeres como "naturalmente" criadoras o si, por el contrario, esta visión equivale a esencialismo de género o incluso "cripto-separatismo" (Walker, citado en Tronto 1993, 86) ya que puede reforzar la idea de que el lugar de una mujer está en el hogar y no en la vida pública.
26. Haglund 2005, 3.
27. Véase Houck 2006.
28. N. de las T.: Por su título en inglés *"The bone woman"*. En la traducción española, "El lenguaje de los huesos".

de una voz femenina (una joven, al respecto) que aparecía en un campo cuyos portavoces y figuras de autoridad eran casi uniformemente masculinos. Mucho mejor para las narrativas de los medios de comunicación, a los que los comentarios de Koff parecían ofrecer lo que podría considerarse una versión femenina y emocional de la investigación de las fosas comunes.

El trabajo forense puede generar información que requiere un análisis consciente del género. En las masacres de Srebrenica y otras partes de Bosnia eran asesinados hombres y niños de edad militar, mientras que a las mujeres se las mantenía con vida para ser agredidas sexualmente sistemáticamente y algunas veces encarceladas en campos de violación. En la Argentina, las mujeres embarazadas fueron objeto de secuestro, en parte, para que sus hijos pudieran ser "adoptados" por familias de militares. Estos casos dejan en claro no solo cómo la violación y la reproducción se convierten en instrumentos de guerra, sino también cómo la ideología de la junta argentina y los nacionalistas serbios entrelazaron su misoginia con la eugenesia, imaginando que una raza o una cepa subversiva en particular podía ser eliminada.[29]

Alrededor de las fosas comunes, los resultados legales y científicos que algunos teóricos del cuidado podrían ver como tradicionalmente "masculinos" están inextricablemente entrelazados con el cuidado de los muertos. Por ejemplo, hacer que los familiares vean la ropa que se encuentra en los cadáveres puede ser una ayuda crucial para el esfuerzo científico de identificación. Pero no hay forma de separar ese propósito del hecho de que lavar y preparar la ropa para ser vista también es un acto íntimo de cuidado.

Los derechos humanos son, y creo que se mantendrán, como una de las formas más poderosas de describir tanto las violaciones experimentadas por las víctimas de atrocidades como las demandas de reparación que pueden hacer los sobrevivientes y los dolientes luego del desastre. El papel que desempeñan los derechos humanos en la investigación forense no es exactamente como un cuidado ni radicalmente opuesto a él.[30] Los derechos al conocimiento, a la verdad y al duelo que se invocan cada vez más en torno a las fosas comunes y en los tribunales, reflejan una visión cuidadosa, contextualizada y centrada en las relaciones de las experiencias de las familias de los desaparecidos:[31] el deseo de brindarles oportunidades para expresar el dolor y unirse como comunidad. El cuidado puede integrarse claramente o entrelazarse con otros

---

29. Véase MacKinnon 1994; Klein 2007, 140–42.

30. En muchos de los primeros informes, la ética del cuidado se presentó como una alternativa a los derechos, una base ética más probable para ayudar a la creación de una sociedad verdaderamente pacífica, justa e igualitaria. Un estudio más reciente ha abandonado en gran medida esta rígida dicotomía, que ahora define la ética asistencial como complementaria y, a la vez, categóricamente diferente de la idea de que las personas poseen derechos básicos (véase, por ejemplo, Engster 2007, 163-74; Hamington 2004, 2, 29; 2006, 68; Noddings 2002, 35-36, 53-57; Tronto 1993, 161).

31. Véase Antkowiak 2001; Cordner y McKelvie 2002, 872.

imperativos éticos, incluidos los derechos humanos, y no es necesario tratar el cuidado como una teoría competitiva para ver su valor.[32]

Sin embargo, el cuidado de los cuerpos muertos es significativamente diferente, al otorgarles derechos humanos. Los derechos humanos pretenden ser absolutos: uno tortura a una persona o respeta su derecho a no ser torturada. Simplemente hay muy poco o ningún término medio. Presuponer un término medio es, de hecho, casi siempre aliarse con los torturadores, como lo hicieron los abogados de la administración de George W. Bush cuando argumentaban que si el trato brutal no causaba "una lesión física grave, tan grave como la muerte, falla de órganos o daños permanentes que produjeran la pérdida de importantes funciones corporales" no calificaban como tortura.[33] Se pueden sostener distintos argumentos sobre la *definición* de tortura, por ejemplo, si el aislamiento constituye una forma de tortura.[34] Una vez que esta práctica se convierte en parte de la definición de tortura, sin embargo –pronto, con suerte, en el derecho internacional así como en un entendimiento global compartido– no debería haber "aislamiento". Esa práctica en todas sus formas debe ser vista como una violación de los derechos humanos.

En este sentido, el cuidado describe áreas de experiencia humana y de acción humana que son cualitativamente diferentes de los derechos. El cuidado de todo tipo existe no en absolutos sino en un continuo. Cuando un paciente tiene una enfermedad que se puede curar, el primer imperativo es curarla. Si su condición es crónica y no se puede curar, entonces su cuidado requiere aliviar sus síntomas y permitirle participar, tanto como sea posible, en la vida cotidiana (por ejemplo, por medio de sillas de ruedas, analgésicos, acupuntura o terapia física).[35] Si su enfermedad es mortal y está en sus últimas etapas, el paciente y su familia pueden elegir la atención de un lugar especializado, lo que implica un enfoque en la reducción del dolor y, en última instancia, en una muerte digna. El cuidado se mueve escalando etapas, realineando sus prioridades desde lo que parecía un bien absoluto –la cura– a lo que aún queda por hacer cuando no se puede lograr ese bien. Lo

---

32. A este respecto, estoy de acuerdo con Maurice Hamington, quien contrasta la ética del cuidado, "una teoría autónoma de la ética que se puede comparar y contrastar con otras teorías", con su propia adopción del cuidado como "un enfoque de la moralidad que es básica para la experiencia del ser humano (…) y, por lo tanto, puede ser entretejido con las teorías tradicionales" (2004, 2).

33. Yoo 2003, 38.

34. Véase Gawande 2009.

35. Por supuesto, puede haber ocasiones en que los obstáculos a la participación plena en la vida del mundo provengan de fallas institucionales para proporcionar un acceso equitativo a los espacios públicos; por ejemplo, cuando no se dispone de rampas para sillas de ruedas, o el texto del muro en un museo no se ofrece en formatos no visuales como braille o audio tours. En estos casos, las cuestiones de los derechos básicos vuelven a estar en primer plano, y la promoción política es un complemento necesario para la atención médica.

más importante para el contexto forense, las posibilidades de cuidado no terminan con la muerte. Las acciones de cuidado crean cambios reales en las condiciones y en el estado de los cuerpos muertos, cuerpos que, lamentablemente, deben permanecer fuera del alcance de las garantías absolutas de los derechos humanos.

Otro tema llama la atención de cualquiera que escriba sobre la ética del cuidado, sin importar el contexto: el espectro del paternalismo. El trabajo del cuidado de todo tipo está lleno de decisiones difíciles sobre cuándo esperar y cuándo dejar ir, cuándo el cese del cuidado es un fracaso y cuándo es la única forma de respetar la autonomía del otro, un respeto que, en sí mismo, puede ser una forma de cuidar. ¿Cuánto tiempo pueden alojarse los refugiados en los campamentos y consumir raciones de comida antes de que la integridad de sus propios alimentos, es decir, la forma de cultivar, juntar y almacenar alimentos, sus recetas y las estructuras sociales creadas en torno a la comida se destruyan irrevocablemente? Michael Barnett sostiene que "el humanitarismo se define por la paradoja de la emancipación y de la dominación".[36] Entre los muchos peligros de la dominación paternalista, enumera:

> Aquellos que se adjudican la autoridad para representar el sufrimiento de los demás frecuentemente se apropian (mal) del dolor de maneras que celebran al liberador y limitan la capacidad de las víctimas para expresar en sus propias palabras su sufrimiento y dolor. El mismo cultivo de la compasión puede generar algo más que momentos de sentirse bien que inmunizan a los testigos de la acción real que pueden tener efectos más tangibles. El "regalo" a menudo viene con obligaciones y genera nuevas formas de dependencia y obligación. La pasión de la compasión puede conducir a una "política de compasión" que crea una distancia entre el observador y el objeto que sufre.[37]

Este peligro no desaparecerá. Tampoco es, como sostiene Barnett, un caso hermético contra la acción humanitaria. Ni el imperialista ciego, ni el que critica desde afuera son una compañía particularmente buena para cualquiera que intente comprender la textura real del humanitarismo o el activismo internacional. Hay muchos y excelentes argumentos para errar por el lado de la cautela y el escepticismo cada vez que se plantea el tema de las intervenciones internacionales, ya sean militares, humanitarias, científicas o alguna combinación de las anteriores. Pero también hay algunos argumentos muy malos que, a su manera, son hostiles al pensamiento basado en la evidencia como los peores aventureros humanitarios al estilo del "complejo industrial del salvador blanco".[38] Los críticos más estridentes del humanitarismo, a menudo, lo hacen parecer como si la dinámica del poder geopolítico que existe entre

---

36. Barnett 2011, 11.
37. *Ibid.*, 34.
38. Cole 2012.

las naciones ricas y los diversos países a los que asisten se desarrollara, en un microcosmos exacto, en el terreno donde los trabajadores humanitarios se encuentran con los necesitados. Este no es el caso: los trabajadores de ayuda humanitaria no son gobiernos (aunque a veces pueden participar en la "gobernanza"),[39] y las relaciones formadas en el campo de refugiados o en el hospital de emergencia están llenas de peligro, pero son también diferentes de cualquier gran narrativa de dominación y subordinación.

En la introducción describí diferentes reacciones a la disparidad entre los esfuerzos para identificar a las víctimas del genocidio en la ex-Yugoslavia versus Ruanda. A juicio de algunos expertos, el cuidado de las víctimas y sobrevivientes del genocidio de Ruanda requería respeto por su integridad cultural: forzar el proceso técnico de identificación individual en personas que estaban en medio de la santificación de fosas colectivas para sus muertos sería la definición misma de paternalismo destructivo. Para otros, la afirmación de que la "cultura" de Ruanda no permitía ofrecerles las mismas tecnologías de verdad que se empleaban en Europa olía a condescendencia y paternalismo combinados, una resurrección de la imagen del africano supersticioso y pueril. En esta última interpretación, el cuidado de las víctimas y sobrevivientes del genocidio implica ofrecerles todas las técnicas y capacidades que posee, y dejar que ellos y sus descendientes decidan qué significado desean dar a la ciencia. Desde la óptica que solo ve oportunidades de cuidado y rescate o, por el contrario, solo los peligros morales del paternalismo, exime a uno de tener que considerar, e incluso equilibrar, las interpretaciones opuestas disponibles en la mayoría de las situaciones. Decir que el cuidado desempeña un papel en las investigaciones forenses internacionales, además, no implica nada acerca de si esas investigaciones deben llevarse a cabo, en cualquier caso.

El cuidado forense

Una de las acusaciones más dañinas que los dolientes y críticos (incluidos muchos expertos forenses que habían trabajado en la región) dirigieron contra las investigaciones forenses patrocinadas por el tribunal en Bosnia y Kosovo fue que estaban estrictamente preocupados por los resultados legales, fracasando en el proceso no solo de planear adecuadamente la identificación de los muertos individuales, sino también de tratarlos con el debido respeto y cuidado. La respuesta ha sido un movimiento para poner a las familias de los desaparecidos en el centro de la ética forense,[40] reviviendo y ampliando el enfoque desarrollado por el Equipo Argentino de Antropología Forense en la década de 1980, cuando las leyes de amnistía redujeron drásticamente su capacidad de aportar pruebas a los juicios. Este modelo centrado en la

---

39. Barnett 2013.

40. Véase, por ejemplo, International Committee of the Red Cross 2003; Nesiah 2002; Stover y Shigekane 2004; Vollen 2001.

familia, a veces denominado enfoque "humanitario" de la investigación forense, afirma que los expertos forenses tienen el deber de acompañar a las familias en su aflicción, utilizando tanto la ciencia forense como el apoyo psicosocial para ayudarlos a cambiar el trauma de la incertidumbre por la triste aceptación del luto y el recuerdo. Recolectar información de las familias, informarles sobre los detalles de un caso y organizar la devolución y el nuevo entierro de los restos ahora son vistos por muchos como una investigación forense tan importante para la investigación internacional como la exhumación o la autopsia.

El modelo humanitario recorre un largo camino hacia una perspectiva de cuidado en las investigaciones forenses. Junto con la atención a las relaciones de varios tipos (entre las familias y sus seres queridos desaparecidos, las familias y comunidades más amplias, y expertos forenses), cruza las barreras profesionales que muchas veces se levantan entre los expertos científicos y las prácticas de cuidado.

Sin embargo, una perspectiva de cuidado totalmente articulada, aunque en muchos sentidos complementaria al enfoque humanitario, va más allá al establecer la continuidad entre el trabajo del experto forense en la tumba, en el laboratorio y con las familias. Mientras que estemos abiertos a la idea de que no todos los objetos de cuidado deben ser *conscientes* –una desviación significativa de la mayoría de las versiones de la ética del cuidado– podemos ver cómo el cuidado moldea las prácticas de los trabajadores forenses al interactuar con las familias y también cuando manipulan cadáveres en la relativa privacidad del laboratorio o la morgue. Lavando la ropa de los muertos, juntando pequeños huesos en una mano reconocible, permitiendo que una mujer que acaba de recibir pruebas incontestables de que su hijo está muerto se levante del sofá y sirva el almuerzo (afirmando así su dignidad y corrección y en formas sutiles, el equilibrio de poder entre el experto forense y el doliente): todas estas actividades se derivan de un proyecto común de cuidado. Es cierto que varias partes de este largo proceso requieren diferentes habilidades. La persona que repara la mano puede no ser la mejor persona para informar a la madre de su pérdida; aunque hay algo particularmente poderoso sobre los ejemplos que muestran que un pequeño grupo de investigadores ha tomado sobre sí mismos todas estas interacciones con los vivos y los muertos, desde el principio hasta el final de la investigación.[41] Independientemente, las formas de cuidado íntimas y precisas se requieren de todos los involucrados en cada punto de una investigación forense, y la

---

41. El Equipo Argentino de Antropología Forense continúa insistiendo en que los mismos investigadores acompañen a los dolientes desde la búsqueda inicial y las etapas de recolección de datos *ante mortem* hasta la identificación y el nuevo entierro (*Center for Human Rights Science*, Universidad Carnegie Mellon 2011). Durante mi visita a Sudáfrica en marzo de 2012, fui testigo del Equipo de tareas de personas desaparecidas, que opera con un personal muy reducido, pero casi de la misma manera.

falta de cuidado en un lugar –almacenamiento irrespetuoso de cadáveres, o una notificación de muerte brusca e impaciente a un pariente– se sentirá en otra parte.

Desde la perspectiva del cuidado, es de igual importancia que una vez que los cuerpos de los muertos sean repatriados a sus dolientes, estos dolientes tengan la oportunidad de cuidar a sus muertos a través de los rituales elegidos. A diferencia de los muertos, los dolientes vivos no son solo *objetos* de cuidado; en última instancia, el trabajo forense les permite hacerse cargo de cuidar a sus muertos de la forma en que ellos acostumbran, con la preparación y el sentimiento para hacerlo. El arqueólogo forense Richard Wright, que describe una ceremonia de nuevo entierro después de la excavación y el análisis de una fosa común de la era del Holocausto en Serniki, Ucrania, escribe:

> Fuera del bosque, como ciervos, surgieron unos cientos de aldeanos de Serniki. Se pararon inseguros alrededor de la fosa. Algunos judíos de Rovno se reunieron dentro de la fosa con palas. Un rabino estadounidense que estudiaba en Minsk dirigió la ceremonia. Ese fue el momento en que el equipo técnico se sintió incómodo e innecesario. *Un nuevo régimen había tomado el control.*[42]

El cuidado forense está involucrado en la *creación de más cuidadores*. A diferencia de las identificaciones del ADN u otros aspectos del proceso de investigación, no concentra el conocimiento experto en manos de unos pocos, sino que naturalmente busca poner fin al monopolio del experto forense para difundir la actividad del cuidado desde la fosa a la comunidad.

Esta actividad puede extenderse de diferentes maneras, y no existe una sola receta sobre cómo las comunidades de dolientes emprenderán el trabajo de cuidar a los muertos. En su etnografía sobre exhumaciones de la Guerra Civil Española, Renshaw señala que, en los sitios que estudió, debido al tiempo transcurrido entre el conflicto y las exhumaciones, "hay una historia muy limitada de intimidad o conocimiento corporal entre vivos y muertos".[43] Por lo general, los nietos de las víctimas de la guerra civil son los más activos en los esfuerzos de exhumación y sus recuerdos de los muertos, si es que tienen alguno; a veces, pasan por fotografías e historias en lugar de recuerdos vívidos y encarnados. Mientras estuvo en España, Renshaw no presenció los tipos de interacciones íntimas entre los dolientes en vida y los restos de muertos que había visto en Kosovo (y que se relatan en historias de Bosnia, Chile, Guatemala, Kosovo y otros lugares). Sin embargo, sí notó formas más sutiles e indirectas en las que los parientes de los muertos se hicieron cargo del trabajo de cuidado:

---

42. Wright 2006, énfasis añadido.
43. Renshaw 2011, 123.

La forma principal en que los parientes se relacionaban físicamente con los muertos era asistiendo en tareas manuales inexpertas. Este trabajo podía incluir excavar la capa superior del suelo, tamizar el relleno de fosas o lavar el suelo de restos desarticulados... Fue una manifestación física de cuidado y afecto por los restos humanos, pero no una recreación de los gestos físicos de afecto de una intimidad recordada en vida.[44]

Uno de los principios centrales del enfoque humanitario de la investigación forense internacional es que considera que identificar a los cuerpos individuales es, al menos, tan importante como la recopilación de pruebas en nombre de cortes y tribunales. Sus partidarios más enérgicos argumentan: "El deseo abrumador de los familiares de todas las religiones y culturas es identificar a sus seres queridos".[45] En esta visión, lo universal humano que hace el trabajo forense "humanitario" es el deseo de identificación individual de los muertos.

Sin embargo, quedan preguntas importantes sobre lo que constituye la "identificación" forense. En algunos casos, como las comunidades de dolientes de Ruanda y Timor-Leste, tienen prácticas culturales e incluso políticas de identificación que, si bien son aceptables para ellos, no cumplen con los estándares de la ciencia forense. En otros casos, los antropólogos forenses pueden ser capaces de identificar solo una calavera o fragmento de hueso, y no pueden localizar o identificar el resto del cuerpo. A través del análisis de ADN, ahora se pueden encontrar coincidencias positivas entre los miembros vivos de la familia y los fragmentos diminutos de un individuo. Es así que el antropólogo forense Bill Haglund se pregunta: "¿La [identificación] es para probar que la persona murió, o para recolectar la mayor cantidad posible de restos para una familia?"[46] En otras palabras, ¿la identificación es una búsqueda *de hechos o de material*?

Si bien la mayoría de sus colegas reconocerían la importancia de los hechos y el material, el primero sigue siendo en gran medida el paradigma dominante en el que se ve el trabajo de identificación. Stephen Cordner y Helen McKelvie, en un artículo sobre la evolución de las normas en ética forense internacional, comienzan con la siguiente declaración:

La experiencia forense en investigaciones de derechos humanos tiene cuatro propósitos. A nivel humanitario, el objetivo es ayudar a las familias a descubrir el destino de sus seres queridos. La investigación también sirve como documentación para establecer el registro histórico directamente. El objetivo es, además, descubrir evidencia legalmente admisible que resultará en la condena de los responsables del crimen. En última instancia, se espera que tales investigaciones disuadan futuras

---

44. *Ibid.*, 124.
45. Tidball-Binz 2007, 438.
46. Haglund, entrevista telefónica con el autor, 13 de abril de 2009.

violaciones demostrando, mediante documentación y litigios forenses, que los responsables tendrán que rendir cuentas de sus acciones.[47]

La cita capta de manera elocuente la compleja combinación de prioridades que las investigaciones forenses han asumido a medida que se han desarrollado en las áreas post-conflicto en todo el mundo. Se debe tener en cuenta, sin embargo, el enfoque en los hechos y otros imponderables: el destino de los muertos, la documentación, la evidencia, la disuasión. *Los cuerpos* –como entidades físicas cuyos dolientes los ansían, y tal vez incluso como beneficiarios directos del proceso forense– no se encuentran en ninguna parte en esta lista, por lo demás muy rica, de las cosas que las investigaciones forenses internacionales pueden lograr.[48]

Michael Barnett, reflexionando sobre una tendencia más amplia dentro del humanitarismo, escribe:

> El deseo de medir lugares les da calidad a los números, por ejemplo, vidas perdidas y salvadas, personas alimentadas, niños inoculados, descuidando metas no cuantificables como presenciar, estar presente, conferir dignidad y demostrar solidaridad. ¿Es posible cuantificar, por ejemplo, la reunificación de las familias, el suministro de mortajas funerarias o la reducción del miedo y de la ansiedad en las personas que se encuentran en situaciones desesperadas? Si estas actividades y sus impactos no pueden ponerse en funcionamiento, ¿quedarán fuera del modelo?[49]

En algún lugar entre los vocabularios de responsabilidad legal y necesidad humanitaria, junto con gestos ocasionales sobre la importancia de "medidas simbólicamente significativas" como homenajes y disculpas oficiales,[50] el trabajo físico de excavar, cepillar, lavar y ensamblar pasa a un segundo plano. No tenemos vocabulario para las actividades de los equipos forenses que no son ni legales ni meramente "simbólicas": formas de reparación dirigidas a los cuerpos muertos en sí, no solo a sus dolientes.

Una perspectiva de cuidado no contradice en modo alguno los objetivos consagrados en el enfoque humanitario. Sin embargo, tiene una respuesta diferente (o simplemente una respuesta más larga) a la pregunta de Haglund sobre la búsqueda de restos materiales. El investigador forense, desde una perspectiva de cuidado, busca la integridad del cuerpo muerto como un *cuerpo y como un ser amado*. Ve el trabajo del cuidado como una forma de

---

47. Kirschner y Hannibal 1994; citado en Cordner y McKelvie 2002, 867.

48. En otro artículo reciente, Vesuki Nesiah informa que el Comité Internacional de la Cruz Roja "ha identificado tres categorías principales de necesidades y prioridades familiares: información, responsabilidad y reconocimiento" (2002, 823). Aquí hay otra lista de resultados importantes que, sin embargo, deja fuera una serie de experiencias táctiles y personificadas que podrían ser cruciales para los dolientes.

49. Barnett 2011, 216.

50. Nesiah 2002, 840.

reparación y sabe que algunos huesos o mechones de cabello, por útiles que sean para determinar la identidad del difunto, son mucho menos adecuados, como objetos de cuidado, que un cuerpo completo. Por supuesto, como señaló Haglund en la misma conversación, la demanda de cuerpos completos supera a menudo las limitaciones de los recursos de los equipos forenses y las condiciones en las que funcionan, especialmente en la ex-Yugoslavia y otros lugares donde las fosas han sido manipuladas. Sin embargo, las familias han expresado reiteradamente su sensación de que incluso un hueso de un ser querido desaparecido es significativo,[51] lo que lógicamente también significa que cada hueso es significativo. Las piezas ausentes de un cuerpo se echan tanto de menos y de la misma manera en que las piezas encontradas son acariciadas y lloradas.

Una perspectiva de cuidado, además de articular aspectos poco apreciados del trabajo forense, también proporciona una nueva forma de hablar sobre las limitaciones, los peligros potenciales y el trabajo que aún no se ha realizado. En uno de sus pasajes más francos, Koff recuerda una serie de reacciones que tuvo al examinar el cuerpo de un adolescente que su equipo había exhumado de una fosa común en Bosnia:

> Me sentía tan mal, tan llena de dolor y de emoción, y todo mezclado con la sensación de privilegio de estar allí arrodillada, tocando los huesos de alguien cuya familia estaba allí y que quería más que nada tenerlo de regreso, sin importar en qué condición estaba, y aun así yo era la única que lo sostenía. Sentí que lo estaba traicionando a él, o a su madre. No podía determinar a quién.[52]

Koff luego se culpó a sí misma por perder "el control por un momento". Tal vez esta pérdida de control fue emocionalmente peligrosa para ella, pero también ofrece una visión poderosa del delicado equilibrio que es necesario, en la investigación forense, desde una ética del cuidado. Koff destaca la importancia de "tocar" y "retener" tanto para ella misma como para los dolientes del niño, la realidad corporal de su trabajo.[53] Sin embargo, también es consciente del privilegio casi peligroso que su conocimiento experto le

---

51. Véase Wagner 2008, 180; Stover y Peress 1998, 173.

52. Koff 2004, 180.

53. Esto no implica que la "realidad corporal" del trabajo forense se oponga a sus aspectos científicos, técnicos o racionales. Los toques forenses rara vez son puramente instintivos, sino que implican una planificación y un pensamiento cuidadoso. Por ejemplo, Elizabeth Neuffer, observando una exhumación en una fosa común en Cerska, cerca de Srebrenica, a mediados de la década de 1990, observó: "Un brazo podría yacer en la superficie de la fosa, pero el torso y las piernas podrían estar enterrados profundamente en ella", debajo de otros cuerpos. No se podía simplemente tirar del brazo para liberar el cuerpo; los cuerpos estaban tan descompuestos que se desharían en las manos. [Bill] Haglund pasó horas simplemente mirando hacia la fosa, averiguando qué extremidad conectaba con qué cuerpo y en qué ángulo y dónde cavar luego" (2001, 235).

confiere: la responsabilidad que tiene por ser la primera persona que toma contacto íntimo con los restos de una persona desplazada y violada, y la posibilidad de que la madre se sienta traicionada, o al menos despojada de poder, por el proceso. Finalmente, ella expresa un sentido de obligación hacia el cuerpo muerto en sí, una vez más cargado de peligros potenciales ("Sentí como que lo estaba traicionando").

Este último aspecto de las observaciones de Koff, la relación que articula entre ella, su trabajo y el cadáver, sigue siendo una faceta demasiado inexplorada de la conducta y el significado de la investigación forense. También es un lugar donde el marco conceptual provisto por los teóricos del cuidado, a menudo, no alcanza. En su enfoque sobre las relaciones y la reciprocidad, los teóricos del cuidado tienden a asumir la vida y la capacidad de sentir por parte del receptor del cuidado. Por el contrario, el mundo de las investigaciones forenses, especialmente el de las fosas comunes, es el de los dolientes en vida, los objetos perdidos y cuerpos muertos que existen en algún lugar del confuso terreno intermedio entre los objetos y las personas. Por lo tanto, las fosas comunes exigen una nueva perspectiva sobre el trabajo del cuidado, particularmente en términos de qué es lo que se considera como un objeto de cuidado y qué cuidado se logra para esos objetos.

Lo que el cuidado forense hace por los muertos

El cuidado está fundamentalmente orientado a los demás. El logro del cuidador no está en la consistencia de su propio comportamiento o en las recompensas que le proporciona, sino más bien en la medida en que la persona, animal o cosa que se cuida se beneficia por la atención recibida. Por lo tanto, los teóricos del cuidado tienden a enfatizar el valor de la "reciprocidad" en el cuidado. Por "reciprocidad" no se quiere decir que todas las relaciones deben ser iguales en cuanto a la cantidad de cuidado que se da y se recibe, sino que el receptor u objeto de cuidado desempeña un papel activo en el proceso de cuidado. Como escribe Joan Tronto, "la fase final de la atención médica reconoce que el objeto de la atención responderá a la atención que recibe. Por ejemplo, el piano afinado nuevamente suena bien, el paciente se siente mejor o los niños con hambre parecen más saludables después de haber sido alimentados. Es importante incluir el cuidado recibido como un elemento del proceso de cuidado porque proporciona la única manera de saber que realmente se han cumplido las necesidades de cuidado".[54]

A diferencia de los niños, estudiantes, pacientes, mascotas y muchos otros "objetos de atención", el cuerpo muerto, destinatario de los actos de cuidado de un experto forense en la fosa y en la morgue, no puede reconocer el cuidado que está recibiendo. Aunque se producen cambios importantes

---

54. Tronto 1993, 107–8.

en el cuerpo muerto a medida que se mueve a través del proceso forense, no crece ni florece en ningún sentido tradicional.

La reciprocidad es menor cuando el cuidado se dirige hacia los que no hablan e incluso no son sensibles. Virginia Held, contemplando el ejemplo de una "persona con severa discapacidad mental", dice que el cuidador debe "imaginar una relación" con el paciente,[55] mientras que Tronto, en el pasaje citado anteriormente, nos da el ejemplo del piano afinado cuya reciprocidad de cuidado es su sonido musical.

Gran parte del lenguaje utilizado en los informes de los medios sobre investigaciones forenses sigue la sugerencia de Held, "imaginar una relación" entre los expertos forenses y los cuerpos muertos. Este es el tema central en el comentario de Koff sobre "venir a sacarte", así como la afirmación frecuentemente repetida de que los expertos forenses "hacen hablar a los huesos".[56] Esta última metáfora opera en parte borrando una importante distinción entre *información* y *habla*. El habla, a diferencia de la información, que los expertos forenses recopilan de los cuerpos e interpretan, afirma la intervención. Es impredecible. Puede revelar, pero también ocultar o engañar.

Todo este lenguaje metafórico también puede ser irrelevante. Los expertos forenses entran en una especie de relación de todo tipo con los cuerpos muertos, y no meramente con uno imaginado. Esta relación es una relación única en la que las preocupaciones afectivas y éticas de los expertos forenses –las que siente, y las que representa en nombre de las familias, los dolientes y sus compañeros de equipo– solo pueden obtener respuestas *materiales* del cuerpo. Esto no quiere decir que el cuerpo sea solo una "cosa", sino simplemente que, al igual que las cosas, sus expresiones externas son limitadas y no están bajo ningún tipo de control consciente. No son verbales, de desarrollo o formas de florecimiento saludable. No se parecen al habla o voluntad real.

Por lo tanto, el ejemplo del piano desafinado de Tronto puede ser un parecido apropiado con el cuerpo muerto, un objeto inanimado que, sin embargo, puede "responder" al cuidado de maneras visibles y audibles. Sin embargo, mientras el piano desafinado ha recuperado completamente su sonido y estado original, el cuerpo muerto no puede recuperar la vida. En el caso de la medicina forense, aunque las prácticas de cuidado pueden lograr cosas importantes, incluidas formas limitadas de reparación, nunca pueden revertir completamente los efectos de la violencia o del tiempo. El cuidado forense trata como valioso cualquier vestigio material que quede de una vida, así como expone continuamente cuánto se ha perdido.

Cualquier definición de atención forense, entonces, debe ser extremadamente modesta: modesta, pero capaz de transmitir cuánto está en juego. Hay diferencias importantes entre un instrumento musical bien afinado y un cuerpo cuya muerte se lamenta. Un cuerpo es el hogar de, o coextensivo

---

55. Held 2006, 36.

56. Véase Renshaw 2007, 241.

con, un yo; un instrumento musical, incluso el más preciado, raro o antiguo, no es un yo, sino una herramienta para la expresión de muchos yo que lo manipulan pero que nunca puede contener por completo. El contexto forense no borra la distinción entre persona y cosa (aunque para muchas personas los cuerpos muertos están en algún lugar entre o fuera de esas categorías). Más bien, las fosas comunes y las investigaciones forenses crean relaciones mucho más complejas entre persona y cosa de las que la mayoría de los especialistas en ética del cuidado han contemplado.

Los dolientes pueden otorgar gran importancia y significado a los cuerpos de los que faltan y de los que han desaparecido, pero este no es siempre el caso. Pueden encontrar los huesos de sus muertos tristemente separados de la persona que alguna vez conocieron, irreconocible o un recuerdo demasiado traumático de las torturas y desfiguraciones infligidas a un ser querido.[57] A menudo, estos mismos parientes, sin embargo, reaccionan de manera diferente ante la ropa y los objetos asociados con sus muertos. Como informa Koff:

> Me dijeron que muchas de [las Madres de Vukovar] no aceptarían iden-
> tificaciones antropológicas, no les importaba que el cuerpo fuera igual a
> un pariente hasta en la cantidad de dientes que les faltaban desde hacía
> años o una fractura curada, además de que la edad, la altura y el sexo
> fueran los correctos. A lo que esas mujeres respondían era a los artefactos;
> una vez más, los artículos que los científicos forenses consideran solo
> como identificadores presuntos. Una mujer creyó [en la identificación]
> cuando vio la llave de la puerta de entrada de su antiguo apartamento,
> que se encontraba en el bolsillo de los pantalones que usaba el hombre
> identificado antropológicamente como su esposo.[58]

Un artículo sobre la vida después de la masacre de Srebrenica alude a "un caso en el que la madre guardó el frasco de crema Nivea de su hija porque tenía sus huellas dactilares". "Eso era todo lo que le quedaba de ella, dijo".[59] Robin Reineke del Centro Colibrí por los Derechos Humanos comenta que los objetos cotidianos recolectados de los cuerpos de personas que mueren cruzando la frontera entre Estados Unidos y México son "real-mente representativos de la individualidad de un modo en que los cuerpos y los huesos, necesariamente, no lo son. También pueden ser el elemento más convincente para que las familias crean que esta cosa irreconocible es su persona desaparecida".[60]

Las investigaciones forenses pueden servir tanto para reensamblar un mundo de personas y objetos tanto como para brindar certeza científica a las

---

57. Véase Wagner 2008, 145.

58. Koff 2004, 228–29.

59. Di Giovanni 2010.

60. Silver 2013.

identificaciones. Como los medios científicos más conocidos para identificar personas se vuelven más técnicos, menos dependientes de leer los "signos" antropológicos en los huesos como para enviar muestras de ADN a los laboratorios para su análisis,[61] las familias pueden exigir aún más la certeza táctil de un objeto reconocible. Esta necesidad queda fuera del modelo de preocupación humanitaria "información, responsabilidad y reconocimiento" para las familias de los desaparecidos,[62] y muestra que la *identidad* individual es solo una pieza de un mundo material más grande, un mundo que una vez perteneció a los muertos y todavía está habitado por sus dolientes. Esto no significa que los individuos, con sus cuerpos, nombres e historias, aún no sean centrales para una perspectiva de cuidado. Solo lo opuesto: de todos los objetos que quedaban en la casa de la mujer bosnia que habían sido tocados y utilizados por su hija, la más preciada era la crema Nivea que tenía una huella directa de su cuerpo: un rastro, la huella dactilar, que se sabe que está entre los identificadores más específicos del cuerpo.

Los siguientes elementos, en combinación, son exclusivos del cuidado en el contexto forense: reciprocidad limitada entre el cuidador y el objeto, irreversibilidad de las peores formas de daño que se ha hecho a los muertos y lazos de preocupación y afecto que conectan los cuerpos con los objetos, ocasionalmente incluso, haciendo que los objetos sean casi tan "representativos de la identidad" como los cuerpos a los que alguna vez estuvieron unidos. Todas estas características conforman mi definición de lo que hace el cuidado forense por las víctimas muertas por la atrocidad: *el cuidado forense busca restaurar la propia integridad del cuerpo muerto y su lugar dentro del mundo social y material del que fue violentamente arrancado. Busca en cada contacto, examen y práctica técnica a la que el cuerpo muerto es sometido, responder, revertir y de alguna manera reparar la violencia sufrida.*

La primera parte de mi definición tiene un gran parecido con la descripción de Zoe Crossland de las exhumaciones llevadas a cabo por el Equipo Argentino de Antropología Forense como "un intento de reubicar a los desaparecidos en la sociedad; reestableciéndolos dentro de la red de relaciones humanas que se rompió cuando fueron secuestrados".[63] Sin embargo, las redes que se vuelven a reestablecer incluyen no solo vínculos entre personas,

---

61. Esta noción de un proceso de identificación incorpóreo y puramente técnico es, como describí antes, una imposibilidad: todavía hay casos, especialmente cuando las muestras de ADN de parientes no están disponibles, donde los métodos antropológicos tienen más posibilidades que la coincidencia del ADN. Además, siempre existe la tarea irreductiblemente física de la exhumación, y de reunir el discreto cadáver de cada víctima.

62. Nesiah 2002, 823.

63. Crossland 2002, 152.

sino también entre personas y lugares, personas y objetos, e incluso lugares y objetos.[64]

Una perspectiva de cuidado describe cambios concretos en el estado de un cuerpo que se producen a través de la exhumación, la autopsia, la repatriación y el nuevo entierro, sin necesidad de resolver preguntas sobre el alma eterna o la relación con los antepasados, preguntas que solo pueden responder individuos y comunidades de los mismos dolientes. Una perspectiva de cuidado no necesita especificar cuándo, o si dejamos de ser personas y nos convertimos en cuerpos o cosas; en cambio, expone las áreas de superposición y transformación. También atestigua la continuidad de la violencia que roba a las personas de sus vidas y las viola después de la muerte. Cuando me refiero a cuerpos que han sido "arrancados violentamente" de su mundo social y material, incluyo no solo las circunstancias de secuestro a las que se refiere Crossland: la destrucción de documentos de identidad, las cárceles clandestinas, las solicitudes de habeas corpus sin respuesta presentadas por familiares –pero también la colocación de cadáveres en tumbas sin nombre, y las mentiras y los rumores que se extendieron sobre ellos después de su muerte.

Insertadas en la segunda parte de la definición (*el cuidado forense busca, en cada contacto, examen y práctica técnica a la que el cuerpo muerto es sometido, responder, revertir y de alguna manera reparar la violencia sufrida*) hay dos formas de valor que se pueden otorgar a los cuerpos muertos de las víctimas de atrocidades. El primero depende de la presencia de dolientes que confieren valor al cuerpo en función de su deseo de reconocerlo, reclamarlo y realizar los debidos rituales. El segundo, reconoce que el llamado a cuidar, con frecuencia, se extiende más allá de la comunidad inmediata de dolientes: a expertos forenses, organizaciones de derechos humanos y otros que creen que la violación de cuerpos y la creación de fosas comunes requieren alguna respuesta, incluso desde lejos. La investigación forense internacional no es solo el estudio científico de las violaciones de los derechos humanos, sino también la búsqueda constante de vías por las cuales estas violaciones pueden ser reconocidas y respondidas.

Como el cuidado no es absoluto, un cuerpo no se queda fuera del alcance del cuidado solo porque está fragmentado, parcialmente destruido o incluso perdido. Se puede cuidar a los vivos, a los muertos e incluso a los fragmentos de los muertos. El cuidado que se le ofrece a un hueso de una mujer muerta representa los años de caricias amorosas que le han robado a ella y a sus dolientes.[65] Incluso, si un cuerpo ha desaparecido o ha sido destruido,

---

64. Esta tarea final, aunque raramente identificada como parte de investigaciones forenses internacionales, es una prioridad bien definida en la repatriación de restos y artefactos indígenas (véase Watkins 2002).

65. *Representa a*, pero no reemplaza: el cuidado es, como se dijo anteriormente, una respuesta a la violencia y un recordatorio de la permanencia de ciertas formas de daño.

las conexiones entre esa persona muerta y un mundo de personas y objetos –conexiones que, a lo largo de mucho tiempo, los dolientes han estado haciendo visibles a los equipos forenses– aseguran que la posibilidad de cuidado aún existe. El frasco de crema Nivea, atesorado por la madre de la joven por sus huellas dactilares, es un objeto digno de cuidado, y llega a tener los mismos poderes de sustitución.[66] En estos casos, el lugar del cuerpo muerto en un mundo social y material sigue siendo restaurado, pero a través de un proceso más complejo de sustitución, conexiones expuestas y ausencias marcadas.

Si bien los aspectos materiales y prácticos de la investigación forense se destacan en mi descripción del cuidado forense, las tecnologías más avanzadas también hacen una contribución importante. Por ejemplo, el análisis de ADN es útil no solo para identificar un conjunto particular de restos, sino también para unir correctamente las partes del cuerpo desarticuladas o dispersas, en otras palabras, restaurar no solo la identidad sino también la integridad del cadáver.[67]

Si bien el cuidado forense es un conjunto discreto de prácticas, ese conjunto de prácticas tiene un límite. Llega un momento en que el cuerpo, o cualquier parte de él, se ha recuperado, se devuelve al cuidado de sus seres queridos y ellos se hacen cargo del proceso de cuidado. Una vez en manos de los dolientes, el cuidado puede dar un giro brusco con respecto al paradigma forense. Un equipo forense puede hacer grandes esfuerzos para identificar y armar un esqueleto correctamente, solo para descubrir que los dolientes del difunto creen que debe ser incinerado. La aparente ironía aquí es superficial: la eventual cremación del cuerpo no socava la importancia, para los dolientes, de recibir el conjunto correcto de restos, sabiendo que los expertos forenses lo trataron con cuidado. La forma en que las familias y los dolientes definen el tratamiento "cuidadoso" de los muertos, una vez que el proceso forense ha llegado a su conclusión, inevitablemente será rica en variaciones culturales y contextuales, pero para el momento en que estas decisiones se toman, el experto forense ya ha hecho una contribución al ayudar al viaje del cuerpo de regreso al mundo social. Los dolientes se toman el trabajo no solo de cuidar sino también de definir lo que el cuidado significa para ellos y las personas que los lloran.

La violencia infligida a los cuerpos muertos en una fosa común era un intento de ponerlos fuera del alcance de los cuidados. Sin embargo, incluso en los casos más extremos –los restos arrastrados y mezclados de la masacre de Srebrenica, los cuerpos arrojados al agua desde los aviones en Argentina– el intento, finalmente, fracasa debido a las redes de afecto, contacto y significado que el cuidado crea tanto en vida como después de la muerte.

---

66. Para un examen de las formas complejas en que los objetos creados imitan, sustituyen y expresan las necesidades de los cuerpos humanos, véase Scarry 1985, 278-326.

67. Zanetta 2009, 342.

De hecho, es posible violar a los muertos de tal manera que están más allá del alcance de los derechos humanos. La perspectiva esbozada aquí, sin embargo, respalda la convicción de que no existe una manera real de que los muertos dejen de ser cuidados. Cuando falta todo el cuerpo, se puede encontrar una mano o un cráneo; donde no hay una mano o un cráneo, hay un pote de crema Nivea o una camisa favorita, a menudo prestada, a menudo remendada. Entre las tareas más importantes del experto forense que exhuma cuerpos y objetos, haciendo coincidir este hueso con ese esqueleto y este esqueleto con esa madre, están el desenterrar de estas redes de conexión afectiva, y poder expandir oportunidades de cuidado. Contra la violencia que intenta colocar a los muertos en un agujero negro donde la memoria y el cuidado no pueden penetrar, el proceso forense prueba que Hannah Arendt estaba en lo cierto: "Los agujeros del olvido no existen".[68]

Los límites de la ética del cuidado

Una perspectiva de cuidado abre nuevas formas de ver el proceso forense y medir sus éxitos. Pero una lente ética que solo mide lo bueno nos dice tanto acerca de la conducta humana real como lo que un himno nacional dice acerca de las realidades políticas de un país en particular. El cuidado es, crucialmente, una forma de ver e interpretar los peligros, los defectos y las fricciones de las investigaciones forenses, así como sus éxitos.

Diversas técnicas forenses, como la extracción de muestras de cuerpos para el análisis de ADN, pueden entrar en conflicto con las prohibiciones religiosas y culturales con respecto a perturbar o a profanar el cuerpo. Las prácticas que los expertos forenses realizan en un intento respetuoso de identificar un cuerpo y contar su historia pueden parecer, para otros, como una forma de mutilación. Del mismo modo, las técnicas antropológicas clásicas para identificar la muerte pueden involucrar el tratamiento de sus cuerpos de maneras que parecen descuidadas e incluso bastante violentas.[69] En un pasaje de su diario, que vale la pena citar extensamente, Koff recuerda haberse encolerizado por la forma en que Bill Haglund, mientras trabajaba en una fosa común en Ruanda,

> exhumaba a un niño y luego, literalmente, rompía su mandíbula para ver la edad dental para el informe de nuestra tumba...Quiero decir, es horrible que tengamos que hacer cosas como extraer el pubis para determinar el sexo, o ver fragmentos de fémur para el muestreo de ADN, pero el objetivo es restaurar la identidad personal, y tiene ese precio. Intelectualmente, sé que Bill no está arrancando las mandíbulas con fuerza porque quiere parecer poseído, sino que son los huesos que se adhieren con los últimos pedazos de músculo temporal momificado, y

---

68. Arendt 1976, 232.
69. Véase Hunter y Cox 2005, 220.

un esfuerzo es lo que se necesita para obtener una buena visión de los dientes y, por lo tanto, la edad preliminar. ¿Y nuestro proceso es más horrible que la causa y la forma de la muerte real? Después de todo, ni siquiera estaríamos aquí si estas personas no hubieran sido atacadas por asaltantes que empuñaban machetes mientras rezaban a algún dios por protección.[70]

A pesar de sus propios intentos de colocar la acción de Haglund en un marco explicativo, Koff no puede desplazar su incomodidad. Tampoco puede ayudar a darse cuenta cuando otros expertos se comportan de manera diferente. Trabajando en una morgue en Kosovo, más de cuatro años después, Koff admira el trabajo de un patólogo que parece tocar los cuerpos "con compasión",[71] incluso en situaciones que podrían provocar humillación o disgusto: por ejemplo, al tratar de localizar una bala en las nalgas del cadáver de un viejo.[72]

Existen importantes diferencias circunstanciales en estas dos situaciones que aparecen en las memorias de Koff. Haglund estaba trabajando dentro de una fosa común llena de cientos de cuerpos, que estaban tan apretados que "apenas quedaba tierra entre ellos".[73] Por el contrario, Eric Baccard, el patólogo de Kosovo, realizó sus exámenes en una morgue con un solo cadáver ante él. Mientras Haglund es un antropólogo forense, entrenado para lidiar con restos de esqueletos, Baccard es un patólogo con experiencia en medicina general (con pacientes vivos) y acostumbrado, en el contexto forense, a trabajar solo con restos de carne. Las mociones, los recortes y otras prácticas que cada uno consideraba "normales" y respetuosas, por lo tanto, probablemente diferían por la disciplina y la larga experiencia.

También es importante señalar que, si bien hubo críticas al trabajo de Haglund sobre las fosas comunes en Ruanda y la ex-Yugoslavia, Koff no participó de ellas. De hecho, cuando un panel se reunió en San Antonio para revisar las acusaciones de mala conducta por parte de Haglund, Koff dio su testimonio mostrándose como una "firme defensora" de su liderazgo. Volviendo sobre su artículo en el diario, a propósito del incidente con la mandíbula, Koff dijo en una entrevista:

> La Oficina del Fiscal quería información sobre la demografía de las fosas, algún tipo de indicación de lo que estaba sucediendo. Esperaban, potencialmente, dos mil cuerpos. Solo había varios cientos de cadáveres. Bill [Haglund] estaba bajo una terrible presión para darles algún tipo de información preliminar... yo sentía que no era apropiado que Bill entrara a la fosa solo para obtener estimaciones preliminares de edad

---

70. Koff 2004, 57.
71. *Ibid.*, 296.
72. *Ibid.*, 299.
73. *Ibid.*, 54.

(...) en lugar de decirle al Tribunal, "Van a tener que esperar". Bueno, probablemente él no se sentía en condiciones como para decirles [eso]...[74]

Para Koff, el comportamiento de Haglund en la fosa de Kibuye no puede separarse de las presiones ejercidas sobre él como líder del equipo, y los cálculos que, para bien o para mal, solo él tenía la información para hacer: "Él era el que recibía las llamadas telefónicas; el que estaba en el helicóptero de vuelta a Kigali. Él era el que hablaba con personas que no sabían a qué nos enfrentábamos, y él era el que estaba tratando de obtener algunos datos demográficos".[75]

Casi dos décadas después, Koff todavía está desconcertada por la conducta que presenció en Kibuye, pero ahora la ha incorporado a una reflexión más amplia sobre las diferentes lentes éticas que ella y Haglund podían haber llevado a la tumba:

Sentí que todo el asunto no encajaba realmente con la forma en que hacemos el trabajo forense. No destruimos nada, quiero decir, no hay... teníamos escalpelos, teníamos herramientas, teníamos formas de hacer las cosas... Parados, alrededor nuestro, en nuestra fosa, había personas de la ciudad de Kibuye que estaban trabajando con nosotros, y solían apoyarse sobre sus palas poniendo la barbilla sobre sus manos, y solían mirar a Bill. Y yo solía pensar, "espero que no crean que esta es la forma en que hacemos las cosas". Solía pensar, si tuviéramos una cámara de CCTV[76] aquí que mostrara imágenes de lo que estábamos haciendo a una sala llena de gente que creía que sus parientes podrían estar en esta fosa, ¿Bill haría algo diferente? ¿O en realidad, todavía le arrancaría la mandíbula a un niño de cinco años? Bueno, realmente, conociendo a Bill, creo que él [rasgaría la mandíbula]. Porque Bill creía que, si hubiéramos podido ir más rápido, habría sido mejor. Pero Bill no vio eso, no creo, como un problema ético. Esto era justo lo que se necesitaba para quitar la mandíbula.[77]

En *El lenguaje de los huesos* la doble visión aparece como una forma de describir las luchas de Koff para equilibrar los dos lados de su propia experiencia como científica y experta y como persona sensible. Ahora, al reflexionar sobre su artículo en el diario de Kibuye, ella mira más allá de sí misma y, a través de los ojos imaginados de los dolientes en la fosa, o a través de una cámara de televisión imaginada, una idea a la que volvió varias veces durante nuestra entrevista:

---

74. Koff, entrevista telefónica con el autor.

75. *Ibid.*

76. N. de las T.: Por su sigla en inglés "closed circuit televisión" que significa "circuito cerrado de televisión".

77. *Ibid.*

Si uno se pregunta si está fuera de su código ético (...) como antropólogo forense, una de las formas de examinar eso es: ¿Habría hecho algo diferente si las personas que estaban relacionadas con ese cuerpo estuvieran presentes en ese momento? ¿Trabajaría más despacio, sería más cuidadoso, sería más cauteloso? ¿Iría más rápido, intentaría esconder algo?...[78]

Tres características centrales se encuentran en el corazón de la doble visión de Koff: en primer lugar, ella llama la atención sobre el *proceso* de exhumación.[79] En segundo lugar, ella ve ese proceso desde la perspectiva de dos partes interesadas: experto forense y dolientes. En tercer lugar, ella combina ambas perspectivas con ideas sobre el cuidado. Notablemente, ella no culpa a Haglund por no compartir su doble visión, ni tampoco cree que no le preocupen las necesidades de los dolientes. Era solo que, en las circunstancias particulares de su trabajo en la tumba de Kibuye, Haglund veía esas necesidades exclusivamente en términos de *resultados* (obteniendo información demográfica de las fosas). Haglund no era *antiético*, pero su lente ética era más estrecha que la de Koff en ese momento, ya sea por su temperamento, o por la posición en la que había sido colocado o por ambos. La crítica expresada en el diario por Koff debería tomarse, por lo tanto, como una meditación sobre un momento particular y muy cargado en una investigación forense, una no gobernada por reglas explícitas, pero sujeta a juicios afectivos.

Como alguien que tiene una perspectiva de cuidado en su trabajo (ya sea que elija o no esa etiqueta en particular), Koff sigue luchando con las formas en que la ciencia forense puede requerir un tratamiento destructivo, incluso aparentemente violento, del material al servicio de la extracción de información. Su referencia exculpatoria al "esfuerzo" que era necesario según Haglund para quitar la mandíbula del niño se asemeja a la descripción de la autopsia de Albert Howard Carter: "un tipo de toque especializado, uno que destruye para promover la comprensión".[80] Hacia la mitad de camino del pasaje de su diario, ella acepta ese tipo de cálculo utilitario: "El objetivo es restaurar la identidad personal, y ese es el precio que hay que pagar". Inmediatamente después, sin embargo, sigue con un argumento del mal menor que pone de manifiesto cuán profunda y duradera es su incomodidad: "¿Y no es el proceso que empleamos más horrible que la causa y la forma de la muerte real? Después de todo, ni siquiera estaríamos aquí si estas personas no hubieran sido atacadas por los asaltantes que empuñaban machetes mientras rezaban a algún dios por protección". Este comentario suena extraño porque los expertos forenses no son simplemente menos violentos y "horrorosos

---

78. *Ibid.*

79. En la misma entrevista, Koff comentó: "Creo que cada paso en el proceso forense es importante, y que es un paso, y que hay una razón para seguir los pasos..." (*Ibid.*).

80. Carter 1998, 199.

"que los perpetradores; se supone que *reparan* algunos de los efectos de la violencia. Incluso comparar el trabajo forense con una masacre, como lo hace Koff en esta anotación en el diario, solo acentúa la sensación de que algo está equivocado, que su reacción visceral no se ha apaciguado a pesar de todo su trabajo intelectual de justificación.[81]

La constante y profunda incomodidad de Koff por la naturaleza ocasionalmente destructiva del trabajo forense resurge aún más dramáticamente en una novela de misterio que escribió después de *El lenguaje de los huesos*. El libro, *Freezing*, sigue a dos antropólogos forenses que ayudan en la búsqueda de un asesino en serie. Los antropólogos se habían conocido, años atrás, como colegas en las investigaciones forenses post-genocidio en Ruanda (permitiendo que Koff tejiera aspectos significativos de su propia experiencia personal en su historia), y ahora poseen una pequeña agencia sin fines de lucro que busca ayudar a las familias de desaparecidos en los Estados Unidos.[82] Finalmente, el asesino se revela como un ex colega de los antropólogos, que cometió su primer asesinato mientras estaba en una misión de la ONU: "Era el lugar ideal para hacerlo", dice, "¿qué significaba otro cuerpo muerto más en Ruanda?"[83] Su método consistía en utilizar su entrenamiento forense para desmembrar, con destreza clínica, los restos de sus víctimas y, luego, esparcirlas y ocultarlas, utilizando los aspectos más destructivos de la ciencia forense que a Koff, que se sentía interiormente muy presionada, le resultaban tan difíciles de aceptar.

Frozen también presenta un personaje menor que está románticamente obsesionado con el cadáver de una mujer que ha asesinado. Él la mantiene congelada, completamente intacta, durante años. Cuando lo atrapan, la mayor preocupación de este hombre es el estado de los restos de su víctima,[84] y se horroriza al saber que los investigadores tuvieron que "cortarla" para identificarla.[85] Así, Koff lleva a cabo un incómodo e irónico rol de inversión, en el

---

81. Es interesante comparar el punto de vista de Koff con el de la antropóloga cultural Sarah Wagner; cuando Wagner describe expertos forenses que toman muestras de víctimas en Bosnia para el análisis de ADN: "La persona desaparecida ha perdido una vez más una parte de su cuerpo, pero esta vez la violencia –el corte de una pequeña sección de la muestra de hueso– funciona para contrarrestar la brutalidad que la persona desaparecida experimentó a manos de las fuerzas serbobosnias" (2008, 111). Wagner es, al mismo tiempo, más directa que Koff –llamando a la práctica "violencia", sin titubear– y más indulgente. Para Wagner, la extracción de muestras no es menos "horrible" que las violaciones infligidas a los muertos, sino una reversión de esas violaciones.

82. Aquí, también, Koff se basa en su propia experiencia. En 2005 fundó una organización sin fines de lucro, que ya no existe, llamada *The Missing Persons Identification Resource Centre* (MPID), cuya misión era esencialmente la misma que la encabezada por sus antropólogos de ficción, Jayne Hall y Steelie Lander.

83. Koff 2001, ch. 31, para. 48.

84. *Ibid.*, ch. 18, paras. 55–67.

85. *Ibid.*

que el asesino de la mujer está desesperadamente dolido por la "violencia" de los investigadores contra su víctima.

Entonces, en la ficción de Koff ambos extremos –cuidar la integridad del cuerpo muerto sintiendo, a la vez, alegría en su destrucción– pueden vincularse a una patología violenta. Mientras tanto, los antropólogos forenses del libro y sus aliados en la aplicación de la ley buscan activamente cada parte del cuerpo de las mujeres desaparecidas, al tiempo que aceptan la necesidad ocasional e inevitable de cortarlas, abrirlas o quitarles una mandíbula. Por lo tanto, apuntan hacia un lugar de cordura incómoda entre los dos extremos, aunque es una "cordura" complicada por el hecho de que al menos dos de los personajes principales tienen profundos síntomas de trastorno de estrés postraumático, como pesadillas, ataques de pánico y flashbacks.

Los procesos destructivos muy reales, en los que se deben serruchar pedazos de hueso del cuerpo o extraer mandíbulas, crean un conflicto potencial en el cuidado forense. Aunque con el tiempo se pueden encontrar soluciones tecnológicas para este dilema,[86] a veces los métodos utilizados para identificar un cuerpo en particular –y así restablecerlo en una red de conexiones entre personas, lugares y objetos– resultan en violaciones, permanentes o temporales, de la integridad del cuerpo.[87] En este caso, un proceso de *reversión* –transformando el anonimato de un cuerpo descartado en una persona con nombre– entra en conflicto con un proceso de *reparación* material. Así como los derechos humanos a veces entran en conflicto entre sí, también las prácticas y los imperativos del cuidado pueden apuntar a diferentes direcciones.

Estos conflictos no pueden resolverse abstractamente. Más bien, constituyen un desafío incorporado al proceso mismo del cuidado forense, como la misma Koff lo indica en otra entrevista: "Siempre existe la incómoda sensación de que uno está deshaciendo el orden natural de las cosas, que uno es el filo del escalpelo de las acciones que podrían ser vistas como irrespetuosas con los cuerpos y, por lo tanto, dañinas para las familias sobrevivientes".[88] Koff postula convincentemente que, si bien esta inquietud puede ser intrínseca al trabajo, la solución en cada caso dado –los tipos de cuidado que se valoran más, el precio que vale la pena pagar por ellos– debe ser parte de un diálogo entre los equipos forenses y los dolientes.

Cuidando demasiado

Otro tema importante en las memorias de Koff es la importancia (y la dificultad) de mantener cierta distancia psicológica de las espantosas reali-

---

86. Una "autopsia virtual", por ejemplo, usa radiación para crear una imagen de alta resolución del interior del cuerpo sin ningún corte invasivo (Bland 2009).

87. Hunter y Cox recomiendan, como solución parcial, que cualquier parte del cuerpo extraída para el muestreo finalmente se entierre junto con el cuerpo del que se extrajo (2005, 218).

88. Citado en Dawes 2007, 212–13.

dades que se le presentaban todos los días en la fosa y en la morgue. En un artículo sobre especialistas forenses que estudian la crueldad animal, Charles Siebert escribe: "Aquellos cuya compasión los obliga a confrontar y combatir a diario su total ausencia, con frecuencia se ven obligados a adoptar una actitud desapasionada".[89] Los expertos forenses, a veces, deben suprimir su propia empatía –su experiencia personal y emotiva de empatía, no la empatía incorporada a la estructura misma del trabajo que realizan– para controlar sus reacciones ante actos de violencia insensible.

Las emociones negativas, como la empatía y el dolor, pueden no ser las únicas que ocultan los expertos forenses. En un discurso en el Museo Judío de Sydney, el arqueólogo forense Richard Wright se preguntó si debería "sentirse culpable" por haber "encontrado interesante el trabajo", "haber disfrutado la camaradería de los demás miembros de [su] equipo" consolándose con "el humor negro ocasional". Para Wright, la parte más estresante de una investigación es la fase de preparación, y "el hallazgo de la fosa y los cuerpos es una liberación del estrés".[90] En una línea similar, Derek Congram y Austin Bruno describen la satisfacción e incluso el júbilo que, finalmente, puede acompañar la ubicación de una fosa común o la confirmación de las hipótesis por la evidencia que surge junto con los restos humanos. Ellos señalan que "ser vistos como disfrutando del propio trabajo es un tabú tácito en la ciencia forense".[91]

Sin embargo, tal vez Siebert se equivoque al llamar, con tanta confianza, a la objetividad de los expertos forenses una "pose" e implicar que siempre es "forzada". La objetividad profesional del experto forense puede poseer un elemento social, e incluso ético, que no es visible cuando se describe en términos del científico solitario manejando su propio estrés, un elemento que incluso podríamos asociar con el cuidado. Tan incómoda como se sentía Koff con el manejo rudo de cuerpos de Haglund en una fosa común de Ruanda, ella recuerda haber sido al menos tan ambivalente en un encuentro diferente: esta vez, con una antropóloga sueca en una morgue de Kosovo. La antropóloga, una experta en restos humanos medievales, era nueva en la investigación de fosas frescas o recientes. Comenzó a llorar sobre el primer esqueleto que se suponía que debía examinar, rompiendo las reglas tácitas de comportamiento y profesionalidad de las cuales Koff se dio cuenta que también ella había llegado a depender. Koff consoló a la antropóloga, pero confiesa en sus memorias:

> Y, sin embargo, estaba enojada con ella, muy enojada, ¿por qué el gobierno sueco había enviado a una antropóloga que nunca había visto cuerpos "frescos" a una misión forense en un país [Kosovo] donde las víctimas llevaban muertas menos de dos años? ¿Por qué estaba ella allí si

89. Siebert 2010, 48.
90. Wright 2006.
91. Congram y Bruno 2007, 41.

le costaba tolerarlo? (...) Mientras estaba acariciando su hombro, estaba pensando, "No me hagas esto. No me hagas llorar, porque si lo hago, es posible que nunca me detenga".[92]

Courtney Brkic, quien también escribió unas memorias después de trabajar en exhumaciones en Bosnia, relata que su propia depresión provocó una respuesta comprensiva, pero firme, del antropólogo peruano José Pablo Baraybar: "Estás demasiado cerca a eso", me dijo, casi gimiendo, y esto es muy duro para todos, porque tú lo estas"[93]. Estas escenas de conmiseración y algunas veces una represión suave por parte de expertos forenses son parte de "una constante negociación entre el distanciamiento y el compromiso emocional" que Layla Renshaw también observó entre los miembros de un equipo de exhumación en España.[94]

Las reglas de conducta, a menudo silenciosas, en la fosa común o en el laboratorio forense no son simplemente "poses" protectoras que cada experto adopta para cuidar su propia cordura o protección. Son, de hecho, una parte importante de la vida social del equipo forense. Como Koff y Baraybar dejan en claro, manejar el propio estrés –y saber dar un paso atrás cuando no se puede– puede ser una manera de cuidar a los compañeros de equipo, respetando los límites que otros a su alrededor necesitan para continuar con su trabajo. Por lo tanto, existe una explicación alternativa para mantener, cuidadosamente, la objetividad del experto forense. La aparente falta o represión del cuidado puede, de hecho, no ser nada por el estilo: en cambio, es parte del complejo equilibrio del cuidado que se requiere de un profesional que está involucrado en múltiples relaciones de cuidado a la vez, con cadáveres, dolientes y compañeros de equipo, entre otros.

Amados en la tierra

Clea Koff nunca resuelve por completo el problema de su doble visión. El miedo a perder la distancia profesional, que considera necesaria para su trabajo, acorta su exploración, al igual que las presiones sociales que

---

92. Koff 2004, 275–76.

93. Brkic 2005, 253-54. Las exhumaciones en Bosnia fueron particularmente difíciles para los diversos expertos que participaron: "Era imposible para los miembros del equipo mantenerse alejados emocionalmente de los cuerpos. Sin embargo, tenían poco apoyo psicológico, separados de sus propias familias, sus jefes en La Haya, incluso las familias cuyos seres queridos ellos estaban tratando de encontrar. [A diferencia de Argentina, Guatemala y otros lugares, los problemas de seguridad y el desplazamiento de las comunidades de sobrevivientes dificultaron la presencia de los parientes en la fosa (Stover y Peress 1998, 156)]. Y trabajaban para preservar la evidencia de un caso que quizá nunca llegaría a juicio a menos que las tropas de la OTAN comenzaran a arrestar a los criminales de guerra" (Neuffer 2001, 243-44).

94. Renshaw 2011, 153.

enfrenta. Entonces, el proyecto inconcluso de sus memorias es encontrar una perspectiva de cuidado sostenible en la investigación forense de las fosas comunes. Para Koff, hay algo insatisfactorio sobre el estado actual de estos temas, algo que hace que termine el libro aun contraponiendo la parte de ella que es antropóloga forense con la parte de ella que es una *"persona"*,[95] lo que no es exactamente un respaldo resonante a la profesión.

Otros expertos forenses podrían tener menos interés en pensar en su trabajo de esta manera: podrían tener lenguajes alternativos del profesionalismo y del deber, o estar contentos, como Clyde Snow aconsejó a sus estudiantes argentinos: "trabajar durante el día y llorar por la noche".[96] Sin embargo, esos expertos continúan realizando cambios en cadáveres, fosas y objetos asociados que son consistentes con la idea del cuidado forense. La falta de cuidado en las *acciones* de un experto forense puede generar alarmas, pero no todos los expertos forenses deben abordar este campo por razones idénticas o describir su trabajo en el mismo idioma. Sin embargo, para quienes comparten algunas de las dudas y el descontento de Koff, sus memorias comienzan una conversación importante que he tratado de continuar aquí.

Una ética del cuidado tiene el potencial de reconciliar al antropólogo forense y a la persona. También ofrece una mejor comprensión de las investigaciones forenses a una franja más amplia de público: dolientes, académicos, activistas de derechos humanos, trabajadores humanitarios, observadores y profesionales. A medida que los pueblos indígenas han luchado por recuperar cadáveres y artefactos de museos y colecciones, la "repatriación" ha servido como una poderosa herramienta retórica y una rúbrica conceptual bajo la cual se unen una serie de diferentes tipos de reclamos políticos, espirituales y de otro tipo: afirmaciones de propiedad, igualdad cultural y moral, la continuidad de la presencia indígena en tierras colonizadas (en contra de la idea de que los artículos indígenas son "reliquias" de pueblos moribundos o extintos) y nacionalidad contemporánea. La repatriación también ha cambiado la forma en que los académicos, curadores, científicos y el resto de nosotros conciben dichos objetos. Muchos de nosotros ahora percibimos que los restos indígenas y artefactos son importantes, incluso queridos, y tienen hogares potenciales además de los museos donde se exhibieron durante mucho tiempo detrás de los cristales junto con los esqueletos de las especies extintas. Del mismo modo, una ética del cuidado para la investigación forense internacional es, en última instancia, un conjunto de razones por las que este trabajo puede ser importante para cualquier persona. Se trata del mundo de la diferencia entre un cuerpo arrojado a una fosa común y un cuerpo que puede ser llorado.

Los procedimientos de investigación forense se fundamentan, necesariamente, en la presencia de los cuerpos muertos: en la tumba, en el laboratorio, y cuando se devuelven a los dolientes. Gran parte de la conversación sobre

---

95. Koff 2004, 314.
96. Cohen Salama 1992, 147.

"mejores prácticas" entre los profesionales ha incluido recomendaciones sobre cómo tratar los restos humanos en estos entornos.[97] Mientras tanto, el campo naciente de la ética forense internacional –las declaraciones orientadoras sobre lo que ocurre después del conflicto y después del desastre, lo que la investigación forense puede hacer y por qué es importante que lo haga– ha tratado en gran medida a los muertos como personas con historias que contar, con reclamos por justicia sin respuesta y como fuentes de información. Estos puntos de vista son todos verdaderos, pero incompletos. La ética forense aún debe priorizar el hecho de que las víctimas de la atrocidad también son cuerpos y aún están presentes en el mundo.

En sus memorias sobre la vida de su madre: *The Exile*, Pearl S. Buck escribe:

> Una vez escuché a alguien decir sobre otro niño muerto, "El cuerpo ahora que el alma se ha ido, no es nada". Pero Carie simplemente dijo: "¿No es nada el cuerpo? Me encantaron los cuerpos de mis hijos. Nunca podría soportar verlos tendidos en la tierra. Hice sus cuerpos y los cuidé, y los lavé, y los vestí. Eran cuerpos preciosos".[98]

Estos sentimientos sobre los cuerpos, que son cosas preciosas que hacemos y que debemos atender, no son solo facetas de alguna "necesidad humanitaria" que los expertos forenses deben reconocer en el camino hacia los objetivos *reales* de condenar criminales, revelar historias, e impugnar las mentiras de tiranos y asesinos. El conjunto de técnicas y tecnologías utilizadas en la investigación forense es la forma más confiable, después de la peor violencia, para recuperar cuerpos que han sido tratados como basura y volverlos preciosos de nuevo. Si no podemos reconocer la importancia de este esfuerzo, me parece que hemos perdido algo muy importante. Nuestro vocabulario ha sido demasiado limitado; nuestro enfoque, demasiado estrecho. Tal vez hemos comenzado a confundir el conocimiento experto –las cosas que *sólo* los expertos forenses pueden hacer, como analizar muestras de ADN y realizar pruebas de balística– con la ética. Este último incluye muchos proyectos que dependen de las habilidades de los expertos, pero se mudan rápidamente de los laboratorios y morgues a los hogares, iglesias y cementerios. Lejos de utilizar un nuevo lenguaje teórico por encima del trabajo forense, una ética del cuidado permite que la *ética* forense refleje con mayor precisión las cosas que ya son características centrales de la *práctica* forense.

Se han logrado enormes avances, en unas pocas décadas, en la elaboración de normas y prioridades para esta completamente nueva esfera de trabajo en derechos humanos. El enfoque "humanitario" centrado en la familia, que actualmente goza de amplia aceptación en el campo, representa un

---

97. Véase, por ejemplo, *International Committee of the Red Cross* 2003; Tidball-Binz 2007.

98. Citado en Noddings 2002, 127.

salto significativo para dar cuenta de las nuevas demandas y posibilidades que surgen cuando los expertos forenses van, a lo largo del país, desde las morgues domésticas y los laboratorios criminales a las fosas comunes y a otros sitios de atrocidad. Sin embargo, tal vez porque la investigación forense internacional es tan nueva, y porque sus realidades constituyen un mundo tan aterrador y distinto para quienes no las han visto personalmente, el diálogo sobre ética se ha mantenido relativamente cerrado dentro de un pequeño grupo de organizaciones y profesionales. Una ética del cuidado puede ayudar a crear nuevas conversaciones en lugares inesperados. Las discusiones sobre investigación forense y fosas comunes deben extenderse desde los campos de la ciencia y la ley, los derechos humanos y el humanitarismo, y la justicia transicional, a las personas involucradas en la repatriación indígena, cuidados de hospicio, funerales y entierros, y la preservación histórica. El mundo está lleno de cosas preciosas y de personas que dedican el trabajo de su vida a sostenerlos y repararlos. La ética forense podría usar sus voces.

En un fragmento escrito poco antes de morir de cáncer, que ahora aparece en su lápida, Raymond Carver se pregunta:

"¿Y obtuviste lo que
querías de esta vida, aun así?
Yo sí.
¿Y qué es lo que querías?
Llamarme amado, sentirme
amado en la tierra".[99]

Ayudar a hacer que los cuerpos de los ausentes, asesinados y desaparecidos sean amados en la tierra –"aun así"– no es una hazaña pequeña. La capacidad de los expertos forenses para "reparar" lo irreparable es limitada, al igual que su capacidad para restaurar los derechos humanos de aquellos cuyos derechos fueron absolutamente violados. A pesar de estas limitaciones, o tal vez debido a ellas, su trabajo en las fosas comunes es un acto de ciencia y humanismo, un reconocimiento de la pena y el amor sin límites que sienten los vivos. También es, e igualmente importante, una promesa a los muertos.

---

99. Carver 1996, 294.

Apéndice

Equipos forenses internacionales que se dedican a los derechos humanos y las investigaciones humanitarias

La siguiente lista, aunque no es exhaustiva, presenta todas las principales organizaciones que se analizan en este libro.[1] Refleja una comunidad internacional, en su mayoría, de organizaciones no gubernamentales, que han sido líderes e innovadoras en la aplicación de la ciencia forense a los derechos humanos y al activismo humanitario en todo el mundo. Estos grupos tienen entre ellos lazos históricos y organizativos, uno de esos vínculos, como era de esperar, es la relación con el "padrino" de la antropología forense, Clyde Snow. Estas organizaciones han trabajado ocasionalmente en el mismo terreno e incluso han empleado a las mismas personas en diferentes etapas de la carrera de esos expertos.

Equipo Argentino de Antropología Forense (EAAF): la primera organización independiente dedicada a la aplicación de la ciencia forense a los casos de derechos humanos, el equipo argentino comenzó como un pequeño grupo de estudiantes que Clyde Snow entrenó en antropología forense a principios de la década de 1980 para que pudieran recuperar e identificar a las víctimas de la represión política en su país. Desde entonces, el equipo argentino ha ayudado a entrenar a otros equipos en toda América Latina y en Sudáfrica, y ha participado en investigaciones en más de treinta países. El equipo adopta una ética de investigación centrada en la familia que busca "mantener el máximo respeto por los deseos de los familiares y de las comunidades de las víctimas relativas a las investigaciones, y trabajar estrechamente con ellos en todas las etapas de la exhumación y los procesos de identificación".[2]

Equipo Colombiano Interdisciplinario de Trabajo Forense y Asistencia Psicosocial (EQUITAS): pequeño equipo interdisciplinario formado en 2000 por dos antropólogos colombianos y un colega estadounidense; EQUITAS trabaja, en gran medida, en la búsqueda de personas desaparecidas y en la investigación de crímenes como resultado de un conflicto armado en Colombia, con un interés particular en explorar los protocolos forenses especiales

---

1. Un perfil más amplio y altamente informativo de la mayoría de las organizaciones enumeradas aquí (y otras) se puede encontrar en *The Contribution by (Forensic) Archaeologists to Human Rights Investigations of Mass Graves*, de Kristen Juhl (2005, 24-33).

2. Argentine Forensic Anthropology Team 2014. Véase también http://eaaf.typepad.com

para cumplir las necesidades de los pueblos indígenas y de otros grupos no dominantes. El equipo ha colaborado con Médicos por los Derechos Humanos y con Benetech, una organización sin fines de lucro enfocada en la tecnología.[3]

Equipo Peruano de Antropología Forense (EPAF), formado en 2001; ha realizado importantes contribuciones a la investigación de las desapariciones y otras atrocidades contra la población civil cometidas tanto por las fuerzas gubernamentales como por los movimientos guerrilleros revolucionarios en el Perú. Debido a que la violencia del estado y la guerrilla ha tenido un impacto desproporcionado en la población indígena rural de Perú, el equipo peruano ha comenzado la memoria histórica y proyectos de desarrollo rural en áreas indígenas. El equipo también ha llevado a cabo investigaciones y ha capacitado a investigadores forenses a través de "un modelo de cooperación Sur-Sur" en Somalilandia, Nepal, Filipinas y la República Democrática del Congo.[4]

Fundación de Antropología Forense de Guatemala (FAFG): se formó en 2001 a partir de una serie de grupos que investigaban la larga guerra civil de Guatemala y las masacres genocidas de civiles mayas. Es, en gran medida, un ejemplo de la difusión del "modelo latinoamericano" desde Argentina hacia afuera, compartiendo el énfasis del equipo argentino en el apoyo psicosocial para las familias, y las asociaciones de larga data con la Asociación Estadounidense para el Avance de la Ciencia, y con Clyde Snow.[5] Con el apoyo del Departamento de Estado de Estados Unidos, el equipo colaboró recientemente con la creación de un laboratorio de ADN acreditado internacionalmente en la ciudad de Guatemala, para ayudar a sus programas de identificación forense.[6]

Grupo Chileno de Antropología Forense (GAF): este efímero equipo fue fundado en 1989 por un pequeño grupo de antropólogos y arqueólogos cuando Chile estaba pasando de la dictadura militar de Augusto Pinochet a la democracia. El grupo, que recibió entrenamientos iniciales de Clyde Snow y el equipo argentino, trabajó en muchos casos de alto perfil dentro de Chile. En 1994 se disolvió y uno de sus miembros fundadores se unió a una nueva unidad de identificación de los servicios médico legales del estado. Ese trabajo de identificación realizado luego de la dictadura fue desvalorizado por la posterior revelación de identificaciones erróneas en una de las fosas comunes más grandes de Chile, Patio 29.

La Comisión Internacional sobre Personas Desaparecidas (ICMP[7]): fundada en 1996 a instancias del presidente de los Estados Unidos, Bill

---

3. Véase http://equitascolombiablog.wordpress.com (en español).

4. Véase http://epafperu.org

5. Véase Juhl 2005, 26–27.

6. Véase http://www.fafg.org/Ingles/paginas/FAFG.html

7. Por su sigla en inglés: *International Commission on Missing Persons*.

Clinton, con el mandato de "garantizar la cooperación de los gobiernos y de otras autoridades para localizar e identificar a las personas desaparecidas como resultado de conflictos armados, otras hostilidades o violaciones de los derechos humanos y para ayudarlos a hacerlo".[8] ICMP ha coordinado los esfuerzos a largo plazo para identificar a las víctimas de la guerra de 1992-95 en Bosnia y Herzegovina, y ha sido pionera en el uso a gran escala del análisis de ADN. En los últimos años, como parte del proceso de pacificación y de transición en la región, ha transferido gradualmente la responsabilidad del proceso de identificación a un multiétnico Instituto Nacional de Personas Desaparecidas que cofundó.[9] La organización ha impartido capacitaciones y ayudado en asuntos de personas desaparecidas en Irak, Colombia, Chile y otros lugares.[10]

El Comité Internacional de la Cruz Roja (CICR): de acuerdo con su papel de larga data como "guardián del derecho internacional humanitario" y el principal centro de intercambio de información sobre personas desaparecidas después de un conflicto armado, la Cruz Roja ha estado involucrada en investigaciones de fosas comunes desde su papel de observador de las exhumaciones de la Segunda Guerra Mundial en el bosque de Katyn que demostró la responsabilidad soviética de las masacres. Morris Tidball-Binz, uno de los fundadores del equipo argentino, dirige el programa forense de la organización. Debido a su compromiso histórico con la neutralidad, la Cruz Roja evita la participación directa en las investigaciones en nombre de los juicios por crímenes de guerra y, en cambio, tiene un énfasis humanitario en localizar e identificar a los muertos en nombre de las familias de luto.[11]

El Equipo de Trabajo de Personas Desaparecidas de Sudáfrica (*The Missing Persons Task Team*): Fundado en 2004 y capacitado por el equipo argentino, está comprometido con la investigación de violaciones de derechos humanos, especialmente las que ocurrieron durante el largo período del apartheid en Sudáfrica. Primer equipo forense de derechos humanos en el continente africano, está patrocinado directamente por el estado posterior al apartheid como una rama de la Autoridad Nacional de Procuraduría de Sudáfrica.

Médicos por los Derechos Humanos (PHR[12]): formado en 1986 por un grupo de médicos que habían participado en el trabajo internacional de derechos humanos, Médicos por los Derechos Humanos ha trabajado en muchos temas diferentes en la intersección del cuidado de la salud y los derechos humanos, como en la crisis global del VIH/SIDA, la mortalidad materna, la violación como arma de guerra, la persecución política de los

---

8. International Commission on Missing Persons 2014.

9. Véase Wagner 2010, 35–41.

10. Véase http://www.ic-mp.org

11. Véase http://www.icrc.org/eng/what-we-do/forensic/index.jsp

12. Por su sigla en inglés *Physicians for Human Rights*.

profesionales de la salud y la participación de profesionales de la salud en la tortura. PHR desempeñó un papel de coordinación en las investigaciones de las fosas comunes de 1990 en Ruanda y la ex-Yugoslavia. El pequeño personal y la red de expertos afiliados a su Programa Forense Internacional están ahora involucrados en investigaciones, entrenamientos y cuestiones de personas desaparecidas en Libia, Honduras, Colombia y muchas otras partes del mundo.[13]

---

13. Véase http://physiciansforhumanrights.org/justice-forensic-science/ifp/

Referencias bibliográficas

Allen, Michael J. *Until the Last Man Comes Home: POWs, MIAs, and the Unending Vietnam War*. Chapel Hill: University of North Carolina Press, 2012. Impreso.

"Amnesty and Immunity". JUICIO*: Track Impunity Always*. 6 June 2012. Web. 20 June 2012.

An-Na'im, Abdullahi Ahmed. "The Interdependence of Religion, Secularism, and Human Rights: Prospects for Islamic Societies". *Common Knowledge, Symposium: Talking Peace with Gods* 11.1 (2005): 56–80. Impreso

Anderson, Barbara Cage. *Parturition Scarring as a Consequence of Flexible Pelvic Architecture*. Tesis de PhD, Simon Fraser University, 1986. Web. 28 Feb. 2012.

Anderson, Jon Lee. "Lorca's Bones". *The New Yorker*, 22 June 2009: 44–48. Impreso.

Anderson, Scott. "Life in the Valley of Death". *The New York Times Magazine*. 1 June 2014: 25–33, 40–41, 46–47. Impreso.

Antkowiak, Thomas M. "Truth as Right and Remedy in International Human Rights Experience". *Michigan Journal of International Law* 23 (2001): 977. Impreso.

Anti-Defamation League. "Anti-Semitism Resurfaces At Jedwabne". *Anti-Defamation League*. 1 Sept. 2011. Web. 23 Jan. 2014.

Appiah, Kwame Anthony. *Cosmopolitanism: Ethics in a World of Strangers*. W. W. Norton & Company, 2007. Impreso.

Arditti, Rita. *Searching for Life: The Grandmothers of the Plaza de Mayo and the Disappeared Children of Argentina*. Berkeley: University of California Press, 1999. Impreso.

Arendt, Hannah. *The Origins of Totalitarianism*. New York: Harcourt Brace Jovanovich, 1976. Impreso.

—— *Eichmann in Jerusalem: A Report on the Banality of Evil*. New York: Penguin Books, 1992. Impreso.

"Argentina's Videla and Bignone Guilty of Baby Theft". *BBC*. 6 July 2012. Web. 6 July 2012.

Argentine Forensic Anthropology Team. "1996–7 Bi-Annual Report". 1997. Web. 7 June 2013.

—— "Annual Report: 1998". 1998. Web. 7 June 2013.

—— *EAAF Annual Report, Special Section: The Right to Truth*. 2002. Impreso.

—— "Comunicado de prensa: The Argentine Forensic Anthropology Team (EAAF) Begins Genetic Processing on 2,800 Blood Samples and 600 Bone Samples to Identify Argentine Disappeared". July 2008. Web. 8 July 2013.

—— "EAAF Recommendations". Web. 12 May 2010.

—— "EAAF Work by Region and Country". Web. 18 Mar. 2011.

—— "History of EAAF". Web. 29 May 2014.

Ariès, Philippe. *Western Attitudes Toward Death: From the Middle Ages to the Present*. Baltimore, MD: Johns Hopkins University Press, 1974. Impreso.

Aronson, Jay. "The Strengths and Limitations of South Africa's Search for Apartheid-Era

Missing Persons". *International Journal of Transitional Justice* 5.2 (2011): 1–20.

Asad, Talal. "What Do Human Rights Do? An Anthropological Enquiry". *Theory & Event* 4.4 (2000). Web. 16 Mar. *2010*.

Aspillaga, Eugenio. Entrevista personal con el autor. 14 dic. 2012.

Asociación Madres de Plaza de Mayo. "¡Hasta la victoria, siempre! Algunos hitos en la relación entre Néstor Kirchner y las Madres". *Asociación Madres de Plaza de Mayo*. 29 oct. 2010. Web. 25 junio 2012.

"Augusto José Ramón Pinochet Ugarte y el Patio 29: '¡Pero qué economía más grande!'" Video clip online . *YouTube*. 6 sept. 2011 (1991). Web. 4 dic. 2013.

Aviv, Rachel. "Wrong Answer". *The New Yorker*. 21 July 2014. Web. 14 Oct. 2014.

Ayau, Edward Halealoha, and Ty Hawika Tengan. "Ka Huaka'i O Na 'Oiwi: The Journey Home". *The Dead and Their Possessions: Repatriation in Principle, Policy, and Practice*. Ed. Cressida Fforde, Jane Hubert, and Paul Turnbull. Vol. 43. London: Routledge, 2002. 171–89. Impreso.

Baraybar, José Pablo. Entrevista personal con el autor. 24 mayo 2011.

Baraybar, José Pablo, Valerie Brasey, and Andrew Zadel. "The Need for a Centralised and Humanitarian-based Approach to Missing Persons in Iraq: An Example from Kosovo". *The International Journal of Human Rights* 11.3 (2007): 265–74. Impreso.

Barnett, Michael N. *Empire of Humanity: A History of Humanitarianism*. Ithaca, NY: Cornell University Press, 2011. Impreso.

—— "Humanitarian Governance". *Annual Review of Political Science* 16.1 (May 2013): 379–98. Web. 14 Oct. 2014.

Barry, Colleen. "Polish Exhumation Begins". *Jerusalem Post*, 31 May 2001: 6. Lexis-Nexis Universe. Web. 26 June 2012.

—— "Exhumation of Massacred Jews Raises Visible Divisions in Poland". *Laredo Morning Times*, 11A. 1 June 2001. Web. 27 June 2012.

Baxi, Upendra. *The Future of Human Rights*. New Delhi and New York: Oxford University Press, 2002. Impreso.

Beitz, Charles R. "Human Dignity in the Theory of Human Rights: Nothing But a Phrase?" *Philosophy & Public Affairs* 41.3 (2013): 259–90. *Wiley Online Library*. Web. 28 Jan. 2014.

Berkofsky, Joe. "Survivor Sues over Camp Memorial". *JTA*. 30 Nov. 1999. Web. 14 June 2010.

Berman, Daphna. "Zaka Takes Terror Bus to Hague". *Haaretz*. 30 Jan. 2004. Web. 25 Mar. 2011.

Bernardi, Patricia, and Luis Fondebrider. "Scientific Documentation of Human Rights Violations". *Forensic Archaeology and Human Rights Violations*. Ed. Roxana Ferllini. Springfield, IL: Charles C. Thomas, 2007. 205–32. Impreso.

Birkby, Walter H., et al. "Report of the Oversight Committee". Nov. 1997. Impreso.

Bland, Eric. "Virtual Autopsies Offer Clues Without the Knife". *Discovery News*. 21 Dec. 2009. Web. 7 Apr. 2011.

Blau, Soren. "The Powerful Evidence of the Bodies: Ethical Considerations for the Forensic Anthropologist Involved in the Investigation of Mass Graves". *VIFM Review* 6.1 (2008): 2–7. Impreso.

Boehnke, Megan. "New Program Will Expand UT Department's Focus in International Human Rights". *Knoxville News Sentinel*. 14 Apr. 2013. Web. 15 July 2013.

Bouvard, Marguerite Guzmán. *Women Reshaping Human Rights: How Extraordinary Activists are Changing the World*. Lanham, MD: Rowman & Littlefield, 1996. Impreso.

——*Revolutionizing Motherhood: The Mothers of the Plaza de Mayo*. Lanham, MD: SR Books, 2002. Impreso.

Bradley, Chris. "Where is Julio Lopez?" *New Statesman*. 31 Oct. 2008. Web. 4 Nov. 2010.

Brkic, Courtney Angela. *The Stone Fields: Love and Death in the Balkans*. New York: Picador, 2005. Impreso.

Brooks, David. "Social Animal: How the New Sciences of Human Nature Can Help Make Sense of a Life". *The New Yorker*, 17 Jan. 2011: 26–32. Impreso.

Browne, Malcolm W. "Computers Help Chilean Dead Tell Their Tales". *The New York Times*. 14 Jan. 1992. Web. 13 June 2012.

Bryner, Jeanna. "Forensics Helps ID Victims of Murderous Dictator Pinochet". *LiveScience*. 14 Sept. 2010. Web. 15 Oct. 2010.

Bustamante, Javiera, and Stephan Ruderer. *Patio 29: Tras la Cruz de Fierro*. Santiago, Chile: Ocho Libros, 2009. Impreso.

Bustos, Patricio. Entrevista personal con el autor. 2 dic. 2012.

Cáceres, Iván. Entrevista personal con el autor. 19 dic. 2012.

Caiozzi, Silvio. *Fernando ha vuelto*. Andrea Films, 1998. Film.

Callahan, Joan. "Harming the Dead". *Ethics* 97.2 (1987): 341–52. Impreso.

Carter, Albert Howard. *First Cut: A Season in the Human Anatomy Lab*. New York: Picador, 1998. Impreso.

Carver, Raymond. *All of Us: The Collected Poems*. London: The Harvill Press, 1996. Impreso.

Center for Human Rights Science, Carnegie Mellon University. "Conference Program: Workshop on the Ethics of Post-Conflict and Post-Disaster DNA Identification". Sept. 2011. Web. 9 July 2013.

Chacón, Alejandra. "Patio 29: El dolor de verlos desaparecer dos veces". *La Nación*. 22 abril 2006. Web. 13 junio 2012.

Ciocca, Luis. Entrevista personal. 20 dic. 2012.

Chodakiewicz, Marek Jan. *The Massacre in Jedwabne, July 10, 1941: Before, During, After*. Boulder, CO: East European Monographs, 2005. Impreso.

Cohen, Joshua. "Minimalism About Human Rights: The Most We Can Hope For?" *The Journal of Political Philosophy* 12.2 (2004): 190–213. Impreso.

Cohen Salama, Mauricio. *Tumbas Anónimas: Informe sobre la identificación de restos de víctimas de la represión ilegal*. Buenos Aires: Equipo Argentino de Antropología Forense, Catálogos Editora, 1992. Impreso.

Comisión de Derechos Humanos, Nacionalidad y Ciudadanía. "Informe de la Comisión de Derechos Humanos, Nacionalidad y Ciudadanía acerca de las eventuales irregularidades cometidas en el Servicio Médico Legal, las que condujeron a la errónea identificación de los cuerpos humanos hallados en el 'Patio 29' del Cementerio General de la Ciudad de Santiago", oct. 2006. Web. 10 junio 2013.

Committee on Identifying the Needs of the Forensic Sciences Community, National Research Council. *Strengthening Forensic Science in the United States: A Path Forward*. Washington, DC: The National Academies Press, 2009. Web. 28 Mar. 2011.

Committee on Missing Persons in Cyprus. "Bi-Communal Teams". Web. 28 June 2013.

CONADEP (Comisión Nacional sobre Desaparición de Personas). "Nunca Más". 1984. Web. 30 May 2013.

Congram, Derek. Entrevista telefónica con el autor. 30 July 2013.

——— "Cognitive Dissonance and the Military Archaeology Complex". *Ethics, Archaeology, and Violence*. Ed. Alfredo González-Ruibal and Gabriel Moshenka. New York: Springer, 2014: 199–213. Impreso.

——— "Re: publications". Message to Author. 8 Aug. 2013. Correo electrónico.

Congram, Derek, and Dominique Austin Bruno. "[Don't] Smile for the Camera: Addressing Perception Gaps in Forensic Archaeology". *Archaeological Review from Cambridge* 22.2 (2007): 37–52. Impreso.

Congram, Derek, and Ariana Fernández. "Uncovering Trauma: The Exhumation and Repatriation of Spanish Civil War Dead". *Anthropology News* 51.3 (2010): 23–24. Impreso.

Congram, Derek, and Dawnie Wolfe Steadman. "Distinguished Guests or Agents of

Ingérence: Foreign Participation in Spanish Civil War Grave Excavations". *Complutum* 19.2 (2008): 161–73. Impreso.

Connor, Melissa. "Forensic Science". Ed. David P. Forsythe. *Encyclopedia of Human Rights* 2009: 248–55. Impreso.

Constable, Pamela, and Arturo Valenzuela. *A Nation of Enemies: Chile Under Pinochet*. New York and London: W. W. Norton & Company, 1991. Impreso.

Cordner, Stephen, and Robin Coupland. "Missing People and Mass Graves in Iraq". *The Lancet* 362.9392 (2003): 1325–26. Impreso.

Cordner, Stephen, and Helen McKelvie. "Developing Standards in International Forensic Work to Identify Missing Persons". *International Review of the Red Cross* 84.848 (2002): 867–84. Impreso.

Cornet, Philippe. *The Seeker*. Filmoption International, 2007. Film.

Cougill, Wynne. "Buddhist Cremation Traditions for the Dead and the Need to Preserve Forensic Evidence in Cambodia". *Documentation Center of Cambodia (DC-Cam)*. Web. 1 June 2010.

Cole, Teju. "The White Savior Industrial Complex". *The Atlantic*, 21 Mar. 2012. Web. 18 Sept. 2012. Cox, Margaret et al., eds. *The Scientific Investigation of Mass Graves*. Cambridge: Cambridge University Press, 2008. Impreso.

Crossland, Zoë. "Buried Lives: Forensic Archaeology and the Disappeared in Argentina". *Archaeological Dialogues* 7.2 (2000): 146–59. Impreso.

—— "Violent Spaces: Conflict over the Reappearance of Argentina's Disappeared". *Materièl Culture: The Archaeology of Twentieth Century Conflict*. New York: Routledge, 2002. 115–31. Impreso.

Cuff, Abbie. "Evidence vs. Identification—The Role of Humanitarian Players in the Balkans 1992–2002". PhD diss., Bournemouth University, 2005. Impreso.

Damas, Sergio, et al. "Forensic Identification by Computer-Aided Craniofacial Superimposition: A Survey". *ACM Computing Surveys* 43.4 (2011): Article 27. *ACM Digital Library*. Web. 6 Dec. 2013.

Darewicz, Krzysztof. "We Trusted Each Other: Jedwabne Rabbi Jacob Baker". Trad. Peter K. Gessner. *Rzeczpospolita*. 10 Mar. 2001. Web. 5 July 2012.

Dawes, James. *That the World May Know: Bearing Witness to Atrocity*. Cambridge, MA: Harvard University Press, 2007. Impreso.

Dawson, Alexander. *Latin America Since Independence: A History with Primary Sources*. New York: Routledge, 2011. Impreso.

de Bonafini, Hebe. "Conference Given by the President of the Association 'Mothers of Plaza de Mayo' in Liber/Arte". Marguerite Guzmán Bouvard Papers, International Institute of Social History, Amsterdam. 8 July 1988. Impreso.

—— Entrevista por Marguerite Guzmán Bouvard. Marguerite Guzmán Bouvard Papers, International Institute of Social History, Amsterdam. 1989–90.

—— "Discurso de Hebe de Bonafini". *Debate sobre la posición de Hebe de Bonafini ante el 11 de septiembre del 2001*. Dic. 2001. Web. 21 junio 2012.

de Bonafini, Hebe, y Hebe Mascia. "Mensaje de las Madres de Plaza de Mayo desde Belgrado". *Asociación Madres de Plaza de Mayo*. 7 abril. 1999. Web. 9 julio 2010.

de Mascia, Hebe. Entrevista por Marguerite Guzmán Bouvard. 1990. Marguerite Guzmán Bouvard Papers, International Institute of Social History, Amsterdam.

de Young, Mary. "Collective Trauma: Insights From a Research Errand". *American Academy of Experts in Traumatic Stress*. 1998. Web. 4 Oct. 2010.

Desbois, Father Patrick. *The Holocaust by Bullets: A Priest's Journey to Uncover the Truth Behind the Murder of 1.5 Million Jews*. New York: Palgrave MacMillan, 2008. Impreso.

Dirkmaat, D. C., et al. "Mass Graves, Human Rights and Commingled Remains: Considering the Benefits of Forensic Archaeology". *Proceedings of the 54th*

American Academy of Forensic Sciences. Vol. 11. 2005. 316. *Google Scholar*. Web. 9 July 2013.

Dolan, Jill. "Critical Generosity". *Public: A Journal of Imagining America* 1.1–2 (2012). Web. 1 Nov. 2013.

Domanska, Ewa. "Toward the Archaeontology of the Dead Body". Trad. Magdalena Zapedowska. *Rethinking History* 9.4 (2005): 389–413. Impreso.

Doretti, Mercedes, and Jennifer Burrell. "Gray Spaces and Endless Negotiations". *Anthropology Put to Work*. Ed. Richard G. Fox and Les Field. Oxford: Berg Publishers, 2007. 45–64. Impreso.

Doretti, Mercedes, and Luis Fondebrider. "Science and Human Rights: Truth, Justice, Reparation and Reconciliation: A Long Way in Third World Countries". *Archaeologies of the Contemporary Past*. Ed. Victor Buchli and Gavin Lucas. London: Routledge, 2001. 138–44. Impreso.

Dostoevsky, Fyodor. *The Brothers Karamazov*. Trad. Richard Pevear and Larissa Volokhonsky. New York: Farrar, Straus and Giroux, 2002. Impreso.

Douglas, Mary. *Purity and Danger*. London and New York: ARK Paperbacks, 1989. Impreso.

Dres, Jérémie. *We Won't See Auschwitz*. Trad. Edward Gauvin. London: SelfMadeHero, 2012. Impreso.

Durkheim, Emile. *The Elementary Forms of Religious Life*. Trad. Joseph Ward Swain. New York: The Free Press, 1965. Impreso.

Dworkin, Ronald. *Life's Dominion: An Argument About Abortion, Euthanasia, and Individual Freedom*. New York: Vintage, 1994. Impreso.

Edkins, Jenny. *Missing: Persons and Politics*. Ithaca, NY: Cornell University Press, 2011. *Kindle* ebook file.

Encarnación, Omar G. "Pinochet's Revenge: Spain Revisits its Civil War". *World Policy Journal* 24.4 (2008): 39–50. Impreso.

Englander, Nathan. *The Ministry of Special Cases*. New York: Alfred A. Knopf, 2007. Impreso.

Engster, Daniel. *The Heart of Justice: Care Ethics and Political Theory*. Oxford and New York: Oxford University Press, 2007. Impreso.

Epelbaum, Renée. Carta a Marguerite Bouvard. 21 enero 1993. Marguerite Guzmán Bouvard Papers, International Institute of Social History, Amsterdam.

Equipo Peruano de Antropología Forense. "EPAF entrena a investigadores en Nepal". 16 abril 2010. Web. 17 mayo 2010.

—— "International Projects". Web. 29 May 2014.

Etzioni, Amitai. "The Normativity of Human Rights Is Self-Evident". *Human Rights Quarterly* 32.1 (2010): 187–97. Impreso.

Faust, Drew Gilpin. *This Republic of Suffering: Death and the American Civil War*. New York: Alfred A. Knopf, 2008. Impreso.

Federación Estatal de Foros por la Memoria. "Ideario de la Federación Estatal de Foros por la Memoria". *Foro por la Memoria*. mar. 2007. Web. 9 nov. 2010.

Feinberg, Joel. "Some Conjectures About the Concept of Respect". *Journal of Social Philosophy* 4.2 (1973): 1–3. Impreso.

Feitlowitz, Marguerite. *5b* New York: Oxford University Press, 1998. Impreso.

Ferguson, Sam. "Former Argentine President, Human Rights Champion Raúl Alfonsín Dies". *Truthout*. 1 Apr. 2009. Web. 13 Sept. 2010.

Ferllini, Roxana, ed. *Forensic Archaeology and Human Rights Violations*. Springfield, IL: Charles C. Thomas, 2007. Impreso.

Ferrándiz, Francisco. "The Return of Civil War Ghosts: The Ethnography of Exhumations in Contemporary Spain". *Anthropology Today* 22.3 (2006): 7–12. Impreso.

Fforde, Cressida, Jane Hubert, and Paul Turnbull, eds. *The Dead and Their Possessions: Repatriation in Principle, Policy, and Practice*. Vol. 43. London: Routledge, 2002. Impreso.

Figueras, Marcelo. "Los Exhumadores de Historias". 2005. Web. 4 oct. 2010.

Fisher, Josephine. *Mothers of the Disappeared*. Cambridge, MA: South End Press, 1989. Impreso.

Fletcher, Laurel, and Harvey M. Weinstein. "A World Unto Itself? The Application of International Justice in the Former Yugoslavia". *My Neighbor, My Enemy: Justice and Community in the Aftermath of Mass Atrocity*. Ed. Eric Stover and Harvey M. Weinstein. Cambridge: Cambridge University Press, 2004. 29–48. Impreso.

Fondebrider, Luis, Lance Gima, Ute Hofmeister, and Thomas Parsons. "Forensic Investigations and New Methods and Technologies". Soul of the New Machine: Human Rights, Technology, and New Media. University of California, Berkeley. 5 May 2009. Panel.

"Forensic". *Oxford English Dictionary*. Web. 22 Mar. 2011.

Forsythe, David P. *The Humanitarians: The International Committee of the Red Cross*. New York: Cambridge University Press, 2005. Impreso.

Foucault, Michel. *The History of Sexuality, Vol. 3: The Care of the Self*. New York: Vintage, 1988. Impreso.

Fox, Frank. "Return to Jedwabne". *East European Jewish Affairs* 32.2 (2002): 97–107. Impreso.

French, Howard W. "Congo Not Alone in Ending Massacre Inquiry". *The New York Times*. 7 May 1998. Web. 18 Dec. 2009.

Gallardo, Eduardo. "ID Mistakes Rile Missing Chileans' Kin". *The Washington Post*. 7 May 2006. Web. 27 Apr. 2011.

García-Lorca, Laura. "The Mail: Making a Memorial". *The New Yorker*, 6 July 2009: 5. Impreso.

Gawande, Atul. "Hellhole". *The New Yorker,* 30 Mar. 2009. *The New Yorker*. Web. 11 Feb. 2014.

Geller, Rabbi Myron S. "Exhuming the Dead". *Responsa of the CJLS 1991–2000* YD 363 (1996): 413–17. Impreso.

Gewirth, Alan. *Human Rights: Essays on Justification and Applications*. Chicago: University of Chicago Press, 1983. Impreso.

Ghani, Ashraf, and Clare Lockhart. *Fixing Failed States: A Framework for Rebuilding a Fractured World*. New York: Oxford University Press, 2008. Impreso.

Giannelli, Paul C. "Daubert and Forensic Science: The Pitfalls of Law Enforcement Control of Scientific Research". *University of Illinois Law Review* 2011.1 (2011): 53–90. Impreso.

Gilligan, Carol. *In a Different Voice: Psychological Theory and Women's Development*. Cambridge, MA: Harvard University Press, 1982. Impreso.

di Giovanni, Janine. "So Many Unanswered Questions for the Mothers of Srebrenica". *The Times*. 20 Apr. 2010. Web. 6 May 2010.

Girard, René. *Violence and the Sacred*. Trad. Patrick Gregory. Baltimore, MD: Johns Hopkins University Press, 1977. Impreso.

Glendon, Mary Ann. *A World Made New: Eleanor Roosevelt and the Universal Declaration of Human Rights*. New York: Random House, 2001. Impreso.

Glück, Louise. *Meadowlands*. Hopewell, NJ: The Ecco Press, 1996. Impreso.

Goldhagen, Daniel Jonah. *Hitler's Willing Executioners: Ordinary Germans and the Holocaust*. New York: Vintage, 1997. Impreso.

Goldman, Francisco. "Children of the Dirty War". *The New Yorker*, 19 Mar. 2012: 54–63. Impreso.

Gómez de Aguilera, María Estela. Entrevista por Marguerite Guzmán Bouvard. Marguerite Guzmán Bouvard Papers, International Institute of Social History, Amsterdam.

Gómez López, Ana María, and Andrés Patiño Umaña. "Who Is Missing? Problems in the Application of Forensic Archaeology and Anthropology in Colombia's Conflict". *Forensic Archaeology and Human Rights Violations*. Ed. Roxana Ferllini. Springfield, IL: Charles C. Thomas, 2007. 170–204. Impreso.

Goni, Uki. "Argentina's Campaigning Grandmother Finds Grandson Born to Death

Camp Mother". *The Guardian*. 5 Aug. 2015. Web. 7 Oct. 2014.

Goobar, Walter. "Felipe y Marcela, a la Hora de la Verdad". *Waltergoobar.com.ar*. 30 Dec. 2009. Web. 14 Oct. 2010.

Goodale, Mark. *Surrendering to Utopia: An Anthropology of Human Rights*. Stanford, CA: Stanford University Press, 2009. Impreso.

Goodale, Mark, and Sally Engle Merry, eds. *The Practice of Human Rights: Tracking Law Between the Local and the Global*. Cambridge: Cambridge University Press, 2007. Impreso.

Goodman, Amy. "Obama Calls for Probe into 2001 Massacre 2,000 Suspected Taliban POWs by U.S.-Backed Afghan Warlord". *Democracy Now!* 13 July 2009. Web. 13 Oct. 2014.

Gorner, Peter. "Grisly Topic Makes a Fascinating Book". *Chicago Tribune*. 30 Jan. 1991. Web. 5 May 2011.

Graybill, Lyn. "To Punish or Pardon: A Comparison of the International Criminal Tribunal for Rwanda and the South African Truth and Reconciliation Commission". *Human Rights Review* 2.4 (2001): 3–18.

Gross, Jan Tomasz. *Neighbors: The Destruction of the Jewish Community in Jedwabne, Poland*. Princeton, NJ: Princeton University Press, 2001. Impreso.

—— "Critical Remarks Indeed". *The Neighbors Respond: The Controversy over the Jedwabne Massacre in Poland*. Ed. Antony Polonsky and Joanna B. Michlic. Princeton, NJ: Princeton University Press, 2004. 344–70. Impreso.

"Grupo de Antropología Forense". *Censo-Guía de Archivos de España e Iberoamérica*. 2005. Web. 19 Nov. 2010.

Gueler, Diego. "La Línea Fundadora, Las 'Otras' Madres". *Perfil.com*. 24 mar. 2011. Web. 9 enero 2014.

Gupta, Neha. "Local Communities, National Governments and Forensic and Archaeological Investigations of Human Rights Violations". *Archaeologies* (2013): 1–26. Impreso.

H.I.J.O.S. "Historia". *H.I.J.O.S.: Por la Identidad y la Justicia Contra el Olvido y el Silencio*. 2010. Web. 13 oct. 2010.

Haglund, William D. "Photo Summary: Scene Investigation Relating to the July 10, 1941 Massacre of Polish Jews in Jedwabne, Poland". 2002. Manuscrito obtenido del autor.

—— Entrevista telefónica con el autor. 13 abril 2009.

—— Entrevista telefónica con el autor. 17 nov. 2009.

—— Entrevista telefónica con el autor. 1 mar. 2011.

Haglund, William D., and Marcella H. Sorg, eds. *Advances in Forensic Taphonomy: Method, Theory, and Archaeological Perspectives*. Boca Raton, FL: CRC, 2001. Impreso.

Haglund, William D., Melissa Connor, and Douglas D. Scott. "The Archaeology of Contemporary Mass Graves". *Historical Archaeology* 35.1 (2001): 57–69. Impreso.

Hamington, Maurice. *Embodied Care: Jane Addams, Maurice Merleau-Ponty, and Feminist Ethics*. Champaign: University of Illinois Press, 2004. Impreso.

Harroff-Tavel, Marion. "Principles Under Fire: Does it Still Make Sense to Be Neutral?" *ICRC Resource Center*. Dec. 2003. Web. 29 Mar. 2011.

Hart, H. L. A. *Essays on Bentham: Studies in Jurisprudence and Political Theory*. Oxford and New York: Clarendon Press; Oxford University Press, 1982. Impreso.

Hawley, Thomas M. *The Remains of War: Bodies, Politics, and the Search for American Soldiers Unaccounted for in Southeast Asia*. Durham, NC: Duke University Press, 2005. Impreso.

Hefner, Joseph T. "The Statistical Determination of Ancestry Using Cranial Nonmetric Traits". University of Florida, 2007. *Google Scholar*. Web. 20 Feb. 2014.

Heilman, Samuel C. *When a Jew Dies: The Ethnography of a Bereaved Son*. Berkeley and Los Angeles: University of California Press, 2001. Impreso.

Held, Virginia. *Feminist Morality: Transforming Culture, Society, and Politics.* Chicago: University of Chicago Press, 1993. Impreso.

—— *The Ethics of Care: Personal, Political, and Global.* New York: Oxford University Press, 2006.

Herodotus. *Herodotus: The History.* Trad. David Grene. Chicago: University of Chicago Press, 1988. Impreso.

Hinman, Kristen. "CSI: Iraq". *Riverfront Times.* 13 Sept. 2006. Web. 23 Mar. 2011.

—— "CSI: IRAQ Goes to Court". *Riverfront Times.* 29 Nov. 2006. Web. 23 Mar. 2011.

"History of the ICRC". *icrc.org.* 29 Oct. 2010. Web. 11 Sept. 2012.

Hofmeister, Ute. "ICRC Recommendations for Missing-Person Investigations in Conflict-Related Contexts". *Katyn and Switzerland: Forensic Investigators and Investigations in Humanitarian Crises, 1920–2007.* Ed. Delphine Debons, Antoine Fleury, and Jean-François Pitteloud. Geneva: Georg Editions, 2009. 351–57. Impreso.

The Holy Bible: Containing the Old Testament and the New. Philadelphia, PA: Thomas, Cowperthwait & Co., 1841. Impreso.

Hopgood, Stephen. *Keepers of the Flame: Understanding Amnesty International.* Ithaca, NY: Cornell University Press, 2006. Impreso.

Houck, Max M. "CSI: Reality". *Scientific American* 295.1 (2006): 84–89. Impreso.

Hubert, Jane, and Cressida Fforde. "Introduction: The Reburial Issue in the Twenty-First Century". *The Dead and Their Possessions: Repatriation in Principle, Policy, and Practice.* Ed. Cressida Fforde, Jane Hubert, and Paul Turnbull. Vol. 43. London: Routledge, 2002. 1–16. Impreso.

Hunt, Lynn Avery. *Inventing Human Rights: A History.* New York: W. W. Norton & Co., 2007. Impreso.

Hunter, John, and Margaret Cox, eds. *Forensic Archaeology: Advances in Theory and Practice.* New York: Routledge, 2005. Impreso.

Hunter, John, and Barrie Simpson. "Preparing the Ground: Archaeology in a War Zone". *Forensic Archaeology and Human Rights Violations.* Ed. Roxana Ferllini. Springfield, IL: Charles C. Thomas, 2007. 266–92. Impreso.

Hunter, Wendy. "Continuity or Change? Civil-Military Relations in Democratic Argentina, Chile, and Peru". *Political Science Quarterly* 112.3 (1997): 453–75. Impreso.

Ignatieff, Michael. *Human Rights as Politics and Idolatry.* Princeton, NJ: Princeton University Press, 2001. Impreso.

Ignatiew, Radoslaw J. "Jedwabne Tragedy: Final Findings of Poland's Institute for National Memory". *Info Poland.* 9 July 2002. Web. 25 May 2010.

Inforce. "Iraq Capacity Building Project—October 2004". 2006. Web. 10 Sept. 2009.

Ingram, James D. "What Is a 'Right to Have Rights'? Three Images of the Politics of Human Rights". *American Political Science Review* 102.4 (Nov. 2008): 401–16. Web. 13 Feb. 2014.

Institute of National Remembrance. "Manslaughter of Jewish Inhabitants of Jedwabne". *Institute of National Remembrance.* 8 Feb. 2001. Web. 15 Jan. 2014.

—— "Beginning of the Search in the Jedwabne Site". *Institute of National Remembrance.* 31 May 2001. Web. 15 Jan. 2014.

—— "Official Statement of the Institute of National Remembrance—Commission for the Prosecution of Crimes Against the Polish Nation on the Manslaughter of Jewish Inhabitants of Jedwabne, July 10th, 1941". *Institute of National Remembrance.* 14 Mar. 2001. Web. 15 Jan. 2014.

International Commission on Missing Persons. "Mandate". *International Commission on Missing Persons.* Web. 30 May 2014.

International Committee of the Red Cross. "ICRC Report: The Missing and Their Families". 19 Feb. 2003. Web. 5 May 2009.

—— "Missing Persons: A Hidden Tragedy". *International Committee of the Red Cross.* Aug. 2007. Web. 27 Apr. 2011.

—— "Customary IHL—Rule 113. Treatment of the Dead". *International Committee of the Red Cross.* Web. 24 Jan. 2014.

International Committee of the Red Cross et al. "Management of Dead Bodies after Disasters: A Field Manual for First Responders". *International Committee of the Red Cross.* 2006. Web. 11 July 2013.

Intriago, Marisol. Entrevista personal con el autor. 2 dic. 2012.

Jayaprakash, P. T., G. J. Srinivasan, and M. G. Amravaneswaran. "Cranio-Facial Morphanalysis: A New Method for Enhancing Reliability While Identifying Skulls by Photo Superimposition". *Forensic Science International* 117.1–2 (2001): 121–43. Web. 18 June 2012.

Jessee, Erin. "Promoting Reconciliation Through Exhuming and Identifying Victims in the 1994 Rwandan Genocide". *Africa Portal.* 17 July 2012. Web. 20 Sept. 2012.

"Joe Hill—Murderer or Martyr?" *BBC.* 19 Feb. 2002. Web. 9 Feb. 2011.

Jones, D. Gareth. *Speaking for the Dead: Cadavers in Biology and Medicine.* Burlington, VT: Ashgate, 2000. Impreso.

Joyce, Christopher, and Eric Stover. *Witnesses from the Grave: The Stories Bones Tell.* New York: Ballantine Books, 1992. Impreso.

Juhl, Kirsten. "The Contribution by (Forensic) Archaeologists to Human Rights Investigations of Mass Graves". *Arkeologisk Museum.* 2005.

Juhl, Kirsten, and Odd Einar Olsen. "Societal Safety, Archaeology and the Investigation of Contemporary Mass Graves". *Journal of Genocide Research* 8.4 (2006): 411–35. Impreso.

"Justicia entregó identidad de DD.DD. encontrada en Cuesta Barriga". *Cooperativa.cl.* 22 oct. 2012. Web. 20 nov. 2013.

Kaplan, Temma. *Taking Back the Streets: Women, Youth, and Direct Democracy.* Berkeley and Los Angeles: University of California Press, 2004. Impreso.

Kateb, George. *Human Dignity.* Cambridge, MA: Belknap Press of Harvard University Press, 2011. Impreso.

Keck, Margaret E., and Kathryn Sikkink. *Activists Beyond Borders: Advocacy Networks in International Politics.* Ithaca, NY: Cornell University Press, 1998. Impreso.

Keely, Graham. "Archaeologists Dig for Remains of Spain's Federico García Lorca". *The Times.* 26 Oct. 2009. Web. 26 Jan. 2010.

Kennedy, David. *The Dark Sides of Virtue: Reassessing International Humanitarianism.* Princeton, NJ: Princeton University Press, 2004. Impreso.

Keough, Mary Ellen, Sara Kahn, and Andrei Andrejevic. "Disclosing the Truth: Informed Participation in the Antemortem Database Project for Survivors of Srebrenica". *Health and Human Rights* (2000): 68–87. Impreso.

Keough, Mary Ellen, Tal Simmons, and Margaret M. Samuels. "Missing Persons in Post-Conflict Settings: Best Practices for Integrating Psychosocial and Scientific Approaches". *Journal of the Royal Society for the Promotion of Health* 124.6 (2004): 271–75. Impreso.

Kim, Jaymelee, and Amanda Reinke. "The Whole Is Greater than the Sum of Its Parts: Anthropology of Disasters, Displacement, and Human Rights". *Anthropology News* 54.11–12 (2013): 14–15. Impreso.

King, Elizabeth B. Ludwin. "A Conflict of Interests: Privacy, Truth, and Compulsory DNA Testing for Argentina's Children of the Disappeared". *Cornell International Law Journal* 44.3 (2011): 536–68. Impreso.

Kinnell, Galway. *The Book of Nightmares.* Boston and New York: Houghton Mifflin, 1971. Impreso.

Kirschner, Robert H., and Kari E. Hannibal. "The Application of the Forensic Sciences to Human Rights Investigations". *Medi-*

cine and Law 13.5–6 (1994): 451–60. Impreso.

Klein, Naomi. *The Shock Doctrine: The Rise of Disaster Capitalism*. New York: Metropolitan Books, 2007. Impreso.

Kleiser, Andreas. Entrevista telefónica con el autor. 10 mar. 2009.

Klinkner, Melanie. "Forensic Science for Cambodian Justice". *International Journal of Transitional Justice* 2.2 (2008): 227–43. Impreso.

Koff, Clea. *The Bone Woman: A Forensic Anthropologist's Search for Truth in the Mass Graves of Rwanda, Bosnia, Croatia, and Kosovo*. London: Atlantic Books, 2004. Impreso.

—— *Freezing*. Sutton, UK: Severn House Publishers, 2011. *Kindle* ebook file.

—— "No problem". Mensaje al autor. 13 junio 2013. Correo electrónico

—— Entrevista telefónica con el autor. 9 julio 2013.

—— "Re: Thanks". Mensaje al autor. 10 julio 2013. Correo electrónico

Kohen, Ari. *In Defense of Human Rights: A Non-Religious Grounding in a Pluralistic World*. New York: Routledge, 2007. Impreso.

Komar, Debra. "Variables Influencing Victim Selection in Genocide". *Journal of Forensic Sciences* 53.1 (2008): 172–77. Impreso.

———. "Ten Years On: Problems Relating to Victim Identification in Timor Leste". *Proceedings of the American Academy of Forensic Sciences* (2010): Item H117, 410–11. Resumen.

Kovras, Iosif. "Unearthing the Truth: The Politics of Exhumations in Cyprus and Spain". *History and Anthropology* 19.4 (2008): 371–90. Impreso.

Kwon, Heonik. *Ghosts of War in Vietnam*. Cambridge and New York: Cambridge University Press, 2008. Impreso.

Laqueur, Thomas W. "The Dead Body and Human Rights". *The Body*. Ed. Sean T. Sweeney and Ian Hodder. Cambridge:

Cambridge University Press, 2002. 75–93. Impreso.

Lasseter, Tom. "As Possible Afghan War-Crimes Evidence Removed, U.S. Silent". *McClatchy*. 11 Dec. 2008. Web. 2 Sept. 2009.

Lawyers for Human Rights, and Aim for Human Rights. "Conference Proceeding Report on the Conference on the United Nations Convention for the Protection of all Persons from Disappearances". *International Coalition Against Enforced Disappearances*. Feb. 2008. Web. 25 Apr. 2011.

Leebaw, Bronwyn. "The Irreconcilable Goals of Transitional Justice". *Human Rights Quarterly* 30.1 (2008): 95. Impreso.

Lerner, Jessica Zwaiman. "Rabbi Michael Schudrich on the Opportunity for Renewed Jewish Life in Poland". *Jewish Times Asia*. Dec. 2010. Web. 3 Mar. 2011.

Lipman, Steve. "The Revival of Jewish Life in Poland". *Jewish World*. 11 Aug. 2010. Web. 9 July 2012.

Lonardo, Ana Maria Di, et al. "Human Genetics and Human Rights: Identifying the Families of Kidnapped Children". *American Journal of Forensic Medicine & Pathology* 5.4 (1984): 339. Impreso.

Lucas, Douglas M. "The Ethical Responsibilities of the Forensic Scientist: Exploring the Limits". *Journal of Forensic Science* 34.3 (1989): 719–24. Impreso.

MacDonald, G. Jeffrey. "Justice Clashes with Culture as Dead Are Exhumed". *The Christian Science Monitor*. 10 Nov. 2004. Web. 4 Aug. 2009.

MacKinnon, Catharine A. "Rape, Genocide, and Women's Human Rights". *Harvard Women's Law Journal* 17 (1994): 5–16. Impreso.

Madre de Plaza de Mayo (nombre desconocido). Entrevista por Marguerite Guzmán Bouvard. agosto 1989. Marguerite Guzmán Bouvard Papers, International Institute of Social History, Amsterdam.

Madres de Plaza de Mayo-Línea Fundadora. "Quiénes Somos". *Madres de Plaza de*

Mayo-Línea Fundadora. 11 sept. 2008. Web. 18 oct. 2010.

—— "Discurso 24 de Marzo de 2010". *Madres de Plaza de Mayo-Línea Fundadora: Documentos*. 24 mar. 2010. Web. 4 nov. 2010.

—— "Origen de las Madres de Plaza de Mayo Línea Fundadora". *Madres de Plaza de Mayo-Línea Fundadora*. 8 julio 2010. Web. 13 oct. 2010.

—— "Identificados los restos de la joven Lila Epelbaum, hija de Renée 'Yoyi' Epelbaum". *Madres de Plaza de Mayo-Línea Fundadora*. 27 mayo 2014. Web. 10 junio 2014.

Malik, Charles. "Talk on Human Rights". Nov. 1949. Web. 2 July 2012

Marchesi, Aldo. "Old Ideas in New Discourses: 'The War Against Terrorism' and Collective Memory in Uruguay and Argentina". *Social Science Research Council*. Web. 7 Oct. 2010.

Maykuth, Andrew. "Rebels Murder Hundreds of Refugees in Congo". *Philly.com*. 5 June 1997. Web. 6 June 2013.

McSherry, Patrice J. *Predatory States: Operation Condor and Covert War in Latin America*. Lanham, MD: Rowman & Littlefield, 2005. Impreso.

Mellibovsky, Matilde. *Circle of Love over Death: Testimonies of the Mothers of the Plaza de Mayo*. Trad. Maria and Matthew Proser. Evanston, IL: Curbstone Press, 1997. Impreso.

Meyer, Bill. "Bosnia: Tips on Mass Graves Traded for Cash". *MSNBC.com*. 10 July 2008. Web. 30 Mar. 2011.

Meyeroff, Milton. *On Caring*. New York: HarperCollins, 1971. Impreso.

Michel, Nicolas. "The Missing: Action to Resolve the Problem of People Unaccounted for as a Result of Armed Conflict or Internal Violence and to Assist their Families". *International Review of the Red Cross* 85.849 (2003): 185–93. Impreso.

Mihesuah, Devon A., ed. *Repatriation Reader: Who Owns American Indian Remains?*

Lincoln: University of Nebraska Press, 2000. Impreso.

Minow, Martha. *Between Vengeance and Forgiveness: Facing History after Genocide and Mass Violence*. Boston: Beacon Press, 1998. Impreso.

Mitford, Jessica. *The American Way of Death Revisited*. New York: Vintage, 2000. Impreso.

Morales, Julio Aiub. "Dos madres de desaparecidos la cruzaron a Hebe de Bonafini". *Clarin.com*. 23 dic. 2013. Web. 29 dic. 2013.

Morsink, Johannes. *The Universal Declaration of Human Rights: Origins, Drafting, and Intent*. Philadelphia: University of Pennsylvania Press, 2011. Impreso.

Moyn, Samuel. "Dignity's Due". *The Nation*. 15 Oct. 2013. Web. 28 Jan. 2014.

Mulgan, Tim. "The Place of the Dead in Liberal Political Philosophy". *Journal of Political Philosophy* 7.1 (1999): 52–70. Impreso.

Muliero, Vicente. "Los organismos de derechos humanos: senderos que se bifurcan". *Clarín*, 24 abril. 1992: Impreso. Marguerite Guzmán Bouvard Papers, International Institute of Social History, Amsterdam.

Musial, Bogdan. "The Pogrom in Jedwabne: Critical Remarks about Jan T. Gross's Neighbors". *The Neighbors Respond: The Controversy over the Jedwabne Massacre in Poland*. Ed. Antony Polonsky and Joanna B. Michlic. Princeton, NJ: Princeton University Press, 2004. 304–43. Impreso.

Nagar, Yossi. "Bone Reburial in Israel: Legal Restrictions and Methodological Implications". *The Dead and their Possessions: Repatriation in Principle, Policy, and Practice*. Ed. Cressida Fforde, Jane Hubert, and Paul Turnbull. Vol. 43. London: Routledge, 2002. 87–90. Impreso.

Nesiah, Vasuki. "Overcoming Tensions between Family and Judicial Procedures". *International Review of the Red Cross* 84 (2002): 823–44. Impreso.

Neuffer, Elizabeth. *The Key to My Neighbor's House: Seeking Justice in Bosnia and Rwanda.* New York: Picador, 2001. Impreso.

Noddings, Nel. *Caring: A Feminine Approach to Ethics and Moral Education.* Berkeley: University of California Press, 1984. Impreso.

—— *Starting at Home: Caring and Social Policy.* Berkeley and Los Angeles: University of California Press, 2002. Impreso.

Nowak-Jezioranski, Jan. "A Need for Compensation: *Rzeczpospolita*, 26 January 2001". *The Neighbors Respond: The Controversy over the Jedwabne Massacre in Poland.* Ed. Antony Polonsky and Joanna B. Michlic. Princeton, NJ: Princeton University Press, 2004. 88–92. Impreso.

Nussbaum, Martha. *For Love of Country?* Ed. Joshua Cohen. Boston: Beacon Press, 2002. Impreso.

Orentlicher, Diane F. "Settling Accounts: The Duty to Prosecute Human Rights Violations of a Prior Regime". *The Yale Law Journal* 100.8 (1991): 2537–2615. Web. 30 Mar. 2011.

Osorio, Víctor. "El escándalo del Patio 29: Los errores de identificación". *Revista Ercilla.* mayo 2006. Web. 22 nov. 2010.

Oster, Marcy. "Poland's President Asks for Forgiveness at Jedwabne Memorial". *Jewish Telegraphic Agency.* 11 July 2011. Web. 23 Jan. 2014.

Ousley, Stephen, Richard Jantz, and Donna Freid. "Understanding Race and Human Variation: Why Forensic Anthropologists Are Good at Identifying Race". *American Journal of Physical Anthropology* 139.1 (2009): 68–76. Impreso.

de Pablo, Ofelia, Javier Zurita, and Tracy McVeigh. "Congo Examines Mass Graves to Find Proof of Revenge Genocide on Hutus". *The Observer.* 12 Sept. 2010. Web. 30 Mar. 2011.

Padilla, Elias. Entrevista personal con el autor. 19 dic. 2012.

Paperno, Irina. "Exhuming the Bodies of Soviet Terror". *Representations* 75.1 (2001): 89–118. Impreso.

Parry, Marc. "A Polish Historian's Accounting of the Holocaust Divides His Countrymen". *The Chronicle of Higher Education.* 25 June 2012. Web. 26 June 2012.

Parsons, Thomas. Entrevista personal con el autor. 5 mayo 2009.

Pasikowski, Władysław. *Aftermath.* Meneshma Films, 2013. Film.

"Patricio Bustos Streeter asumirá como nuevo director de SML". *piensaChile.com.* 31 marzo 2007. Web. 28 dic. 2013.

Pearlman, Adam. "Digging for Truth, Justice, or the Humanitarian Way: Priorities in Post-Genocide Transitional Justice and Exhumations of Mass Graves". *Vermont Law School.* 2008. Web. 9 July 2013.

Pedreño, José. "Apoyar a la ARMH es enterrar la memoria". *Foro por la Memoria.* 23 enero 2004. Web. 27 dic. 2013.

Peluffo, Ana. "The Boundaries of Sisterhood: Gender and Class in the Mothers and Grandmothers of the Plaza de Mayo". *A contra corriente* 4.2 (2007): 77–102. Impreso.

Pereira, Pamela. Entrevista personal con el autor. 18 dic. 2012.

Perry, Michael J. *The Idea of Human Rights: Four Inquiries.* New York: Oxford University Press, 1998. Impreso.

Petras, James F., and Henry Veltmeyer. *What's Left in Latin America? Regime Change in New Times.* Farnham, UK: Ashgate, 2009. Impreso.

Physicians for Human Rights. "Iraq: PHR Documentation of Chemical Weapons Attacks Against Kurds by Hussein Regime's Anfal Campaign". *Physicians for Human Rights.* 24 Aug. 2006. Web. 23 July 2013.

—— "Deadly Delays: Maternal Mortality in Peru: A Rights-Based Approach to Safe Motherhood". *Physicians for Human Rights.* 2007. Web. 5 May 2011.

—— "Mission of the International Forensic Program". *Physicians for Human Rights.* 2009. Web. 11 Sept. 2009.

—— "Libyan Human Identification Needs Assessment and Gap Analysis". Mar. 2013. Web. 20 Nov. 2013.

Pierce, Steven, and Anupama Rao, eds. *Discipline and the Other Body: Correction, Corporeality, Colonialism*. Durham, NC: Duke University Press, 2006. Impreso.

Plotkin, Mariano Ben. *Freud in the Pampas: The Emergence and Development of a Psychoanalytic Culture in Argentina*. Stanford, CA: Stanford University Press, 2001. Impreso.

Polak, Joseph A. "Exhuming Their Neighbors: A Halakhic Inquiry". *Tradition* 35.4 (2001): 23–43. Impreso.

—— Entrevista telefónica con el autor. 3 julio 2012.

"Polish Investigators Exhume Bodies of Nazi Victims". *Amarillo Globe News*. 5 June 2001. Web. 27 June 2012.

Polish Radio 1. "Poland: Minister to Consult Jewish Leader About Exhumation of Pogrom Victims". *BBC Monitoring Europe: Political*. 21 May 2001. Web. 3 Mar. 2011.

"The Politics of Memory: Genocide Memorials in Rwanda". *LookingGlassLand*. 24 Mar. 2006. Web. 5 June 2009.

Polonsky, Antony, and Joanna B. Michlic, eds. *The Neighbors Respond: The Controversy over the Jedwabne Massacre in Poland*. Princeton, NJ: Princeton University Press, 2004. Impreso.

"Prosecutor Versus Georges Anderson Nderubumwe Rutaganda (Judgment and Sentence)". 6 Dec. 1999. Web. 30 Aug. 2013.

"Prosecutor Versus Vujadin Popović et al". 15 Mar. 2007. Web. 2 Feb. 2010.

Puenzo, Luis. *La historia oficial*. Almi Pictures; MK2 International, 1985. Film.

Purcell, Julius. "The Memory That Will Not Die: Exhuming the Spanish Civil War". *Boston Review*, Aug. 2009: 31–34. Impreso.

Raino, Juha, Kaisa Lalu, and Antti Sajantila. "International Forensic Investigations: Legal Framework, Organisation, and Performance". *Forensic Archaeology and Human Rights Violations*. Ed. Roxana Ferllini. Springfield, IL: Charles C. Thomas, 2007. 55–75. Impreso.

Rauschenbach, Mina, and Damien Scalia. "Victims and International Criminal Justice: A Vexed Question?" *International Review of the Red Cross* 90.870 (2008): 441–59. Impreso.

Rawls, John. *A Theory of Justice*. Revised ed. Cambridge, MA: Belknap Press of Harvard University Press, 1999. Impreso.

Rebolledo, Javier, and Luis Narváez. "Patio 29: Muertos sin nombre". *La Nación*. 30 abril 2006. Web. 13 junio 2012.

Reichs, Kathleen. "Report on the Forensic Investigations at the Amgar Garage and Nearby Vicinity, Kigali, Rwanda, by William Haglund, Ph.D." 18 Jan. 1999. Web. 11 Sept. 2013.

Renshaw, Layla. "The Iconography of Exhumation: Representations of Mass Graves from the Spanish Civil War". *Archaeology and the Media*. Ed. Timothy Clack and Marcus Brittain. Walnut Creek, CA: Left Coast Press, 2007. 237–51. Impreso.

—— *Exhuming Loss: Memory, Materiality and Mass Graves of the Spanish Civil War*. Walnut Creek, CA: Left Coast Press, 2011.

Renteln, Alison Dundes. "The Rights of the Dead: Autopsies and Corpse Mismanagement in Multicultural Societies". *South Atlantic Quarterly* 100.4 (2001): 1005–27. Impreso.

Republic of South Africa. "Constitution of the Republic of South Africa: Bill of Rights". *South Africa Government Online*. 4 Dec. 1996. Web. 8 Mar. 2011.

Reveco, Isabel. Entrevista personal con el autor. 23 dic. 2013.

Rieff, David. *A Bed for the Night: Humanitarianism in Crisis*. New York: Simon & Schuster, 2002.

Robben, Antonius C.G.M. "The Assault on Basic Trust: Disappearance, Protest, and Reburial in Argentina". *Cultures Under Siege: Collective Violence and Trauma*. Ed. Antonius C.G.M. Robben and Marcelo M. Suárez-Orozco. Cambridge: Cambridge University Press, 2000a. 70–101. Impreso.

———. "State Terror in the Netherworld: Disappearance and Reburial in Argentina". *Death Squad: The Anthropology of State Terror*. Ed. Jeffrey A. Sluka. Philadelphia: University of Pennsylvania Press, 2000b. 91–113. Impreso.

Robins, Simon. "Towards Victim-Centred Transitional Justice: Understanding the Needs of Families of the Disappeared in Postconflict Nepal". *The International Journal of Transitional Justice* 5 (2011): 75–98. Impreso.

Rodríguez Arias, Miguel. "El trabajo del Equipo Argentino de Antropología Forense llega al cine". *Télam*. Web. 11 dic. 2013.

Rosen, Michael. *Dignity: Its History and Meaning*. Cambridge, MA: Harvard University Press, 2012. Impreso.

Rosenblatt, Adam. "International Forensic Investigations and the Human Rights of the Dead". *Human Rights Quarterly* 32.4 (2010): 921–50. Impreso.

——— "Humanitarianism and Human Rights in the Context of Post-Conflict Forensic Investigations". Resumen *Proceedings of the American Academy of Forensic Sciences*. Atlanta, GA: American Academy of Forensic Sciences, 2012. 223–24. Impreso.

——— "Exhuming Equality: The Forensics of Human Rights". *Boston Review.* 2 Dec. 2013. Web. 4 Dec. 2013.

——— "The Exhuming State: Identifying the Disappeared in Democratic Chile". Knoxville, TN. 2013. Presentación de la conferencia

Rotberg, Robert I., and Dennis Thompson, eds. *Truth v. Justice: The Morality of Truth Commissions*. Princeton, NJ: Princeton University Press, 2000. Impreso.

Rotella, Sebastian. "Second Ex-Leader Held in Argentina Baby Kidnappings". *Los Angeles Times*. 25 Nov. 1998. Web. 25 June 2012.

Ruddick, Sara. *Maternal Thinking: Toward a Politics of Peace*. Boston: Beacon Press, 1995. Impreso.

Sacchetti, Maria. "The Unforgotten". *Boston Globe*. 27 July 2014. Web. 10 Oct. 2014.

Salaheddin, Sinan, and Lee Keath. "U.S. Forensic Scientist Testifies at Saddam Genocide Trial". Associated Press. 28 Nov. 2006. Web. 7 Oct. 2014.

Sanford, George. *Katyn and the Soviet Massacre of 1940: Truth, Justice and Memory*. London and New York: Routledge, 2005. Impreso.

Sanford, Victoria. *Buried Secrets: Truth and Human Rights in Guatemala*. New York: Palgrave MacMillan, 2003. Impreso.

Sant-Cassia, Paul. *Bodies of Evidence: Burial, Memory, and the Recovery of Missing Persons in Cyprus*. New York and Oxford: Berghan Books, 2005. Impreso.

Sassòli, Marco, and Marie-Louise Tougas. "The ICRC and the Missing". *International Review of the Red Cross* 848 (2002): 727–50. Impreso.

Sauer, Norman J. "Forensic Anthropology and the Concept of Race: If Races Don't Exist, Why Are Forensic Anthropologists so Good at Identifying Them?" *Social Science & Medicine* 34.2 (1992): 107–11. Impreso.

Scarry, Elaine. *The Body in Pain: The Making and Unmaking of the World*. New York: Oxford University Press, 1985. Impreso.

Schudrich, Michael. "Jewish Descent on the Rise". 2012. *TedxWarsaw*. Web. 10 July 2012.

Schüller G., Patricia. "Caso de forense en estado vegetal: entregan antecedentes al Senado". *Nación.cl*. 14 julio 2011. Web. 27 dic. 2013.

——— "Patricia Hernández, forense de los peritajes del Patio 29". *Vea*. Web. 13 junio 2012.

Scott, James C. *Two Cheers for Anarchism: Six Easy Pieces on Autonomy, Dignity, and Meaningful Work and Play*. Princeton, NJ: Princeton University Press, 2012. Impreso.

Sen, Amartya. "More Than 100 Million Women Are Missing". *The New York Review of Books*. 20 Dec. 1990. Web. 25 Mar. 2011.

—— "Elements of a Theory of Human Rights". *Philosophy & Public Affairs* 32.4 (2004): 315–56. Impreso.

Sepúlveda Ruiz, Lucía. "Proponen a Bachelet uso de técnicas de ADN mononuclear para identificar a detenidos desaparecidos del Patio 29". *Archivo Chile*. mayo 2005. Web. 23 abril. 2011.

Servicio Médico Legal. "Identificación y DD.HH." Web. 21 feb. 2014.

—— *Memorías: Programa de Derechos Humanos 2007–2010*. Chile: Servicio Médico Legal, 2010. Impreso.Sherwell, Philip. "Haiti Earthquake: Thousands of Bodies Are Dumped in Stench-filled Mass Graves". *The Telegraph*. 6 Feb. 2010. Web. 1 Mar. 2011.

Shin, Laura. "On the Job: Grave Testimony". *Stanford Magazine*. 2005. Web. 26 Oct. 2010.

Siebert, Charles. "The Animal-Cruelty Syndrome". *The New York Times Magazine*, 13 June 2010: 42–51. Impreso.

Silver, Marc. "Bodies on the Border". *The New York Times*, Op-Docs. 17 Aug. 2013. *NYTimes.com*. Web. 13 Feb. 2014.

Simmons, Tal, and William D. Haglund. "Anthropology in a Forensic Context". *Forensic Archaeology: Advances in Theory and Practice*. Ed. Margaret Cox and John Hunter. New York: Routledge, 2005. 159–76. Impreso.

Simons, Marlise. "Dutch Peacekeepers Are Found Responsible for Deaths". *The New York Times*, 6 Sept. 2013. *NYTimes.com*. Web. 1 Nov. 2013.

Skinner, Mark. "Hapless in Afghanistan: Forensic Archaeology in a Political Maelstrom". *Forensic Archaeology and Human Rights Violations*. Ed. Roxana Ferllini. Springfield, IL: Charles C. Thomas, 2007. 233–65. Impreso.

Smillie, Ian, ed. *Patronage or Partnership: Local Capacity Building in Humanitarian Crises*, Bloomfield, CT: International Development Research Centre/Kumarian Press, 2001. Impreso.

Smolensky, Kirsten Rabe. "Rights of the Dead". Arizona Legal Studies Discussion Paper No. 06–27. *SSRN eLibrary*. 9 Mar. 2009. Web. 4 June 2009.

Snow, Clyde Collins. Entrevista personal con el autor. 7 feb. 2013.

Snow, Clyde Collins, and María Julia Bihurriet. "An Epidemiology of Homicide: Ningún Nombre Burials in the Province of Buenos Aires from 1970 to 1984". *Human Rights and Statistics: Getting the Record Straight*. Ed. Thomas B. Jabine and Richard Pierre Claude. Philadelphia: University of Pennsylvania Press, 1992. 328–63. Impreso.

Soler, Angela, Robin Reineke, and Bruce Anderson. "Crisis at the Border: Human Rights and Forensic Investigations at the Pima County Office of the Medical Examiner". Knoxville, TN. Paper de conferencia no publicada, 2013.

"A Solution from Hell: The Perils of Humanitarian Intervention". Cortesía de f *n+1* magazine. *Slate.com*. 17 Aug. 2011. Web. 17 Aug. 2011.

Sophocles. *Sophocles I: Oedipus the King, Oedipus at Colonus, Antigone*. Ed. David Grene and Richmond Lattimore. Trad. David Grene. Vol. 2. Chicago: University of Chicago Press, 1991. Impreso.

"Soul of the New Machine". *Human Rights Center, Berkeley Law, University of California*. Web. 17 July 2013.

Stacy, Helen. *Human Rights for the 21st Century*. Stanford, CA: Stanford University Press, 2009. Impreso.

Stadler, Nurit. "Terror, Corpse Symbolism, and Taboo Violation: the 'Haredi Disaster Victim Identification Team in Israel' (Zaka)". *Journal of the Royal Anthropological Institute* 12.4 (2006): 837–58. Impreso.

Steadman, Dawnie Wolfe, and William D. Haglund. "The Scope of Anthropological Contributions to Human Rights Investigations". *Journal of Forensic Sciences* 50.1 (2005): 23. Impreso.

Steele, Caroline. "Archaeology and the Forensic Investigation of Recent Mass Graves: Ethical Issues for a New Practice of Archaeology". *Archaeologies* 4.3 (2008): 414–28. Web. 22 May 2009.

Stern, Alex. "Science in the Service of Human Rights: Argentina 37 Years after the Coup". *Huffington Post*. 28 Mar. 2013. Web. 11 Dec. 2013.

Stiglmayer, Alexandra. *Mass Rape: The War Against Women in Bosnia-Herzegovina*. Trans. Marion Faber. Lincoln: University of Nebraska Press, 1994. Impreso.

Stover, Eric. Entrevista telefónica con el autor. 28 junio 2012.

Stover, Eric, William D. Haglund, and Margaret M. Samuels. "Exhumation of Mass Graves in Iraq: Considerations for Forensic Investigations, Humanitarian Needs, and the Demands of Justice". *Journal of American Medicine* 290 (2003): 663–66. Impreso.

Stover, Eric, and Gilles Peress. *The Graves: Srebrenica and Vukovar*. Zurich: Scalo, 1998. Impreso.

Stover, Eric, and Rachel Shigekane. "Exhumation of Mass Graves: Balancing Legal and Humanitarian Needs". *My Neighbor, My Enemy: Justice and Community in the Aftermath of Mass Atrocity*. Ed. Eric Stover and Harvey M. Weinstein. Cambridge: Cambridge University Press, 2004. 85–103. Impreso.

Suleiman, Néstor Antonio. *Saddam Hussein: Revolución y resistencia en Irak*. Buenos Aires: Ediciones Madres de Plaza de Mayo, 2006. Impreso.

Syeed, Nafeesa, and Vanessa Hand Orellana. "Va. Lab IDs Argentine 'Dirty War' Victims by DNA". *Omaha.com*. 26 Dec. 2009. Web. 8 July 2013.

Teitel, Ruti. *Transitional Justice*. New York: Oxford University Press, 2002. Impreso.

Thornton, Russell. "Repatriation as Healing the Wounds of the Trauma of History: Cases of Native Americans in the United States of America". *The Dead and Their Possessions: Repatriation in Principle, Policy, and Practice*. Ed. Cressida Fforde, Jane Hubert, and Paul Turnbull. Vol. 43. London: Routledge, 2002. 17–24. Impreso.

Tidball-Binz, Morris. "Managing the Dead in Catastrophes: Guiding Principles and Practical Recommendations for First Responders". *International Review of the Red Cross* 89.866 (2007): 421–42. Impreso

Tippet, Krista. "Laying the Dead to Rest: Meeting Forensic Anthropologist Mercedes Doretti". *Speaking of Faith*. American Public Media. 19 Feb. 2009. Web. 27 July 2009. Transcripción de la radio.

Tremlett, Giles. "Spanish Archeologists Fail to Find Federico García Lorca's Grave". *The Guardian*. 18 Dec. 2009. Web. 13 May 2010.

Tronto, Joan C. *Moral Boundaries: A Political Argument for an Ethic of Care*. New York: Routledge, 1993. Impreso.

"U.N. Examiners on Atrocities Flee in Congo". *New York Times*. 24 Mar. 1998. Web. 6 June 2013.

United Nations. "Manual on the Effective Prevention and Investigation of Extra-Legal, Arbitrary and Summary Executions". *The Advocates for Human Rights*. 1989. Web. 11 July 2013.

United Nations General Assembly. "Convention on the Prevention and Punishment of the Crime of Genocide". *Prevent Genocide International*. 12 Jan. 1948. Web. 8 Nov. 2010.

"Universal Declaration of Human Rights". *United Nations*. 10 Dec. 1948. Web. 3 June 2009.

van der Ven, Johannes A., Jaco S. Dreyer, and Hendrik J. C. Pieterse. *Is There a God of Human Rights? The Complex Relationship Between Human Rights and Religion: A South African Case*. Trans. M. Manley. Lieden, Netherlands: Brill Academic Publishers, 2005. Impreso.

Van Schie, Kristen. "Archaeology Helps in Solving Atrocities". *iol scitech*. 27 Nov. 2013. Web. 4 Dec. 2013.

Vasagar, Jeevan, and Julian Borger. "A Jewish Renaissance in Poland". *The Guardian*. 6 Apr. 2011. Web. 23 Jan. 2014.

Verdery, Katherine. *The Political Lives of Dead Bodies: Reburial and Postsocialist*

Change. New York: Columbia University Press, 1999. Impreso.

Vollen, Laurie. "All that Remains: Identifying the Victims of the Srebrenica Massacre". *Cambridge Quarterly of Healthcare Ethics* 10.03 (2001): 336–40. Impreso.

Wagner, Sarah E. *To Know Where He Lies: DNA Technology and the Search for Srebrenica's Missing*. Berkeley: University of California Press, 2008. Impreso.

—— "Identifying Srebrenica's Missing: The 'Shaky Balance' of Universalism and Particularism". *Transitional Justice: Global Mechanisms and Local Realities After Genocide and Mass Violence*. New Brunswick: Rutgers University Press, 2010. 25–48. Impreso.

Waldron, Jeremy. *Dignity, Rank, and Rights*. Ed. Meir Dan-Cohen. Oxford and New York: Oxford University Press, 2012. Impreso.

wWeiss, Avi. "A Tribute that Desecrates Rather than Sanctifies". *The Jewish Daily Forward*. 22 Aug. 2003. Web. 14 June 2010.

Weizman, Eyal, and Thomas Keenan. "Interview with Eric Stover". *Forensic Architecture*. 18 Nov. 2011. Web. 17 June 2013.

Wendt, Alexander. *Social Theory of International Politics*. Cambridge: Cambridge University Press, 1999. Impreso.

Wilson, Richard A. "Representing Human Rights Violations: Social Contexts and Subjectivities". *Human Rights, Culture and Context: Anthropological Perspectives*. Ed. Richard A. Wilson. 134–60. London and Chicago: Pluto Press, 1997. Impreso.

Wolentarska-Ochman, Ewa. "Collective Remembrance in Jedwabne". *History & Memory* 18.1 (2006): 152–78. Impreso.

Wright, Richard. "Tales of Atrocity from the Grave". *Srebrenica Genocide Blog*. 17 May 2006. Web. 8 July 2013.

Wyndham, Marivic, and Peter Read. "From State Terrorism to State Errorism: Post-Pinochet Chile's Long Search for Truth and Justice". *The Public Historian* 32.1 (2010): 31–44. Web. 11 June 2012.

Yoo, John. "Memorandum for William J. Haynes II, General Counsel of the Department of Defense Re: Military Interrogation of Alien Unlawful Combatants Held Outside the United States". *American Civil Liberties Union*. 14 Mar. 2003. Web. 3 Mar. 2011.

"ZAKA International Rescue Unit". *American Friends of ZAKA*. Web. 13 Mar. 2009.

Zanetta, Sabina. "Missing Persons: Scientific Methods for Investigating the Truth". *Katyn and Switzerland: Forensic Investigators and Investigations in Humanitarian Crises, 1920–2007*. Ed. Delphine Debons, Antoine Fleury, and Jean-François Pitteloud. Geneva: Georg Editions, 2009. 335–50. Impreso.

Índice onomástico

Goldhagen, Daniel, 91n86
Goldstone, Richard, 25
Goodale, Mark, 17, 72n8
Goti, Jaime Malamud, 130n128
Gross, Jan, 91n86, 171, 172, 174, 175, 181, 203
Grupo Chileno de Antropología Forense (GAF), 109, 117, 260
Guatemala, 25, 30, 31, 33, 46, 86, 91, 140, 160, 178, 183, 197, 206n3, 254n93
Guerra Civil Española, 53, 99, 100n114, 184n62, 237

Haglund, Bill, 13, 18, 25, 42, 43, 44, 46, 69, 70, 81, 82, 99, 113, 171-177, 181, 197, 222, 231, 238, 239, 240, 247, 248, 249, 250
Hamington, Maurice, 221, 233n32
Hart, H. L. A., 194n103
Haya, Corte Penal Internacional de La, 73, 78, 95, 99, 254n93
Heilman, Samuel, 11, 12n3
Held, Virginia, 242
Hernández, Patricia, 113n176
Heródoto, sobre el relativismo cultural, 212n24
Herrera de Miranda, Amelia, 153
Hijos de los desaparecidos, 152
Hill, Joe, 141n63
Hunter, John, 79n34, 106, 252n87
Hussein, Sadam, 62, 63, 107, 119, 145, 160, 205. *Véase también* Irak

ICMP. (*International Commission on Missing Persons*) *Véase* Comisión Internacional sobre Personas Desaparecidas
ICRC (*International Committee of the Red Cross*) *Véase* Comité Internacional de la Cruz Roja (CICR)
The Idea of Human Rights (Perry), 193-194
Ignatieff, Michael, 199n115, 216
In a Different Voice (Gilligan), 230n22
Inchaurregui, Alejandro, 25
Indonesia, 176, 203
Inforce (*International Centre for Forensic Excellence*), 30, 103, 107
Instituto de Memoria Nacional (IPN), 172n14, 173
Instituto de Personas Desaparecidas (Bosnia), 88
Intriago, Marisol, 116
Irak, 13, 30, 38n52, 49, 53n99, 62, 63, 73, 74, 103, 106, 107, 118, 119, 160, 205, 225, 261

Israel, 34, 62n125, 172, 173n14, 175n19, 177, 182, 202, 218

Jedwabne (Polonia), 18, 91n86, 171, 172, 174, 176, 177, 178, 181, 182, 184, 190, 196, 197, 200, 201, 202, 203
Jessee, Erinm 55n106, 57n112
Judíos, 12, 13, 61, 91n86, 122, 147, 171-177, 181, 182, 183, 197, 200, 201, 203, 237
Joyce, Christopher, 25n17, 42n63, 123n7, 125
Juhl, Kirsten, 87, 88, 89, 91, 259n1
juicios de Nuremberg, 74, 131n32

Kaban, Elif, 222, 230
Kabila, Laurent-Désiré, 179, 180, 202
Kagame, Paul, 178
Kaplan, Temma, 123n9, 131, 132, 135, 152, 157
Katrina, Huracán, 15, 25, 35, 62n125
Keck, Margaret, 94n96, 154
Kennedy, David, 91
Kibuye. *Véase* Ruanda
King, Marie-Claire, 24
King, Martin Luther, Jr., 213
Kirchner, Néstor, 129, 131, 143, 148n89, 151n99, 154
Kirschner, Robert, 39, 223
Klein, Naomi, 130n26
Kleiser, Andreas, 18, 88
Klinkner, Melanie, 183
Koff, Clea, 18, 25, 42, 43, 44, 73, 81, 96, 98, 99, 162, 189, 222, 223, 224, 229, 230, 231, 232, 240, 241, 242, 243, 247, 248, 249, 250, 251, 252, 253, 254, 255
Kosovo, 35, 50, 73, 76, 78, 79, 80, 235, 237, 248, 253. *Véase también* ex-Yugoslavia
Krstić, Radislav, 69
Kwásniewski, Aleksander, 172

Lanuscou, Matilde, 153n109
Lanuscou, Roberto y Amelia, 152
El lenguaje de los huesos (Koff), 18, 44, 125, 222, 231, 249, 251
Levine, Lowell, 24
Leyes de Impunidad (Argentina), 130. *Véase también* amnistía
Libia, 103n126, 262
Línea Fundadora, 123n9, 127, 146-153, 157-161, 164, 166
López, Jorge Julio, 148n89
Lukash, Leslie, 24

Esta edición se terminó de imprimir en agosto de 2019, en los talleres de Imprenta Dorrego s.r.l., ubicados en Av. Dorrego 1102, Ciudad Autónoma de Buenos Aires, Argentina.